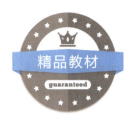

全国高职高专医药院校
医教协同"十三五"规划教材

病理学

主　编　董淑芬　铁岭卫生职业学院
　　　　于会春　铁岭卫生职业学院
副主编　宋　斌　铁岭卫生职业学院
　　　　韩丽华　铁岭卫生职业学院
编　者　许连静　铁岭卫生职业学院
　　　　潘　琦　铁岭卫生职业学院
　　　　王　强　铁岭卫生职业学院
　　　　马永贵　铁岭卫生职业学院
　　　　罗　爽　铁岭卫生职业学院

华中科技大学出版社
http://www.hustp.com
中国·武汉

内 容 简 介

本书为全国高职高专医药院校医教协同"十三五"规划教材。

本书内容包括病理学与病理生理学两部分,重点介绍各系统、器官疾病各自的特征及规律。本书注重教材的整体优化,将理论知识与临床实践、专业学习与执业资格考试紧密结合,层次分明,详略适度,图文并茂,文字通俗易懂,可满足护理专业高技能型人才培养的需要。

本书适用于高职高专护理专业教学,还可供康复、检验、药学、口腔等专业使用。

图书在版编目(CIP)数据

病理学/董淑芬,于会春主编. —武汉:华中科技大学出版社,2015.5 (2021.1 重印)
ISBN 978-7-5680-0884-6

Ⅰ.①病… Ⅱ.①董… ②于… Ⅲ.①病理学-教材 Ⅳ.①R36

中国版本图书馆 CIP 数据核字(2015)第 106049 号

病理学 董淑芬 于会春 主编

策划编辑:	居 颖
责任编辑:	孙基寿
封面设计:	原色设计
责任校对:	祝 菲
责任监印:	周治超
出版发行:	华中科技大学出版社(中国·武汉)
	武昌喻家山 邮编:430074 电话:(027)81321913
录 排:	华中科技大学惠友文印中心
印 刷:	湖北恒泰印务有限公司
开 本:	787mm×1092mm 1/16
印 张:	20.5
字 数:	446 千字
版 次:	2021 年 1 月第 1 版第 4 次印刷
定 价:	78.00 元

本书若有印装质量问题,请向出版社营销中心调换
全国免费服务热线:400-6679-118 竭诚为您服务
版权所有 侵权必究

前 言

本书根据高职高专医药院校的专业特点,结合实际教学条件,遵循思想性、科学性、先进性、适应性和启发性原则,贯彻高职高专"双证书"人才培养目标,充分体现"医教协同"的教学理念而编写。

本套教材充分体现新一轮教学计划的特色,着重突出以下编写特点:一是紧跟教改,紧跟教育部教学改革步伐,引领职业教育教材发展趋势,提升学生的就业竞争力;二是模式创新,理念先进,它以纵向深入和横向宽广为原则,突出课程的综合性,淡化学科界限,对课程采取精简、融合、重组、增设等方式进行优化;三是紧扣大纲,紧扣教育部制定的高等卫生职业教育教学大纲,全面覆盖知识点与考点。

本书适用于高等卫生职业教育护理、检验、康复、药学、口腔等专业。我们衷心希望这套教材能在相关课程的教学中发挥积极作用,并得到读者的青睐。我们也相信这套教材在使用过程中,通过教学实践的检验和实际问题的解决,不断得到改进、完善和提高。

在本书完稿并将付之出版之际,回首历时半年的编写工作,我们深感时间短促和水平有限,本书难免存在不尽如人意和错误之处,敬请同仁不吝指出,以求日后不断完善。

最后,衷心感谢华中科技大学出版社提供了这次出版的机会,衷心感谢各位编者的辛勤劳动。

编 者

目 录

绪论 /1

第一章 疾病概论 /5
    第一节 健康与疾病的概念 /5
    第二节 病因学 /6
    第三节 发病学 /9
    第四节 疾病的经过与结局 /11

第二章 细胞和组织的适应、损伤与修复 /14
    第一节 细胞和组织的适应 /14
    第二节 细胞和组织的损伤 /19
    第三节 损伤的修复 /25

第三章 局部血液循环障碍 /32
    第一节 充血和淤血 /33
    第二节 出血 /36
    第三节 血栓形成 /38
    第四节 栓塞 /42
    第五节 梗死 /44

第四章 炎症 /49
    第一节 炎症的概念和原因 /49
    第二节 炎症的基本病理变化 /50
    第三节 炎症介质 /55
    第四节 炎症的局部表现和全身反应 /55
    第五节 炎症的类型 /56
    第六节 炎症的结局 /61

第五章 肿瘤 /63
    第一节 肿瘤的概念 /63

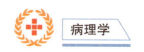

  第二节 肿瘤的形态与结构 /64
  第三节 肿瘤的异型性 /66
  第四节 肿瘤的生长与扩散 /68
  第五节 肿瘤对机体的影响 /71
  第六节 良性肿瘤与恶性肿瘤的区别 /72
  第七节 肿瘤的命名和分类 /73
  第八节 癌前病变、非典型增生和原位癌 /75
  第九节 常见肿瘤的举例 /77
  第十节 肿瘤的病因和发病机制 /83

第六章 呼吸系统疾病 /86

  第一节 慢性支气管炎 /86
  第二节 肺气肿 /88
  第三节 慢性肺源性心脏病 /92
  第四节 肺炎 /93
  第五节 呼吸系统常见肿瘤 /99
  第六节 呼吸衰竭 /103

第七章 心血管系统疾病 /110

  第一节 风湿病 /110
  第二节 高血压 /114
  第三节 动脉粥样硬化 /119
  第四节 冠状动脉粥样硬化性心脏病 /124
  第五节 感染性心内膜炎 /127
  第六节 心力衰竭 /129

第八章 消化系统疾病 /138

  第一节 胃炎 /138
  第二节 消化性溃疡病 /140
  第三节 病毒性肝炎 /143
  第四节 肝硬化 /148
  第五节 消化系统肿瘤 /153
  第六节 肝性脑病 /160

目录

第九章　泌尿系统 /167
　　第一节　泌尿系统解剖学、组织学和生理学知识概要 /167
　　第二节　肾小球肾炎 /170
　　第三节　肾盂肾炎 /180
　　第四节　肾盂肾炎的诊治与护理 /183
　　第五节　肾功能衰竭 /184

第十章　生殖系统和乳腺疾病 /194
　　第一节　子宫颈疾病 /194
　　第二节　子宫体疾病 /201
　　第三节　滋养层细胞疾病 /205
　　第四节　卵巢肿瘤 /208
　　第五节　乳腺疾病 /215
　　第六节　前列腺疾病 /220
　　第七节　睾丸和阴茎癌 /221

第十一章　传染病 /223
　　第一节　结核病 /223
　　第二节　细菌性痢疾 /236
　　第三节　流行性乙型脑炎 /238
　　第四节　获得性免疫缺陷综合征 /240

第十二章　水、电解质代谢紊乱 /244
　　第一节　水、钠代谢及其调节机制 /244
　　第二节　水、钠代谢紊乱 /246
　　第三节　正常钾代谢及钾代谢障碍 /249

第十三章　水肿 /254
　　第一节　水肿发生的基本机制 /254
　　第二节　水肿的特点及对机体的影响 /256
　　第三节　水肿的防治及护理原则 /257

第十四章　酸碱平衡紊乱 /258
　　第一节　酸碱平衡的调节 /258

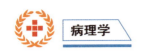

　　第二节　酸碱平衡紊乱的类型、常用指标及其意义 /261
　　第三节　单纯性酸碱平衡紊乱 /263
　　第四节　混合型酸碱平衡紊乱 /271

第十五章　发热 /273

　　第一节　发热的原因和发生机制 /274
　　第二节　发热的分期和热型 /276
　　第三节　发热时机体代谢和功能的变化 /277
　　第四节　发热的治疗和护理原则 /279

第十六章　缺氧 /281

　　第一节　常用的缺氧指标 /281
　　第二节　缺氧的原因和类型 /282
　　第三节　缺氧对机体的影响 /286
　　第四节　影响机体对缺氧耐受性的因素 /290
　　第五节　缺氧的防治和护理原则 /290

第十七章　弥散性血管内凝血 /294

　　第一节　弥散性血管内凝血的病因和发生机制 /294
　　第二节　弥散性血管内凝血的发展过程及实验室检查 /297
　　第三节　弥散性血管内凝血的临床表现 /298
　　第四节　弥散性血管内凝血的防治和护理原则 /299

第十八章　休克 /302

　　第一节　休克的病因与分类 /302
　　第二节　休克发展过程及其发生机制 /304
　　第三节　休克时机体的代谢和功能变化 /308
　　第四节　休克的防治和护理原则 /310

中英文名词对照 /312

绪 论

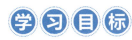

掌握
病理学的概念。
熟悉
病理学的主要任务和在医疗工作中的作用。
了解
病理学的主要研究方法。

一、病理学及其任务

病理学(pathology)是研究疾病发生、发展规律的一门学科。疾病形成是一个极其复杂的过程,患病的机体可以出现形态、结构、功能、代谢上的变化,所以病理学的任务是运用各种方法及手段来研究疾病的病因、发病机制、病理变化、转归以及患病机体在形态、结构、功能、代谢上的变化,从而了解和掌握疾病的本质、发生、发展规律,为疾病的发生、预防提供理论基础,同时为疾病的临床诊断和治疗提供重要依据。

二、病理学的内容

病理学可以分为病理解剖学和病理生理学两部分内容。其中病理解剖学侧重于从形态变化的角度来研究疾病发生和发展规律,而病理生理学则侧重于从功能和代谢变化的角度来阐明疾病的本质。在疾病的发生、发展过程中,机体的形态变化和功能代谢之间存在着必然的联系,因此病理解剖学和病理生理学是密不可分的。二者从内容上看又都可分为总论和各论两部分。总论主要是研究和阐明存在于不同疾病中的共同规律,属于普通病理学(general pathology)。这部分内容包括组织的损伤和修复、局部血液循环障碍、炎症、肿瘤、酸碱平衡失调、缺氧、发热、休克等章节。各论是研究和阐明发生在各系统(器官)的不同疾病的特殊规律,属系统病理学(systemic pathology)。包括心血管系统疾病、呼吸系统疾病、消化系统疾病、泌尿系统疾病、生殖系统疾病及传染病等。病理学的总论和各论之间是共性和个性的关系,认识疾病的共同规律有利于了解疾病的特殊规律,而对疾病特殊规律的总结和归纳又可深化对共同规律的了解,因此二者相辅相成,不可偏废。

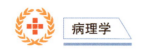

三、病理学在医学中的地位和作用

病理学是一门重要的医学基础学科,它是沟通基础医学与临床医学之间的桥梁。随着自然科学的发展,医学科学也逐渐形成了许多分支学科,它们的共同目的和任务是从不同角度、用不同方法去研究正常和患病机体的生命活动,为防治疾病,保障人类健康服务。病理学除侧重于从形态学角度研究疾病外,也研究疾病的病因学、发病学以及形态改变与功能代谢变化和临床表现的关系。因此,病理学与基础医学中的解剖学、组织学、胚胎学、生理学、生物化学、寄生虫学、微生物学等密切相关。同时病理学也与临床医学密切相连,明显地表现在对疾病的研究和诊断上。临床医学除运用各种临床观察、检验等方法对疾病进行诊治外,往往还必须借助于病理学的研究方法来提高临床工作的准确性。病理诊断迄今仍然是疾病诊断的最可靠方法,这是由于病理诊断是直接从病变部位取材,通过显微镜可以更直接地观察到病变组织细胞的变化。特别是对肿瘤的诊断,仍然主要依赖病理诊断结果,临床医生才能作出对病人的正确处理意见。因此,病理诊断素有"金标准"诊断之说。病理医生也被尊称为"医生中的医生"。

四、病理学的研究方法

病理学的研究方法多种多样,研究材料主要来自患病人体(人体病理材料)、实验动物以及其他实验材料如组织培养、细胞培养等(实验病理材料)。

(一)尸体剖检

尸体剖检(autopsy)简称尸检,是对死者的遗体进行病理解剖,这是病理学的基本研究方法之一。尸体剖检的优势在于:一是可以直接观察到患病组织的病理变化,进而查明死亡原因,帮助临床探讨、验证诊断和治疗是否正确、恰当,以总结经验,提高临床工作的质量;二是能及时发现和确诊某些传染病、地方病、流行病,为卫生防疫部门的防治措施提供依据;三是可以通过大量尸检积累常见病、多发病,以及其他疾病的人体病理材料,为医学发展作出贡献。显然,尸检是研究疾病的极其重要的方法和手段,人体病理材料则是研究疾病的最为宝贵的材料。一个国家尸检率的高低往往可以反映其文明进步的程度,世界上不少文明先进国家的尸检率达到90%以上,有的国家还在法律中对尸检作了明文规定。我国的尸检率还很低,这十分不利于我国病理学和医学科学的发展,亟待提高。

(二)活体组织检查

活体组织检查(biopsy)简称活检,即用局部切除、钳取、穿刺、搔刮及摘除等手术方法,从病人体内获取病变组织进行病理检查,以确定诊断,称为活体组织检查。这是被临床广泛采用的检查诊断方法。这种方法的优点在于:组织新鲜,能基本保持病变的真相,有利于进行组织学、组织化学、细胞化学及超微结构和组织培养等的研究。对临床工作而言,这种检查方法有助于及时、准确地对疾病作出诊断和进行疗效判断。特别是性质不明的肿瘤等疾病,准确而及时的诊断,对治疗和预后具有十分重要的意义。

（三）细胞学检查

细胞学检查是采集病变处脱落的细胞或细针吸取的细胞，涂片染色后，进行镜下观察，作出细胞病理学诊断。这种方式的优点在于，方法简便，病人所承受的痛苦小，可重复使用，也适合大样本人群普查。比较常用的细胞学检查方法有，痰涂片诊断早期肺癌、妇科涂片诊断早期子宫颈癌、尿液离心涂片诊断泌尿道肿瘤、胸腹水离心涂片诊断有无转移癌细胞等。其缺点在于，没有固定组织结构，细胞分散且常易出现变性，可能会造成假阴性的结果，有时还需要活检进一步加以证实。

（四）动物实验

动物实验是在适宜动物身上复制出某些人类疾病的模型，对之进行观察研究，以了解人类疾病的病因、发病机制、病理变化、转归以及药物的疗效等。例如，可以分阶段地进行连续取材检查，以了解该疾病或某一病理过程的发生、发展规律。这种方法的优点在于：可以根据需要，对之进行任何方式的观察研究；可以与人体疾病进行对照研究；可以进行一些不能在人体上进行的研究，弥补人体观察之局限及不足。但动物与人类之间毕竟存在着物种上的本质差异，故不能将动物实验的结果不加分析地直接套用于人体，这是必须注意的。

（五）组织培养与细胞培养

组织培养与细胞培养是指从人体或动物体内采取组织或细胞，用适宜的培养基在体外加以培养，以观察细胞、组织病变的发生、发展过程。如肿瘤的生长、细胞的癌变、病毒的复制、染色体的变异等。此外，也可以对取出的组织或细胞进行放射线、药物等处理，以观察其变化。这种方法的优点是，可以建立细胞、组织的病理模型，较方便地在体外观察研究各种疾病或病变过程，可以在细胞水平上揭示某些疾病的发生、发展规律，而且其周期短、见效快，可以节省研究时间，是很好的研究方法之一。但其缺点是，孤立、单一的体外环境毕竟与各部分间互相联系、互相影响，复杂的体内整体环境不同，故不能将研究结果与体内过程等同看待。

五、病理学的观察方法和新技术的应用

随着科学技术的发展，病理学的观察方法及其采用的新技术已经远远超越了传统的形态学观察，但形态学观察方法仍不失为基本的观察方法之一。目前病理学观察方法和新技术主要有大体观察、组织学和细胞学观察（包括常规诊断和快速切片诊断）、超微结构观察、电子显微镜观察、组织和细胞化学观察、免疫组织化学观察、免疫荧光观察、分子生物学技术（如 PCR 技术）等。

除以上常用观察方法以外，近年来还陆续建立了显微分光光度技术、放射自显影技术、图像分析、流式细胞术、聚合酶链反应以及分子原位杂交等一系列分子生物学技术。运用这些新的观察方法和技术，使我们对疾病的发生、发展规律获得了更深入的了解，也使病理学的发展进入了一个新的阶段。

六、病理学的发展简史

人类自诞生之日起便始终与疾病共存。病理学是在人类探索和认识自身疾病的过程中应运而生的。它的发展受到人类认识自然能力的制约。从古希腊的 Hippocrates 开始，经过 2 千多年的发展，直到 18 世纪中叶，由于自然科学的兴起，促进了医学的进步，意大利医学家墨尔加尼（1682—1771）根据积累的尸检材料创立了器官病理学（organ pathology）。约一个世纪以后的 19 世纪中叶，德国病理学家魏尔啸（1821—1902）在显微镜的帮助下，首创了细胞病理学（cell pathology），他不仅对病理学而且对整个医学的发展作出了具有历史意义的划时代的贡献。直到今天，他的学说还继续影响着现代医学的理论和实践。

在我国的医学发展史中，秦汉时期的《黄帝内经》、隋唐时代巢元方的《诸病源候论》、南宋时期宋慈的《洗冤集录》等，对病理学的发展作出了重大贡献。近半个多世纪以来，中国现代病理学先驱徐育明、胡正详、梁伯强、谷镜汧、侯宝璋、林振纲、秦光煜、江晴芬、李佩琳、吴在东、杨述祖、杨简、刘永等老一辈病理学家为中国病理学教学、师资培养以及病理学的发展，呕心沥血、艰辛创业、功绩卓著。在他们的主持和参与下，我国从无到有地编著了自己的具有中国特色的病理学教科书和参考书。同时，大力推进了我国的病理尸检和活检工作以及科研工作，对长期以来严重危害中国人民健康的地方病和寄生虫病（如克山病、大骨节病、黑热病、血吸虫病等）、肿瘤（如肝癌、食管癌、鼻咽癌等）以及心血管疾病（如动脉粥样硬化症、冠心病等）等常见病、多发病进行了广泛深入的研究，取得了丰硕的成果。这些成果不仅对我国当前病理学教学、科研和检验工作意义重大，而且对今后中国病理学的发展，仍具有深远影响。

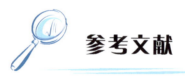

参考文献

［1］陈命家.病理学［M］.北京：人民卫生出版社，2008.
［2］李玉林.病理学［M］.7 版.北京：人民卫生出版社，2008.
［3］和瑞芝.病理学［M］.5 版.北京：人民卫生出版社，2008.

（于会春）

第一章 疾病概论

学习目标

掌握
1. 健康与疾病的概念。
2. 疾病的经过与结局。

熟悉
疾病的病因学。

了解
疾病的发病学。

健康与疾病是一组相对应的概念,两者之间没有明确的界限。作为医护人员,其根本任务是防治疾病和增进健康。因此,正确地理解健康与疾病的概念,掌握疾病的原因和发生、发展机制与规律,对于临床疾病的防治和护理十分重要。

第一节 健康与疾病的概念

健康与疾病的概念不仅仅是医学问题,同时也是社会问题。在不同的社会文化背景下,对健康与疾病的认识及理解也不尽相同。随着社会的进步和医学科学的发展,人们对疾病模式的认识已由单纯的生物医学模式向生物-心理-社会医学模式转化。至此,对健康与疾病的认识也在不断地深化并赋予其新的内容。

一、健康的概念

根据当今的医学模式,世界卫生组织(World Health Organization,WHO)提出,健康(health)不仅是没有疾病或病痛,而且是在身体、心理、精神和社会交往上处于完好状态。也就是说,健康的人不仅仅是身体健康,心理上也要健康,同时在社会上要有良好的适应能力,能进行有效的社会交往和工作。因此,人们习惯认为的"不生病"就是健康,显然是不够全面的。

身体上的健康与心理上、精神上的健康往往是相辅相成、互相影响的。良好的精神、心理状态可保持身体上的健康并会促进疾病的痊愈;反之,则会伤害身体健康并促进疾病发展、恶化。

二、疾病的概念

一般认为,疾病(disease)是指机体在一定的条件下,受病因损害作用后,因自稳调节紊乱而发生的一系列异常生命活动过程。由于病因的损害作用,机体内会出现损伤与抗损伤反应,引起功能、代谢及形态结构上的异常,病人会出现不同的症状和体征。

(一) 症状与体征

症状(symptom)是指病人主观上的一些异常感觉。如恶心、头痛、心悸等。

体征(signal)是指病人进行体格检查时所获得的客观病理改变。如心脏杂音、黄疸、肝大、X线等辅助检查时发现的占位性病变等。

(二) 病理过程与病理状态

病理过程(pathological process)是指存在于不同疾病中的共同的有规律的功能、代谢和形态结构上的异常表现。如炎症、发热、水肿和缺氧等都属于病理过程。一种疾病可同时或先后出现多种不同的病理过程,如大叶性肺炎时有炎症、发热、缺氧等病理过程。而同一种病理过程也可以存在于不同的疾病中,如肝炎、肺炎、阑尾炎等都有炎症这个病理过程。

病理状态(pathological state)是指发展极慢的病理过程,常常是病理过程的后果。如关节炎后的关节强直、烧伤后的皮肤瘢痕等。

第二节 病 因 学

病因学(etiology)是研究疾病发生原因和条件的学科。

一、疾病发生的原因

原因是指作用于机体并引起某一疾病的特定因素。如痢疾杆菌是引起痢疾的原因。原因是疾病发生时必不可少的因素,它决定着疾病的特异性。

任何一种疾病都是由一定的原因引起的,没有原因的疾病是不存在的,只是有些疾病的原因目前还不太清楚。常见的疾病发生原因大致有以下几类。

(一) 生物性因素

生物性因素是临床上最常见的原因,主要包括病原微生物和寄生虫。病原微生物如细菌、病毒、真菌、支原体、衣原体、立克次体、螺旋体等。寄生虫如原虫、蠕虫、线虫等,临床上常见于血吸虫、阿米巴、钩虫、绦虫、蛲虫等引起的感染性疾病。此外,近年来由于生态环境被破坏以及人们生活观念的改变,某些原本存在于野生动物体内的病原体也可以感染人类,并且出现了某些新的或变异的病原体。

生物性因素的致病特点如下。

(1) 病原体有一定的入侵门户、传播途径及定位,如乙型肝炎病毒,主要是从消化道入血,之后经门静脉到达肝脏,在肝细胞内寄生、繁殖。

(2) 病原体对机体的作用程度除了与其侵入的数量、侵袭力、毒力等有关外,还与机体对它的感受性及免疫防御能力有关。如鸡瘟病毒对人类没有致病性,因为人类对它们没有感受性。

(3) 病原体作用于机体后,常引起机体的免疫反应,在这个过程中,病原体自身可能发生变异,产生抗药性,进而改变其遗传特性。

(二) 理化性因素

1. 物理性因素 主要有机械暴力(可引起创伤、震荡、脱臼、骨折等)、高温(可引起烧伤、烫伤或中暑)、低温(可引起全身过冷或冻伤)、噪音(可引起听力下降、耳鸣等)、激光(可引起蛋白质变性、酶失活)、电流(引起电击伤)、电离辐射(引起放射病)、大气压的变化(引起减压病)等。

物理性因素引起疾病的严重程度,主要取决于其作用强度、作用部位、作用范围、作用时间等。如温度越高、作用范围越大,引起的烧伤就越严重;同样强度的交流量,作用于肢体时,可只引起烧伤,而作用于心、胸时,则可引起心室纤维颤动而致死。此外,物理性因素作用于人体没有明显的选择性,如子弹贯通伤、刀割伤等;潜伏期亦较短,甚至无潜伏期(如车祸引起的机械暴力)。

2. 化学性因素 主要有无机毒物(如强酸、强碱、重金属盐类、氰化物、有机磷农药、一氧化碳等)、有机毒物(如四氯化碳、甲醇等)、生物性毒物(如蜂毒、蛇毒等)。

化学性因素的作用特点是具有一定的选择性,如:强酸、强碱通常是使接触部位的组织发生变性、坏死和炎症反应;四氯化碳主要损害肝脏;汞损害肾脏;一氧化碳选择性地作用于红细胞;巴比妥类药物作用于中枢神经系统。医护人员熟悉化学性因素的选择性作用,对于正确、快速地处理中毒性疾病具有重要意义。

(三) 营养性因素

营养缺乏和营养过剩均可引起疾病。

1. 营养缺乏 可见于营养物质摄入不足或消耗过多。如生长发育旺盛的青少年儿童、营养需求逐渐增多的孕妇、机体代谢速度快的甲亢病人等,如果不相应地增补营养物质,就容易发生营养缺乏。此外,长期缺钙可引起佝偻病,缺铁可引起贫血,缺硒可引起克山病、大骨节病,缺碘可引起甲状腺肿,维生素 A 缺乏可引起夜盲症等。

2. 营养过剩 长期过量摄入高热量、高脂类食物可引起肥胖症、高脂血症、动脉粥样硬化症等。此外,维生素 A 或维生素 D 摄入过多,可引起中毒,尤其是在小儿更为多见。

(四) 遗传性因素

1. 直接遗传 由于基因突变或染色体畸变直接引起的遗传性疾病。基因突变可见于地中海贫血、血友病、白化病等。染色体畸变可见于唐氏综合征、两性畸形等。

2. 遗传易感　某些家族成员由于遗传上的缺陷,而产生了易患某种疾病的倾向。如糖尿病、冠心病、原发性高血压、精神分裂症、消化性溃疡、蚕豆病都属于典型的遗传易感疾病。

（五）先天性因素

先天性因素是指能够损害正在发育中的胎儿的有害因素,患儿出生后就带有某种疾病,而不是因遗传物质的改变引起。由此可见先天性因素与遗传性因素不同。如妊娠早期,孕妇感染上了风疹病毒,可引起新生儿先天性心脏病,风疹病毒就是先天性因素。此外,某些药物、X线等可能引起胎儿的先天性损害;母亲的不良生活习惯（如酗酒、吸烟等）也可以成为先天性因素影响胎儿的正常生长发育。

（六）免疫性因素

免疫性因素是指机体的免疫反应异常或者免疫功能低下甚至缺陷而导致的疾病发生的因素。

1. 变态反应性疾病　由于外来的抗原刺激而使免疫系统产生了强烈的反应,导致组织和细胞的损伤及生理功能的障碍,这种异常的反应也称为变态反应或超敏反应。常见于某些药物的过敏（如青霉素、磺胺类）、一些食物（如鱼、虾、蛋类、牛乳等）、花粉、粉尘、异种血清蛋白、病原微生物等,它们可以使某些个体出现荨麻疹、支气管哮喘甚至过敏性休克等变态反应性疾病。

2. 自身免疫性疾病　有些个体对自身抗原发生了免疫反应,并引起了自身组织的损伤。如类风湿关节炎、系统性红斑狼疮、溃疡性结肠炎等都属于自身免疫性疾病。一般认为,自身免疫性疾病的发生与遗传因素有一定的关系。

3. 免疫缺陷病（immunodeficiency disease）　由于免疫系统先天发育不良或者后天受到损害而引起的免疫功能低下。这类疾病容易诱发恶性肿瘤或引起病原微生物的反复感染。如艾滋病、先天性丙种球蛋白缺乏症等。

（七）精神、心理性因素

随着社会的发展,单纯的生物医学模式已向生物-心理-社会医学模式转化,亚健康以及由精神、心理性因素引起的疾病已越来越受到重视。长期的紧张、焦虑、恐慌、沮丧、悲伤等的不良情绪和严重的精神创伤与某些疾病的发生有关。如:经常精神紧张、焦虑的人群,消化性溃疡、原发性高血压、神经官能症等的发病率高;长期的精神负担或思想矛盾可以导致神经衰弱甚至精神异常。

（八）社会性因素

社会性因素包括社会大环境、人们生活劳动条件、社会卫生状况以及人际关系等,它们对人类的健康和疾病的发生、发展有着不容忽视的影响。恶劣的生活环境、工作条件、紧张不和谐的人际关系均可引起或导致疾病的发生、发展。此外,季节、气候、地理、生态环境的变化等也会参与到疾病的发生、发展中。

二、疾病发生的条件

疾病发生的条件是指在病因作用于机体的前提下,能促进或阻碍疾病发生、发展的因素。它们本身虽然不会引起疾病,但是却可以通过左右病因在疾病过程中发挥作用。如结核杆菌是引起结核病的病因,但是仅有结核杆菌的侵入,不一定都会引起结核病。如果机体生活良好、营养充分,又能进行适当体育运动来增加机体抵抗力,这时即使有结核杆菌侵入,也可以不发生结核病;反之,机体生活条件恶劣、营养状况差、曾经患病、缺少运动等都可能降低机体抵抗力,这时若有少量不足以引起正常机体患病的结核杆菌侵入,就可能引起结核病。

此外,年龄与性别因素也是某些疾病发生的条件。如老年人易患高血压、动脉粥样硬化、骨质疏松、退行性关节炎、骨折等,而小儿尤其是出生 6 个月后的婴幼儿易患白喉、百日咳、肠炎等呼吸道与消化道的传染病,这可能和他们的呼吸道、消化道的生理解剖特点和防御功能不健全有关。女性易患癔症、胆石病及甲状腺功能亢进、系统性红斑狼疮等疾病,而男性则较易患动脉粥样硬化、胃癌等疾病。

在疾病过程中,能促进疾病发生、发展和加剧的因素,也被称为诱因。诱因是条件中的一部分。如高血压是脑血管意外的病因,一旦有情绪激动、酗酒、寒冷等诱因的存在,往往会使病人血压突然升高,使原本病变的脑血管破裂,引起脑出血。因此,在疾病的病因学预防中,必须考虑到条件影响的重要性,积极消除诱因。

必须指出,在疾病发病的过程中原因和条件是相对的。对于不同疾病,同一个因素可能是某一个疾病发生的原因,却可能成为另一个疾病发生的条件。如寒冷是导致冻伤的原因,而寒冷又可以作为条件诱发关节炎、感冒、肺炎等疾病。因此,某些因素在疾病过程中究竟是原因还是条件,必须具体问题具体分析。

第三节 发 病 学

疾病发生发展的一般规律主要是指不同疾病在其发病过程中普遍存在的一些共同规律,主要表现在以下四个方面。

一、自稳态调节的紊乱

正常机体在内、外环境不断变化过程中,能够维持各器官、系统功能和代谢的正常进行,保持内环境相对稳定,就是自稳态(homeostasis)。如机体的血压、心率、体温、体液的 pH 值等都保持在一定自稳态下。机体的这种自稳态主要是依靠神经和体液因子的调节来实现的。而疾病时,由于机体受到病因的损害,使自稳态调节的某些方面发生紊乱,会引起相应的功能障碍,并通过进一步的连锁反应,造成自稳态调节的其他方面相继出现紊乱,从而引起更为严重而广泛的生命活动障碍。如某些原因引起胰岛素分泌不足,会使血糖升高,引起糖尿病,出现糖代谢紊乱,进一步发展下去,又会引起蛋白质代谢、脂肪代谢、水和电解质代谢紊乱,等等。

二、疾病过程中的因果转化

因果转化是指在疾病过程中,原始病因(因)作用于机体后引起某些损伤性变化(果),这些损伤性变化又可以作为新的原因(因)引起另一些新的变化(果),这种因果转化可推动疾病不断地发展变化。

在因果交替规律推动下,疾病会出现两个发展方向。①良性循环(virtuous circle):通过机体的抗损伤反应及有效的治疗,病情不断地减轻,朝健康方向发展。如外伤大失血后,机体通过交感-肾上腺系统的兴奋而引起心率加快、心肌收缩力增强以及外周血管收缩,使心输出量增加,从而提升血压,同时通过有效的输血、输液治疗,增加血容量,可稳定病情,帮助恢复健康。②恶性循环(vicious circle):在因果交替规律作用下,机体的损伤不断加重,病情进行性恶化。如外伤大失血后,动脉血压下降,交感神经兴奋,外周血管收缩,但这种血管收缩又可引起外周组织缺血、缺氧,进而导致大量血液淤积在毛细血管及微静脉内,回心血量锐减,心排出量进一步减少,动脉血压随之进一步下降,组织缺氧更加严重。

正确认识疾病过程中的因果转化规律及可能出现的恶性循环十分重要。医护人员的主要职责是帮助病人及时切断恶性循环,建立良性循环,挽救病人生命。

三、疾病过程中的损伤与抗损伤性变化

病因作用于机体后,会产生一系列形态结构、功能代谢的变化,主要包括损伤性变化和抗损伤性变化。损伤性变化是指病因造成的细胞、组织的损伤,而机体通过各种防御、代偿机制保护细胞、组织则统称为抗损伤性变化。

损伤与抗损伤性变化始终贯穿于大多数疾病的发展过程中,两者的强弱决定着疾病的发展方向。当损伤性变化占优势时,则病情会恶化,甚至死亡;而当抗损伤性变化占优势时,则病情会好转,甚至康复。如外伤时,血管破裂、组织缺损、失血、缺氧等都属于损伤性变化;而动脉血压下降和疼痛又会反射性地引起交感神经兴奋和血管收缩,从而维持动脉血压,保证心、脑血氧供应,故属于抗损伤性变化。但需要指出的是,损伤与抗损伤性变化之间没有严格的界限,二者是可以相互转化的。如外伤损伤性变化严重时,会因血管长时间持续性收缩加重组织缺血、缺氧,引起细胞、组织的坏死及器官的功能衰竭,使抗损伤性变化转为损伤性变化。

虽然损伤与抗损伤性变化的斗争是大多数疾病过程中的共同规律,但是也有少数疾病,我们很难找出令人信服的损伤与抗损害性变化,如唇裂、腭裂、红绿色盲、多指症等。

四、局部与整体的相互影响

在神经与体液因子的调控下,机体的局部与整体关系密切,保持协调统一。因而发

生疾病时，往往既会出现局部表现，又会出现整体反应。局部的病变可以影响到整体，而整体的功能状态也会决定局部病变的发展与转归。以疖（毛囊炎）为例，它在发病部位有充血、水肿等局部表现，严重时局部的病变又可以通过神经-体液途径影响到全身，引起发热、白细胞增加等全身反应。反之，有些疖看似局部病变，当单纯给予局部治疗时，效果又不明显。仔细追查，发现局部的疖是全身代谢性疾病——糖尿病的局部表现。此种情况，只有治疗糖尿病后，局部的疖才会好转。因此，正确认识疾病过程中的局部与整体相互影响的规律，才能克服诊断疾病的片面性，提高诊断、治疗水平。

第四节 疾病的经过与结局

一、疾病的经过

疾病是一个动态的发展过程，疾病的经过一般可分为四期，即潜伏期、前驱期、症状明显期及转归期。

1. 潜伏期 病因作用于机体到出现最初症状前的一段时期。不同的疾病其潜伏期长短不一，可以是数天，数月甚至数年，这可能与病因的特异性、疾病的种类以及机体本身的特征有关。通常传染病的潜伏期比较明显，而有一些疾病（如烧伤、创伤等）则没有潜伏期。尽管潜伏期病人没有任何症状，但是正确认识疾病的潜伏期有很重要的意义。如怀疑或确定某些个体已感染上某种传染病时，就可以及早隔离，以预防疾病的传播。

2. 前驱期 疾病出现最初症状到出现典型症状前的一段时期。所谓最初症状，也被称为前驱期症状，是指一些非特异性症状，如乏力、全身不适、食欲下降、头痛、低热、畏寒等。因为前驱期的症状不具有特异性，往往容易造成临床误诊，但是医护人员熟悉和重视此期特点，也有利于疾病的早期诊断和治疗。

3. 症状明显期 出现了该疾病典型症状的时期。由于本期病人已有了疾病特异性的症状和体征，故它是临床上诊断疾病的重要时期。对于传染病就应该实施严格的隔离措施。

4. 转归期 大多数疾病发展到一定阶段将会结束，这就是疾病的转归期，故转归期是疾病的最后阶段，不同或相同的疾病可能有相同或不同的转归。这主要取决于病因引起的损伤与机体的抗损伤能力以及是否进行了及时、正确、有效的治疗。

二、疾病的结局

疾病的结局包括完全康复、不完全康复和死亡

（一）完全康复

完全康复(complete recovery)即痊愈，是指病因及其造成了损伤性变化完全消除，

机体的自稳调解、形态结构、功能及代谢完全恢复正常,一切症状和体征均先后消失,机体内环境稳定以及与外环境的适应能力、社会行为(包括劳动力)也完全恢复正常。完全康复说明机体抗损伤的防御、代偿性反应取得了绝对优势。完全康复是常见的,不少传染病(如天花、麻疹等)完全康复后,机体还会获得特异性免疫力。

(二)不完全康复

不完全康复(incomplete recovery)是指损伤性变化已得到控制,病人的主要症状已消失,但是机体内仍然存在某些病理变化,但它可通过代偿反应来维持相对正常的生命活动。若机体的功能负荷增加,可因代偿失调造成疾病再次发生。如心瓣膜病引起的心力衰竭,经及时、有效治疗后,病人的主要症状可以消失,但是心瓣膜的病变仍然存在。当缺氧、感染、过度劳累等增加心脏负荷的因素存在时,一旦代偿失调仍可以再次发生心力衰竭。故不完全康复的病人实际上并不健康,还应受到适当的保护和照顾。

(三)死亡

死亡是人体生命活动不可逆的终结。死亡可分为生理性死亡和病理性死亡。前者通常是指因衰老所致的生命活动的自然终止,又称老死。但是老死极为罕见,机体绝大多数的死亡属于病理性死亡。

1. 传统死亡概念　长期以来,传统死亡概念一直把心跳、呼吸永久性停止作为死亡的标志。认为死亡是一个渐进的发展过程,可将这个过程分为三个阶段。

(1)濒死期　又称垂危阶段、临终状态等。本期的主要特点是,脑干以上的神经中枢处于深度抑制状态,而脑干以下的神经功能还存在,但是由于失去上位中枢的调控而处于紊乱状态。此时病人表现为,意识模糊或丧失,反应迟钝,心跳减慢,血压下降,呼吸微弱或出现周期性呼吸等。

(2)临床死亡期　本期的主要特点是延髓以上的中枢处于深度抑制状态,病人可出现心跳、自主呼吸停止,但是各种组织、器官仍在进行着微弱的代谢活动。此期持续的时间较短(一般5~6 min),如果能采取及时有效的抢救措施,病人有复活的希望。

(3)生物学死亡期　本期是死亡过程中的最后阶段。其特点是从大脑到其他各器官相继出现新陈代谢停止,并可发生不可逆的功能和形态改变。此时机体变为尸体,尸体可相继出现尸冷、尸僵、尸斑。

2. 脑死亡概念　如今,随着复苏技术的提高及普及、器官移植的开展以及法学和社会伦理学的需要,人们对死亡有了新的认识,提出了脑死亡(brain death)的概念。脑死亡是指机体作为一个整体的功能永久性停止,包括大脑半球、间脑、脑干在内的全脑功能永久性丧失。

脑死亡的判断标准如下。①自主呼吸停止:进行15 min人工呼吸后仍无自主呼吸,一般将自主呼吸停止作为临床脑死亡的首要指标。②不可逆的深昏迷,对外界刺激完全无反应。③瞳孔散大或固定:个别病人可无瞳孔散大,但瞳孔(对光反应消失)固定是必有的指标。④颅神经反射消失:包括角膜反射、瞳孔对光反射、吞咽反射、咳嗽反射、视听反射等。⑤脑电波消失,呈平直线。⑥脑血管造影证实脑血液循环完全停止。

脑死亡有别于"植物人","植物人"脑干的功能是正常的,昏迷只是由于大脑皮层处于高度抑制状态或受到严重损害,病人有自主呼吸、心跳和脑干反应,病人还有复苏的可能。

脑死亡的意义如下。①能准确地判断病人死亡时间和确定医务人员终止复苏抢救的界线,从而可节省人力、物力,并为死亡提供法律依据,减少法律纠纷。②有利于器官移植:脑死亡并不意味着病人各器官、组织同时发生死亡,所以为器官移植争取了良好时机和法律依据。

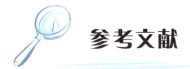

参考文献

[1] 陈命家.病理学[M].北京:人民卫生出版社,2008.
[2] 李玉林.病理学[M].7版.北京:人民卫生出版社,2008.
[3] 和瑞芝.病理学[M].5版.北京:人民卫生出版社,2008.

(于会春)

第二章 细胞和组织的适应、损伤与修复

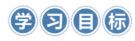

掌握
1. 萎缩、化生、玻璃样变性、坏死、坏疽、再生、肉芽组织、机化、一期愈合和二期愈合的基本概念。
2. 各种类型变性和坏死的病理变化。
3. 肉芽组织的结构和功能。

熟悉
1. 坏死的结局。
2. 一期愈合和二期愈合的特点。

了解
1. 生理性再生和病理性再生的意义和不同组织的再生能力。
2. 影响再生与修复的因素。

正常细胞的功能和结构受到基因的严密调控,处于相对稳定状态,若细胞受到自然界和体内环境因素过度的生理刺激或某些病理刺激,就会造成细胞和组织的损伤,其作用的强弱和持续时间的长短,在很大程度上决定了损伤的严重程度。如果致损伤因素轻微,作用缓慢,细胞可进行自身调整,以适应改变了的环境。如果致损伤因素增强,在一定程度内出现可复性损伤,可表现为某些物质在组织和细胞中异常沉积;足够强的损伤因素或可复性损伤发展下去,则可出现组织和细胞的死亡。

第一节 细胞和组织的适应

当细胞的内环境发生改变或受到有害因子刺激时,机体的细胞、组织或器官通过自身的代谢、功能和结构的相应改变适应内环境和外环境刺激的过程称为适应(adaptation)。适应是一切生物对内、外环境变化所作出的一种反应,其目的在于使自身能在新的环境中得以生存。在调整过程中,形态结构可以出现多种改变,常表现为萎缩、肥大、增生和化生等几种类型。它们是细胞介于正常与损伤之间的一种状态。

一、萎缩

萎缩(atrophy)是指发育正常的实质细胞、组织体积缩小和数量减少而导致器官缩小。萎缩一般是由于细胞功能活动降低、血液及营养物质供应不足以及神经和(或)内分泌刺激减弱等引起的。萎缩的组织、器官除了其自身实质细胞体积缩小外,也可以伴有实质细胞数量的减少,并伴有间质细胞增生。组织器官的未曾发育或发育不全不属于萎缩的范畴。

(一)类型

萎缩分为生理性萎缩和病理性萎缩两类。

1. 生理性萎缩 生理性萎缩是指人体的生长发育和衰老过程中自然发生的现象。如青春期后胸腺的萎缩,妇女绝经后卵巢、子宫和乳腺的萎缩;老年人各器官的渐进性萎缩(图 2-1-1)。

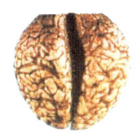
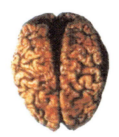

(a)正常脑　　　　　　　(b)老年性萎缩脑

图 2-1-1　老年性脑萎缩

注:(a)正常人大脑;(b)老年性萎缩脑,表现为体积缩小、重量减轻、脑沟变宽、颜色变深(褐色萎缩)。

2. 病理性萎缩 按发生的原因不同可分为五种类型。

(1)营养不良性萎缩　因蛋白质摄入不足、消耗过多或血液供应不足引起,可分为全身性和局部性。全身性营养不良性萎缩见于长期饥饿、消化道梗阻、慢性消耗性疾病及恶性肿瘤等引起的全身器官萎缩,这种萎缩常按一定顺序发生,即脂肪组织首先发生萎缩,其次是肌肉,再其次是肝、脾、肾等器官,而心、脑的萎缩发生最晚。局部营养不良性萎缩常因局部慢性缺血引起,如脑动脉粥样硬化引起的脑萎缩。

(2)压迫性萎缩　由于局部组织长期受压而引起的萎缩。如尿路结石、肿瘤时,由于尿液排泄不畅,大量尿液蓄积在肾盂,引起肾积水,肾实质发生压迫性萎缩。

(3)废用性萎缩　可因器官、组织长期功能和代谢低下所致。如肢体骨折后,久卧不动后的肌肉萎缩和骨质疏松。

(4)神经性萎缩　因运动神经元或轴突损害引起效应器的萎缩。如小儿麻痹症,如脊髓灰质炎时,脊髓前角运动神经元被破坏,可导致相应肌肉和骨组织发生萎缩。

(5)内分泌性萎缩　由于内分泌腺功能低下,引起的相应靶器官、细胞萎缩。如脑垂体肿瘤或缺血坏死等,可致甲状腺、肾上腺发生萎缩。性腺分泌不足,可引起相应靶器官萎缩,绝经后,子宫的萎缩。

（二）病理变化

（1）**肉眼观** 萎缩的细胞、组织、器官体积变小,重量减轻,包膜皱缩,颜色变深或呈褐色,如心和肝的褐色萎缩。

（2）**镜下观** 实质细胞体积缩小或数目减少,细胞器大量退化并且减少,自噬泡增多,细胞质内可见棕褐色的脂褐素颗粒(图2-1-2)。

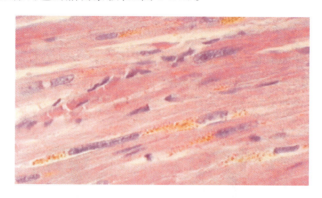

图 2-1-2 萎缩心肌的脂褐素沉积

注:心肌细胞胞质内(细胞核两旁)可见褐色的脂褐素。

（三）影响及结局

萎缩是有条件的可逆性过程。只要消除了引起萎缩的原因,萎缩的器官就可以逐渐恢复,但是如果引起萎缩的原因长期存在,则萎缩的细胞最终可死亡。萎缩的细胞、组织、器官功能大多降低,如肌肉萎缩时收缩力降低,脑萎缩时思维能力减弱,记忆力减退。

二、肥大

由于合成代谢旺盛,器官的功能增强,细胞、组织或器官体积增大,称为肥大(hypertrophy)。组织器官的肥大通常是由细胞体积变大引起的,而细胞体积变大的原因是其细胞器增多了。这里多指线粒体的体积增大,同时粗面内质网及游离核蛋白体增多。

（一）类型

肥大分为生理性肥大和病理性肥大两类。

1. 生理性肥大 在生理状态下,由于局部器官或组织功能与代谢增强而发生的生理范围内的肥大。如体力劳动者和运动员发达的肌肉。由激素作用引起的内分泌性肥大,如妊娠期子宫平滑肌肥大、哺乳期乳腺肥大等。

2. 病理性肥大 通常是由于器官的功能负荷加重所致,多由疾病引起。原发性高血压或心瓣膜病时,因心脏功能负荷加重可引起心肌肥大;一侧肾切除后对侧肾的肥大等,属于代偿性肥大。当超过一定限度时,肥大的器官便会失代偿。由激素作用引起的肥大称为内分泌性肥大,如前列腺肥大(图 2-1-3)、肢端肥大症等。

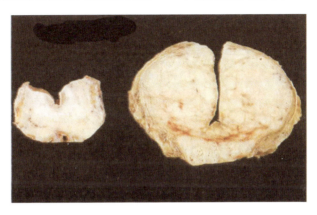

图 2-1-3　前列腺肥大

注:左侧为肥大的前列腺,显示前列腺体积增大,切面可见大小不等的增生结节;右侧是正常前列腺切面图。

(二)病理变化及后果

(1)肉眼观　肥大的组织、器官体积增大,重量增加,包膜紧张。
(2)镜下观　实质细胞体积增大,细胞数目增多,细胞内细胞器的数量增加、增大。

三、增生

由于实质细胞的数量增多而引起的组织或器官的体积增大,称为增生(hyperplasia)。增生常导致组织或器官体积增大。增生是由多种原因引起的细胞分裂、增殖的结果,通常是可复性的,去除病因后可消退。

(一)原因和类型

根据其发生的原因不同,增生可分为生理性增生和病理性增生两种。

1. 生理性增生　因适应生理需要而发生的增生。生理性增生包括代偿性增生和激素性增生。女性青春期乳房小叶腺上皮发育、月经周期中子宫内膜腺体的增生,妊娠期子宫和乳腺的增生都属于内分泌性增生。肝脏疾病部分切除后,肝细胞增生同时伴随肥大以恢复正常肝脏的体积和功能,则是典型的代偿性增生。

2. 病理性增生

(1)激素过多引起的增生　如雌激素绝对或相对增加,导致子宫内膜腺体增生(临床上表现为功能性子宫内膜出血),激素过多引起的前列腺增生,缺碘引起的甲状腺增生都属于病理性增生。

(2)组织损伤和炎症时引起的增生　如毛细血管内皮细胞和实质细胞的增生,为修复和愈合的重要环节。

(二)影响及结局

实质细胞的增生常伴有组织、器官的功能增强或使受损的功能得到部分恢复;间质的过度增生会引起组织、器官硬化等不良后果;增生同样发生在炎症和修复的过程中,是炎症愈合、创伤修复的重要环节,创伤修复过程中,过度的纤维组织增生可形成瘢痕疙瘩;慢性炎症时,成纤维细胞、血管和实质细胞的过度增生可形成息肉等病变。

四、化生

为了适应环境,一种分化成熟的细胞和组织被另一种分化成熟的细胞和组织所代替的过程称为化生(metaplasia)。通常只出现在分裂增殖能力较活跃的细胞类型中。化生并不是原来的成熟细胞直接的转变,而是该处具有分裂增殖能力的未分化细胞向另一方向分化的结果。化生通常只发生在同源细胞之间,即上皮细胞与上皮细胞之间、间叶细胞与间叶细胞之间。

(一)化生的常见类型

1. 鳞状上皮化生 被覆上皮组织的化生,以鳞状上皮化生最为常见。如气管和支气管黏膜上皮因慢性刺激(如慢性支气管炎、吸烟)损害时,则由鳞状上皮替代原来的纤毛柱状上皮,即发生了鳞状上皮化生[图 2-1-4(a)]。另外,慢性宫颈炎时的宫颈黏膜上皮、慢性胆囊炎时的柱状上皮等均可出现鳞状上皮化生。这是一种适应性反应,通常是可逆的,但是若持续存在就会成为支气管鳞状细胞癌的基础。

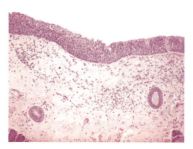
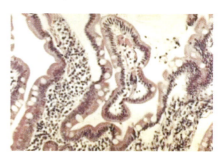

(a)支气管纤毛柱状上皮的鳞状上皮化生　　(b)胃黏膜的肠上皮化生

图 2-1-4　鳞状上皮化生和肠上皮化生

2. 肠上皮化生 简称肠化,主要见于慢性萎缩性胃炎、胃溃疡及胃黏膜糜烂后黏膜再生时。病变部位在胃体或胃窦部。慢性炎症的刺激使胃黏膜上皮转化为肠型黏膜上皮[图 2-1-4(b)]。根据化生的形态及所产生的黏液可分为小肠型和大肠型肠上皮化生,大肠型上皮化生可成为肠型胃癌发生的基础。

3. 结缔组织化生 比较多见,其中幼稚的成纤维细胞损伤后被成骨细胞或成软骨细胞取代,分别化生为骨或软骨,称为骨化生或软骨化生;有些也会转化为脂肪,另外有些老年人的喉及气管软骨可化生为骨。

(二)化生对机体的影响

化生虽然是机体对不良环境和局部损伤因素的适应过程,具有一定保护作用,但另一方面,因上皮表面失去了纤毛,可减弱呼吸道黏膜的自净能力。如果引起化生的因素持续存在,在化生的基础上还可能发展为肿瘤。如支气管黏膜上皮、胆囊上皮鳞化可发展为鳞状细胞癌,胃黏膜的大肠上皮化生有可能进展为胃癌。

第二节 细胞和组织的损伤

人体处于自然环境中,人体的细胞则处于人体内相对稳定的内环境中。由于内、外环境的不断变化,组织和细胞遭到不能耐受的有害因子刺激时,局部细胞和细胞间质就会发生物质代谢障碍、功能异常或形态结构改变,从而可造成细胞和组织损伤。损伤在临床上极为常见,可表现为外力所致的组织断裂,也可因物质代谢障碍而逐渐引起组织、细胞的形态学变化。

根据损伤的表现形式和轻重程度,可分为变性(可逆性损伤)和细胞死亡(不可逆性损伤)两大类。

一、变性

变性(degeneration)是指由于物质代谢障碍,在细胞内或细胞间质内出现异常物质或正常物质的数量显著增多。

(一)细胞水肿

细胞水肿(cellular swelling)也称为水变性,是指细胞内水分增加。细胞水肿是细胞损伤最常见的一种早期表现。

1. 原因和发生机制 引起细胞水肿的主要原因是急性感染、缺氧、中毒等。在有害因素作用下,线粒体生物氧化受影响,ATP生成减少,细胞膜钠泵功能障碍,造成细胞内水、钠过多聚集,可引起细胞肿胀。

2. 病理变化

(1)肉眼观 器官体积肿大,包膜紧张,失去光泽,比较浑浊,似水煮过,也简称为浊肿(图2-2-1)。

(2)镜下观 水肿的细胞体积增大,胞质疏松,可见散在粉染的细小颗粒,也称为颗粒样变性(图2-2-2)。

当水、钠进一步蓄积时,整个细胞胀大、细胞质透明呈空泡状,状如气球,称为气球样变,常见于病毒性肝炎。

3. 影响与结局 细胞水肿是一种轻度损伤,当致病原因消除时,可恢复正常。但严重的细胞水肿可使细胞功能下降,如肾小管上皮细胞水肿时,除功能受影响外,在尿中可检查到少量蛋白质,这是由于病变细胞的细胞膜发生破裂,细胞内蛋白质成分进入管腔所致。若病因继续发展,可使细胞发生坏死。

(二)脂肪变性

正常情况下,中性脂肪或甘油三酯很少出现在非脂肪细胞内。如果这些非脂肪细

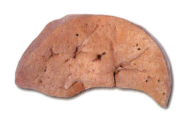

图 2-2-1　肝浊肿

注：肝脏体积肿大，包膜紧张，失去光泽，比较浑浊，似水煮过。

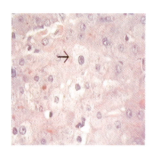

图 2-2-2　肝细胞颗粒样变性

注：变性的肝细胞肿大，箭头所指的细胞质中可见粉染的细小颗粒。

胞中出现脂滴或脂滴明显增多，则称为脂肪变性（fatty change, steatosis），多见于肝细胞、心肌细胞、肾小管上皮细胞、骨骼肌细胞等。

1. 原因和发病机制　缺氧、感染、酗酒、中毒、营养不良、糖尿病及肥胖等因素可以使细胞的脂肪代谢出现障碍，使脂肪的吸收增多、氧化障碍、脂蛋白合成障碍，导致脂肪变性。

2. 病理变化

（1）肉眼观　轻度时，器官无明显变化。随着病情加重，脂肪变性的器官体积增大，包膜紧张，切面呈淡黄色，质软，触之有油腻感。

（2）镜下观　细胞内充满大小不等的球型脂滴，大者可充满整个细胞把细胞核挤至一侧。且在石蜡切片中脂滴被有机溶剂溶解，故表现为空泡状。脂肪变性主要见于肝、心、肾等实质器官，因为肝是脂肪代谢的重要场所，所以肝脂肪变性最为常见（图 2-2-3）。

3. 影响与结局　当肝细胞出现脂肪变性时，轻度的细胞脂肪变性是可逆性的。重度弥漫性肝脂肪变性，可导致肝肿大和肝功能异常，长期大量的脂肪沉积最终可使肝细胞破裂，继发纤维化，导致肝硬化。而当心肌出现严重脂肪变性时，可使心肌收缩力下降，甚至导致心力衰竭。

（三）玻璃样变性

玻璃样变性（hyaline degeneration）是指在细胞内或细胞间质中出现均质、红染、半透明的蛋白质蓄积，又称为透明变性（hyaline change）。玻璃样变性仅是形态学物理性状的描述，不同的组织，发生变性的原因、机制有所不同。它可以发生在结缔组织、血管壁，有时也可见于细胞内。

1. 结缔组织玻璃样变性　常见于纤维瘢痕组织内。

（1）肉眼观　玻璃样变性的纤维结缔组织呈灰白色、半透明状，质韧、缺乏弹性。

（2）镜下观　纤维细胞明显减少，胶原纤维增粗并互相融合，失去纤维结构（图 2-2-4）。其发生机制不明。

2. 血管壁玻璃样变性　又称细动脉硬化，常见于缓进型高血压和糖尿病病人的

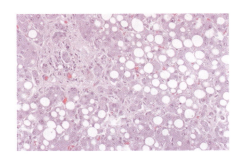

图 2-2-3 肝细胞脂肪变性

注:肝细胞内出现大小不等的脂滴空泡。

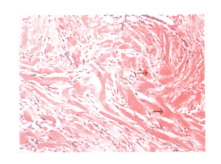

图 2-2-4 结缔组织玻璃样变性(瘢痕)

注:胶原纤维增粗、融合,呈均质粉染条索、片状结构。

肾、脑、脾和视网膜的细小动脉内。其发生机制可能是高血压时全身各处细小动脉持续性痉挛,使血管内皮受损、管壁通透性增高,血浆蛋白渗入内膜,使细动脉管壁增厚及变硬、管腔狭窄甚至闭塞(图 2-2-5)。玻璃样变性的细动脉壁的弹性减弱,脆性增加,易扩张后破裂出血。

3. 细胞内玻璃样变性 指多种原因引起的细胞内过多的均质红染圆形的蛋白质沉积而引起的细胞在形态学上的改变。

镜下观,细胞质内可见许多大小不等的圆形、红染的小体,多见于肾小管上皮细胞、浆细胞、肝细胞(图 2-2-6)。

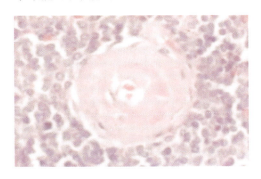

图 2-2-5 脾中央动脉玻璃样变性

注:脾中央动脉内膜下血浆蛋白沉积呈粉染均质状,血管壁增厚,管腔狭窄。

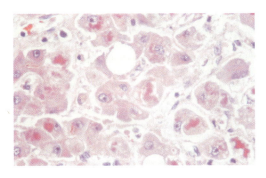

图 2-2-6 肝细胞内的 Mallory 小体

注:肝细胞内可见大小不等的不规则形、红染的小体,为细胞内玻璃样变性。

(四)病理性色素沉积

色素是机体组织中的有色物质,正常人体内有含铁血黄素、脂褐素、黑色素和胆红素等多种内源性色素。如果在细胞和组织内有异常的色素蓄积则称为病理性色素沉积(pathologic pigmentation)。常见的病理性色素沉积有以下几种。

1. 含铁血黄素 含铁血黄素为铁蛋白微粒聚集而成的颗粒状结晶。镜下观呈金黄色或棕黄色,具有折光性。在生理状态下,骨髓组织、脾、肝和淋巴结内,可有少量含铁血黄素。局部陈旧性出血的组织和长期左心衰竭所致的持续淤血的肺内,红细胞被巨噬细胞吞噬后,血红蛋白在细胞内被溶酶体分解形成含铁血黄素,形成含有大量含铁血黄素的巨噬细胞,称为心衰细胞。当溶血性贫血时大量红细胞被破坏,可出现全身性含铁血黄素沉积。

2. 黑色素 一种蛋白质,正常人黑色素多存在于皮肤、毛发、虹膜、眼脉络膜等处。垂体分泌促肾上腺皮质激素(ACTH)和黑色素细胞刺激素(MSH)能刺激黑色素细胞,促进黑色素形成;当肾上腺皮质功能低下时,可出现全身性皮肤、黏膜黑色素沉着,这是由于肾上腺皮质激素对垂体的反馈抑制作用减弱,ACTH分泌增多,引起黑色素细胞产生黑色素过多,造成全身皮肤黑色素增多所致。

3. 脂褐素 脂褐素又称老年素,是一种黄褐色细颗粒状色素,是溶酶体作用后剩下的不再能被消化的物质形成的残余体。正常人体的附睾上皮细胞、睾丸间质细胞以及某些神经细胞的细胞质中含有少量脂褐素。老年人和一些慢性消耗性疾病病人的肝细胞、肾上腺皮质网状带细胞和心肌细胞的细胞质中也可出现脂褐素。脂褐素被认为是一种随着年纪增长或细胞衰老而增加的色素。

4. 胆红素 胆素的一种,是血红蛋白的分解产物,不含铁元素,呈橙黄色。血液中胆红素过多,并沉积在组织中,则为胆红素沉积,可将皮肤、黏膜甚至全身组织染成黄色,此时称为黄疸。新生儿黄疸、新生儿溶血病时,可形成高胆红素血症,由于新生儿血脑脊液屏障发育不完善,大量胆红素进入脑细胞内使其变性,并将神经核团染成黄色,称为核黄疸或胆红素脑病。

二、细胞死亡

细胞受到严重刺激或因其他原因,导致细胞的代谢停止、结构破坏和功能障碍的不可逆性损伤,即细胞死亡,包括坏死和凋亡两大类。

(一)坏死

活体内局部组织、细胞的死亡称为坏死(necrosis)。组织细胞坏死后,代谢停止,功能丧失。坏死可因致病因素较强直接发生,但大多数是由可逆性损伤发展而来的。

1. 坏死的基本病变

1)细胞核的改变 这是细胞坏死的主要形态学标志,其表现如下。

(1)核固缩 由于细胞核脱水使细胞核染色质DNA浓聚、细胞核体积缩小。

(2)核碎裂 核膜破裂,细胞核发生碎裂,染色质崩解成碎片分散在细胞质内。

(3)核溶解 在DNA酶的作用下,染色质的DNA分解,细胞核失去对碱性染料的亲和力,因而染色变淡,甚至只能见到细胞核的轮廓。最后,细胞核的轮廓也完全消失(图2-2-7)。

2)细胞质的改变 由于细胞质嗜碱性核蛋白体逐渐减少或丧失,使细胞质与碱性染料的结合减少,而与酸性染料伊红的结合力增高,导致细胞质红染,同时由于细胞质结构崩解,使细胞质呈颗粒状,进而细胞膜破裂,整个细胞可迅速溶解、消失。

3)细胞间质的变化 实质细胞坏死后,在多种水解酶作用下,基质崩解,胶原纤维

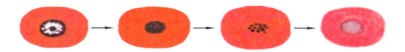

图 2-2-7 细胞坏死核的形态变化示意图

肿胀、断裂,并进一步崩解、液化,最后,坏死的实质细胞和崩解的细胞间质融合成一片模糊、颗粒状、无结构的红染物质。

2. 坏死的类型 根据坏死的原因和组织不同,坏死表现出几种不同的形态类型。

1) 凝固性坏死 蛋白质变性凝固且未被溶酶体酶水解,变成灰黄色、干燥、比较坚实的凝固体,称为凝固性坏死(coagulation necrosis)。常见于心、肝、肾、脾等组织结构紧密、蛋白质含量丰富的器官,因缺血缺氧、细菌毒素、化学腐蚀剂的作用引起坏死。肉眼观,坏死组织呈灰白色或土黄色,坏死灶周围常出现一暗红色出血带与健康组织分界明显(图2-2-8)。光镜下可见坏死组织的细胞微细结构消失,而组织轮廓仍存在。

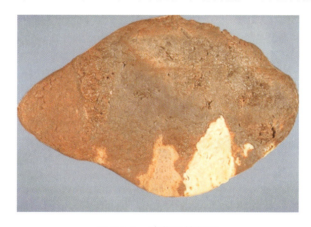

图 2-2-8 脾贫血性梗死

注:梗死灶底向被膜,尖朝脾门,呈楔形,灰白色,周围可见充血带,与健康组织分界明显。

2) 液化性坏死 细胞组织坏死后易发生溶解液化,称为液化性坏死(liquefactive necrosis)。这种坏死组织中可凝固的蛋白质太少,或坏死细胞自身及浸润的中性粒细胞等释放大量水解酶,或组织富含水分和磷脂。见于细菌或某些真菌感染引起的脓肿、缺血缺氧引起的脑软化,以及由细胞水肿发展而来的溶解性坏死。镜下观,坏死的细胞完全被消化,局部组织快速溶解。坏死组织与健康组织没有明显分界线。

3) 坏疽(gangrene) 局部组织大块坏死并继发腐败菌感染,使坏死组织呈黑色。这是因为坏死组织经腐败菌分解产生硫化氢,后者与血红蛋白中分解出来的铁相结合形成硫化铁,故使坏死组织呈黑色。坏疽处污秽伴有恶臭,可分为如下三种类型。

(1) 干性坏疽 常见于动脉阻塞而静脉回流通畅的四肢末端,因组织缺血或水分丢失较多,故坏死区干燥、皱缩呈黑色,与正常组织界限清楚(图2-2-9)。由于水分含量少,细菌繁殖,坏死组织自溶分解速度均较慢,因而腐败菌感染较轻。

(2)湿性坏疽　常发生在与外界相通的内脏器官(如肺、肠、子宫、阑尾、胆囊等)。这是由于在动脉血供阻断的同时,可伴有静脉回流受阻,坏死组织淤血水肿,有利于腐败菌的繁殖所致。局部感染严重,肿胀明显,呈蓝绿色(图2-2-10)。病变进展快,湿性坏疽病灶与正常组织分界不清。由于有毒的产物和细菌毒素吸收多,病人全身中毒症状严重,对机体危害较大。

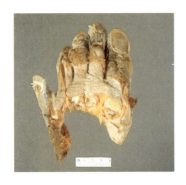

图 2-2-9　足的干性坏疽

注:左足趾皮肤皱缩,干燥,呈黑色,与正常组织界限清楚。

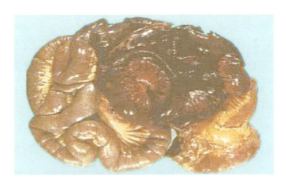

图 2-2-10　小肠的湿性坏疽

注:坏死部分小肠肿胀,呈污秽的灰黑色。

(3)气性坏疽　属于特殊的湿性坏疽,多见于战争创伤。主要见于深达肌肉的开放性创伤合并厌氧菌(产气荚膜杆菌等)感染所致。细菌在分解坏死组织的过程中产生大量气体,使坏死区按之有捻发感,并伴有奇臭味。细菌随着气体迅速播散,故病变发展迅速,病人全身中毒症状重,后果严重。

3. 坏死的结局

(1)溶解与吸收　坏死细胞及周围中性粒细胞释放水解酶,使组织溶解液化,经淋巴管、血管吸收。不能吸收的碎片则由巨噬细胞吞噬清除,坏死液化范围较大时可形成囊腔。

(2)分离与排出　坏死灶较大不易被完全溶解吸收时,在皮肤、黏膜的坏死物被分离,形成组织缺损,浅者称为糜烂(erosion),较深者称为溃疡(ulcer);深部组织坏死后形成的开口于皮肤黏膜表面的深在性盲管称为窦道(sinus),两端开口的通道称为瘘管(fistula);肺、肾等脏器的坏死组织溶解后经自然管道(如支气管、输尿管等)排出后残留的空腔称为空洞(cavity)。

(3)机化与包裹　如果坏死组织不能完全吸收和分离排出,则由周围健康组织的新生毛细血管和成纤维细胞构成的肉芽组织取代坏死组织。这种以肉芽组织取代坏死组织、血栓、脓液、异物等的过程,称为机化(organization)。如坏死灶较大,肉芽组织难以完全长入或吸收,则有周围增生的肉芽组织将其包围,与健康组织分隔开,称为包裹(encapsulation)。机化与包裹的肉芽组织最终形成纤维瘢痕组织。

(4)钙化　某些坏死组织中可有钙盐沉积,称为钙化。如结核病的干酪样坏死常发生钙化。

(二) 凋亡

凋亡(apoptosis)是指活体内个别细胞的一种程序性细胞死亡(programmed cell death,PCD)。一般认为是机体细胞在发育过程中或某些因素作用下,通过细胞内基因及其产物的调控而导致细胞主动性的死亡。凋亡在形态上表现为单个细胞的固缩,且不伴有炎症反应。

镜下观:凋亡细胞多为单个或数个,先有细胞膜皱缩,细胞质致密,染色质聚集,然后细胞核裂解,细胞膜发泡成芽,细胞质分叶突起,并与细胞体分离,形成含细胞核碎片和(或)细胞器成分的红染小体,称为凋亡小体。凋亡小体可被巨噬细胞和相邻的其他实质细胞吞噬、降解,周围没有炎症反应,也没有增生修复反应。病毒性肝炎时肝细胞内形成的嗜酸性小体就是肝细胞凋亡的结果。细胞凋亡是细胞的基本生命特征,它出现在许多生理过程中,具有重要的生物学意义。

第三节　损伤的修复

机体局部细胞和组织损伤丧失后,由邻近的细胞或纤维组织再生来进行修补和恢复的过程称为修复(repair)。组织的修复是通过细胞的再生完成的。

一、再生

组织细胞出现"耗损"后,由同种组织、细胞通过分裂增殖,以恢复原有组织的结构和功能的过程称再生(regeneration)。

(一) 再生的类型

再生可分为生理性再生和病理性再生。

1. 生理性再生　在生理过程中,有些细胞衰老、凋亡后由新生的同种细胞分裂增殖来补充,保持原有组织的结构和功能。如:表皮角化细胞脱落,基底细胞不断增生、补充;月经期子宫内膜周期性脱落,又由基底部细胞增生加以恢复;红细胞寿命为120天,它在老化、凋亡的同时,会不断地有新的红细胞生成。

2. 病理性再生　病理状态下,细胞、组织损伤、缺损后所发生的再生,称为病理性再生。病理性再生根据能否恢复原有的结构和功能,又分为完全性再生和不完全性再生。若细胞和组织损伤后由同种细胞再生来修补,并完全恢复了原有组织的结构及功能,称为完全性再生。如骨组织坏死或骨折后,在一定条件下也可以完全恢复其功能和结构。若原有细胞不能再生或仅部分再生,组织缺损则通过纤维组织来修复、填补缺损并形成瘢痕,称为纤维性修复,又称瘢痕修复,属于不完全再生。在多数情况下,损伤往往同时发生于多种组织,故上述两种再生与修复过程常同时存在。

(二) 组织、细胞的再生能力

不同的组织、细胞其细胞周期的时程长短不同,在单位时间里可进入细胞周期进行繁殖的细胞数量也不同,因此具有不同的再生能力。一般而言,幼稚组织比高分化组织再生能力强,平时易遭受损伤的组织、细胞及生理情况下经常更新的细胞再生能力较强。按再生能力强弱的不同,将人体细胞分以下三类。

1. 不稳定细胞 不稳定细胞又称持续分裂细胞,这类细胞在不断地增殖,即再生能力强的短寿命细胞,如表皮细胞、胃肠道和呼吸道的黏膜上皮细胞、腺体的导管上皮细胞、红细胞、白细胞等。这类细胞在生理状态下不断地分裂增生,取代衰老的细胞。

2. 稳定细胞 稳定细胞又称静止细胞。这类细胞在生理状态下处于静止状态,但在损伤刺激后则进入增殖期,即有较强再生潜能的长寿命的细胞。见于各种腺体的实质细胞,如肝、胰、汗腺、皮脂腺、内分泌腺、涎腺及肾小管等的上皮细胞。此外,原始的间叶细胞及其衍生细胞,如成纤维细胞、血管内皮细胞、骨细胞、软骨细胞都属于稳定细胞。

3. 永久性细胞 永久性细胞又称非分裂性细胞,即再生能力微弱或没有再生能力的细胞。如神经细胞缺乏再生能力,一旦损伤便不能再生修复。但神经纤维则具有较强的再生能力,在有神经细胞存活的情况下,受损的神经纤维可通过再生得以修复。心肌和横纹肌再生能力微弱,损伤后一般由瘢痕组织所代替。

(三)各种组织的再生过程

1. 被覆上皮的再生 鳞状上皮受损后,由创缘或底部的基底层细胞分裂、增生向缺损中心移动,先形成单层上皮,完全覆盖缺损后,进一步增生分化为鳞状上皮。

黏膜(如胃黏膜)的上皮即单层柱状上皮也以同样的再生方式修复,新生的黏膜细胞初为立方形,以后增高演变为柱状上皮。

2. 腺上皮的再生 腺上皮有较强的再生能力。腺上皮受损后,残留的腺上皮分裂、补充。腺体损伤后,若基底膜完好,可恢复原有结构与功能。若腺体损伤累及基底膜,腺上皮虽可增生,但恢复原有结构则非常困难,如肝的再生可分为三种情况。①肝部分切除,通过肝细胞的增生,可恢复正常结构完全再生。②肝细胞坏死无论大小,只要肝小叶网状支架完整,肝也可通过再生完全恢复。③肝细胞坏死广泛,且肝小叶网状支架塌陷,肝细胞再生后坏死,这样反复坏死,最终易形成肝硬化。

3. 血管的再生 小血管多以出芽方式再生,首先由内皮细胞肥大、分裂增生形成凸起的幼芽,随着内皮细胞继续不断的增生形成向外突起的实心内皮细胞条索,进而由于血流的冲击形成管腔并相互吻合构成毛细血管网,以后为适应功能需要,新生的毛细血管可进一步改建成小动脉或小静脉。

大血管离断后需手术吻合,吻合两端的内皮细胞分裂、增生,互相连接,恢复内膜结构,而断端的肌层则难以再生,而是通过瘢痕修复。

4. 纤维组织的再生 损伤处的成纤维细胞分裂、增生,形成纤维组织。成纤维细胞可由局部纤维细胞转变而来,或由该处未分化的间叶细胞分化而来。幼稚的成纤维细胞体积较大、细胞核呈圆形、细胞质两端突起。当成纤维细胞停止分裂时,即开始合成并分泌前胶原蛋白,在细胞周围形成大量胶原纤维,而成纤维细胞逐渐恢复到静止状态成为纤维细胞。

5. 神经组织的再生 脑和脊髓的神经细胞破坏后不能再生,由神经胶质细胞及其纤维修补,形成胶质瘢痕。外周神经损伤时,如果与其连接的神经细胞仍然存活,则可完全再生。若断离的两端相隔太远(超过 2.5 cm 时)或因截肢失去远端,再生的轴索均不能达到远端,而与增生的结缔组织混合在一起,卷曲成团并形成创伤性神经瘤,可发生顽固性疼痛。

二、肉芽组织

组织、细胞损伤后,机体通过纤维组织增生对缺损进行修补恢复的过程,称为纤维性修复。纤维性修复首先通过肉芽组织的增生,然后肉芽组织转变为胶原纤维为主的瘢痕组织。

(一)肉芽组织的成分与形态

肉芽组织(granulation tissue)是指由新生的毛细血管和增生的成纤维细胞构成的幼稚结缔组织,并伴有炎细胞浸润。

肉眼观:鲜红色,颗粒状,柔软湿润,触之易出血,形似嫩肉芽故而得名(图 2-3-1)。

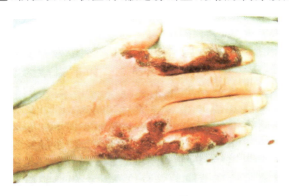

图 2-3-1 手外伤肉芽组织

注:肉眼观肉芽组织呈鲜红色,表面呈颗粒状,柔软湿润;灰白色部分是生长不良的肉芽组织,表面有炎性渗出物。

镜下观:新生的毛细血管平行排列,且垂直于创面,毛细血管间是大量成纤维细胞及数量不等的炎细胞。炎细胞中以巨噬细胞为主,也有中性粒细胞及淋巴细胞(图 2-3-2)。

(二)肉芽组织的作用与结局

1. 肉芽组织的作用 ①抗感染和保护创面;②填补伤口及其他组织缺损;③机化或包裹坏死组织、血栓、炎性渗出物、异物等。

2. 肉芽组织的结局 随着肉芽组织的成熟,细胞间质中的炎细胞和水分减少并逐步消失。多数毛细血管闭合消失;成纤维细胞数量减少,同时产生大量胶原纤维。然后胶原纤维的数量不断增多而且发生玻璃样变性,逐渐形成瘢痕组织。

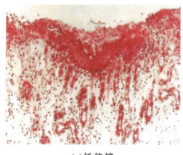
(a)低倍镜

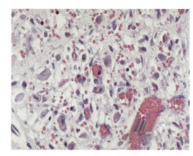
(b)高倍镜

图 2-3-2　肉芽组织

注:(a) 低倍镜下观察肉芽组织,新生的毛细血管与创面垂直生长;(b) 高倍镜下观察肉芽组织内主要为成纤维细胞,细胞体积较大,两端有突起,细胞质丰富。

(三)瘢痕组织的形成及作用

瘢痕组织的形成是指肉芽组织成熟后改建形成的纤维结缔组织。瘢痕组织内含有大量玻璃样变性的胶原纤维束,血管和纤维细胞很少,色苍白,半透明,质地硬且坚韧,缺乏弹性,呈收缩状态。

1. 对机体有利的一面

(1)瘢痕组织能长期填补并连接损伤的创口或其他缺损,保持组织器官的完整性。

(2)瘢痕组织中含大量的胶原纤维,比肉芽组织的抗拉力要强得多。保持组织器官的坚固性。

2. 对机体不利的一面

(1)瘢痕收缩　特别是发生于关节附近和重要器官的瘢痕,常引起关节挛缩或活动受限,如十二指肠溃疡可引起幽门梗阻。

(2)瘢痕性粘连　多在器官之间或器官与体腔壁之间出现粘连,常影响组织、器官功能,严重时会出现器官的硬化。

(3)瘢痕组织增生过度　又称肥大性瘢痕,发生于皮肤的肥大性瘢痕可向周围不规则扩展并高出皮肤表面,称为瘢痕疙瘩。

三、创伤愈合

机体遭受外力作用后,皮肤等组织出现离断或缺损后的修复、愈合过程,称为创伤愈合(wound healing)。创伤愈合包括各种组织的再生、肉芽组织形成以及瘢痕组织的形成等复杂过程。

(一)创伤愈合的基本过程

1. 伤口早期的变化　伤口的早期,伤口局部有不同程度的组织坏死和血管断裂出血,数小时后伤口内出现炎症反应,故局部红肿、出血和渗出的纤维蛋白凝结成块,临时填充缺口,部分凝块表面干燥结成痂皮,凝块的痂皮起着保护伤口的作用。

2. 伤口收缩 2~3天后边缘的整层皮肤及皮下组织向中心移动,于是伤口迅速缩小。伤口收缩与伤口边缘新生的肌成纤维细胞的牵拉作用有关,伤口收缩的意义在于缩小创面。

3. 肉芽组织增生和瘢痕形成 大约从第3天开始,从伤口底部及边缘长出肉芽组织填平伤口。肉芽组织内没有神经,故无感觉。第5~6天起,成纤维细胞产生胶原纤维,其后1周胶原纤维形成最为活跃,以后逐渐趋缓。随着胶原纤维越来越多,开始出现瘢痕形成,大约在伤后1个月瘢痕完全形成。

4. 表皮及其他组织再生 创伤发生的24 h内,伤口边缘的基底细胞开始增生,并向创面中心移动,形成单层上皮,被覆于肉芽组织表面,以后进一步分化为鳞状上皮,修复过程结束。在这一过程中,肉芽组织的生长十分重要。如果肉芽组织太少,不能填平创口,上皮再生将延迟,但如果肉芽组织过多,高出皮肤表面,也会妨碍表皮再生,临床上常需要切除清创。

(二)创伤愈合的类型

根据伤口程度、有无感染等,创伤愈合可分为以下三种类型。

1. 一期愈合 一期愈合(healing by first intention)见于组织缺损少、无感染、创缘整齐、经黏合或缝合后创面对合严密的伤口,如手术切口。此类伤口内只有少量血凝块,炎症反应轻,愈合时间短,在24~48 h内伤口被填补,一般为7天左右伤口愈合。伤口数月后形成一条白线状瘢痕(图2-3-3(a)、(b)、(c))。

2. 二期愈合 二期愈合(healing by second intention)见于组织缺损较大、有感染、创缘不整齐、无法整齐对合或伴有感染的伤口。这类伤口往往需要通过清创术清除坏死组织及异物,只有控制感染后才能愈合。由于伤口较大,需从伤口底部和边缘长出较多的肉芽组织,才能将伤口填平。因此,愈合时间长,形成瘢痕较大(图2-3-3(d)、(e)、(f))。

3. 痂下愈合 痂下愈合(healing under scar)见于皮肤擦伤或较轻的烫伤、烧伤。创伤表面的血液、渗出物及坏死组织干燥后形成痂皮并覆盖于创口表面,愈合过程在痂下进行,待上皮再生完成后痂皮脱落,其痂下愈合所需时间较长。痂皮干燥不利于细菌生长,故痂皮对伤口有一定保护作用,但如果痂皮下渗出液较多已有细菌感染,痂皮影响渗出物排出,加重感染,则不利于愈合。

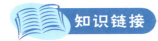

正常肉芽组织、不良肉芽组织和清创术

在临床工作中,每天都可能遇到各种各样的伤口,如何处理这些伤口是医护人员必须掌握的知识与技能。特别是对肉芽组织生长好坏的判定非常重要。正常肉芽组织呈鲜红色、表面颗粒状、柔软湿润,触碰出血,不疼。

而不良肉芽组织却颜色苍白,无弹性,表面颗粒不均匀,有分泌物,用刀割之不出

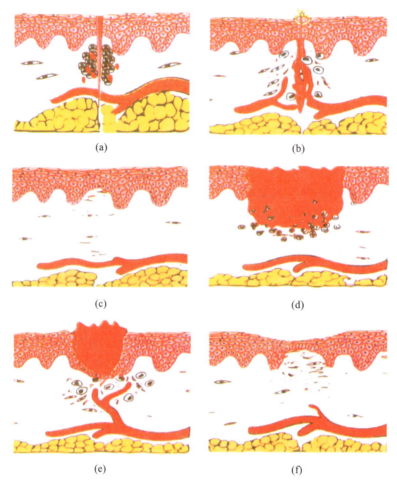

图 2-3-3 创伤愈合模式图

注：(1) 一期愈合如图(a)、(b)、(c)。(a)创缘边缘整齐，组织破坏少；(b)经缝合，创缘对合，炎症反应轻，少量肉芽组织从伤口缘长入；(c)表皮再生，愈合后有少量瘢痕形成。

(2) 二期愈合如图(d)、(e)、(f)。(d)创口大，创缘不整，组织破坏多；(e)伤口收缩，炎症反应重，肉芽组织从伤口底部及边缘将伤口填平；(f)表皮再生，愈合后形成的瘢痕大。

血，说明组织已经坏死，必须清除。

  临床上对感染的伤口或肉芽组织要进行清理，即用生理盐水或消毒液体冲洗，剪除坏死组织和不良肉芽等，然后才可包扎或缝合创口，此过程称为清创。清创是外科外伤时非常重要的治疗手段。对于陈旧性不良肉芽创面来说，再生能力差与周围组织不易愈合，以刮匙将表面陈旧肉芽组织刮除或剪除，使之出血，露出新鲜肉芽，外敷橡皮膏，此为中医去腐生肌之说，西医则以双氧水冲洗达到去腐的目的。有渗出的组织，用高渗盐水、双氧水冲洗，敷以抗炎药物达到消毒灭菌的目的，可促进伤口早日愈合。

（三）影响创伤愈合的因素

创伤愈合时间的长短和愈合的好坏，除与受损伤的程度、组织的再生能力强弱有关外，还与机体的全身因素和局部因素有密切关系。

1. 全身因素

（1）年龄因素　青少年的组织再生能力强、愈合快，老年人则相反。同时与血液供应也有很大关系。

（2）营养状况　蛋白质、维生素、矿物质等严重缺乏，可影响肉芽组织和胶原的形成，而使创伤愈合延缓。在微量元素中，锌对创伤愈合也有重要作用，因此补锌能促进愈合。维生素C缺乏时前胶原分子难以形成，可影响胶原纤维的形成，进而影响创伤愈合。

（3）激素或药物的作用　大量使用促肾上腺皮质激素、糖皮质激素和甲状腺素，对修复有促进作用。

2. 局部因素

（1）感染与异物　感染严重影响再生修复的方式与时间，许多化脓性细菌产生的毒素和酶能引起组织坏死、基质或胶原纤维溶解，这不仅加重了局部组织损伤，也妨碍愈合；伤口感染时，渗出物很多，可增加局部伤口的张力，常使正在愈合的伤口或已缝合的伤口裂开，或者导致感染扩散而加重损伤，因此对感染的伤口应及早引流。对感染和有异物的伤口，必须首先外科清创并控制感染，在确保没有感染的情况下缝合创口，以缩短伤口的愈合时间。

（2）局部血液循环　局部血液循环障碍可导致氧和营养物质的供应减少，一方面影响肉芽组织的生长，另一方面不利于坏死物质的吸收及感染控制。因此，局部动脉粥样硬化，静脉曲张，伤口包扎过紧或缝合过紧等都会使伤口愈合迟缓。

（3）神经支配　完整的神经支配对组织再生有一定的作用，例如：麻风引起的溃疡不易愈合，就是因为神经受累致使局部神经性营养不良的缘故；自主神经的损伤，可使局部血液供应发生变化，对再生的影响更为明显。

（4）电离辐射　电离辐射能破坏细胞、损伤小血管、抑制组织再生，因而影响创伤的愈合。

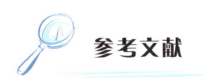

参考文献

[1] 吴继峰.病理学[M].北京：人民卫生出版社，2010.

[2] 张惠铭，王建中，相霞.病理学[M].武汉：华中科技大学出版社，2012.

（王　强）

第三章 局部血液循环障碍

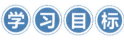

掌握

1. 淤血、心力衰竭细胞、血栓形成、栓塞、栓子及梗死的概念。
2. 慢性肝、肺淤血的病理变化及结局。
3. 血栓形成的条件及血栓的形态。
4. 栓塞的类型及其对机体的影响。
5. 栓子的运行途径及栓塞部位。
6. 梗死的类型及病理变化。

熟悉

1. 淤血的原因、病理变化及结局。
2. 血栓形成的过程。
3. 血栓的结局及其对机体的影响。
4. 血栓形成的机制。
5. 梗死的原因。

了解

1. 动脉性充血的概念、原因及结局。
2. 出血的概念、原因、病理变化及结局。
3. 梗死对机体的影响。

正常的血液循环是维持机体内环境稳定、各器官新陈代谢和功能活动正常进行的基本条件,其功能是向各组织、器官运送氧和营养物质,运走二氧化碳和各种代谢产物。如果血液循环发生障碍,并且超过了神经、体液所能调节的范围时,则可引起相应器官和组织的代谢紊乱及功能失调,继而发生形态结构的改变。血液循环障碍可分为局部性血液循环障碍和全身性血液循环障碍两类,两者既有区别又有联系。局部血液循环障碍可由局部因素引起,也可以是全身性血液循环障碍在某一器官或组织的局部表现。此外,局部性血液循环障碍在某些特定条件下也可以引起全身性血液循环障碍,例如,心肌梗死是心脏局部血液循环障碍引起的病变,但严重的心肌梗死可以引起心力衰竭,导致全身性血液循环障碍。

局部血液循环障碍,包括如下几种类型:①充血和缺血,是局部组织血管内血量的异常;②血栓形成、栓塞、梗死,是血液性状和血管内容物的异常;③出血、水肿和积液,是血管内成分外溢造成的。

第一节　充血和淤血

一、动脉性充血

充血和淤血都指机体局部组织或器官的血管内血液含量增多的现象。器官或局部组织因动脉血量输入量增多而发生的充血,称为动脉性充血(hyperemia),简称充血,是一主动过程(图 3-1-1)。

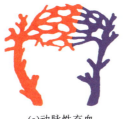
(a)动脉性充血

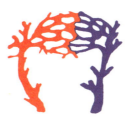
(b)正常血液循环

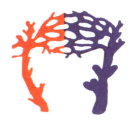
(c)静脉性充血

图 3-1-1　充血

(一)原因和类型

凡能引起细小动脉扩张的任何原因,都可以引起器官和局部组织的充血。在神经、体液因素的调节作用下,由于血管舒张神经兴奋性增高、血管收缩神经兴奋性降低或舒血管活性物质(如组胺、激肽类)释放,导致细动脉扩张,血流加快,较多的动脉血流入局部组织而造成充血。常见的类型如下。

1. 生理性动脉充血　为了适应组织和器官生理需要和机体代谢增强而发生的充血,称为生理性充血。如进食后的胃肠黏膜充血,运动时骨骼肌的充血,妊娠时的子宫充血及情绪激动时颜面部的充血等。

2. 病理性动脉充血

(1)炎性充血　较为常见的病理性充血,炎症反应的初期由于致炎因子的刺激引起的神经轴突反射使血管舒张神经兴奋以及组胺等血管活性物质的作用,使细动脉扩张充血,局部组织变红、肿胀。

(2)侧支性充血　当某一动脉阻塞引起局部组织缺血时,局部代谢废物堆积,刺激血管运动神经,导致缺血组织周围的动脉吻合支扩张充血。这种充血具有一定的代偿作用,可以不同程度地改善局部组织的血液供应。

(3)减压后充血　器官和局部组织长期受压(如绷带包扎肢体或腹水压迫腹腔器官)后,组织内的血管张力降低,若一旦压力突然解除(如解开绷带或一次性大量抽取腹水),受压组织内的细动脉则发生反射性扩张,导致局部充血,称为减压后充血。

(二)病理变化

1. 肉眼观 发生充血的器官和组织,由于微循环内血液灌注量增多,体积可轻度增大;若充血发生于体表,由于局部组织内氧合血红蛋白增多,颜色鲜红;因血流加快,代谢增强,局部温度升高。

2. 镜下观 器官和局部组织内的细小动脉和毛细血管扩张,含血量增多。

(三)后果

大多数情况下,动脉性充血是暂时性血管反应,原因消除后,局部血量即可迅速恢复正常。充血多对机体有利,局部氧和营养物质输入量增多,促进新陈代谢,器官和局部组织的功能活动增强。但有的充血对机体是不利的,如局部减压后充血可因血液过多积聚于原受压部位(如腹腔),可引起病人脑供血不足而发生晕厥;另外,血管本身有病变时(如动脉粥样硬化症、脑血管畸形等),充血可成为血管破裂的诱因。

二、静脉性充血

由于静脉回流受阻,血液淤积在小静脉和毛细血管内,使器官和局部组织含血量增多,称为静脉性充血(venous hyperemia),又称被动性充血,简称淤血(congestion)。静脉性充血是一个被动过程,远较动脉性充血多见,并且具有重要的临床意义和病理意义,可发生于局部,也可发生于全身。

(一)原因

1. 静脉受压 静脉受外部各种原因的压迫,管腔发生狭窄或闭塞,血液回流受阻,导致器官和组织发生静脉性充血。例如:肿瘤压迫局部静脉引起相应组织淤血;妊娠子宫压迫髂总静脉引起的下肢淤血;绷带包扎过紧引起肢体淤血;肠套叠、肠扭转和肠疝时肠系膜静脉受压引起局部肠段的严重淤血;肝硬化时,假小叶内纤维组织的增生和假小叶的形成,常常压迫肝血窦及小叶下静脉,静脉回流受阻,门静脉压升高,导致胃肠道和脾的淤血等。

2. 静脉腔阻塞 静脉腔阻塞常见于静脉血栓形成、栓塞或静脉内膜炎导致的静脉腔狭窄或闭塞。通常情况下组织内静脉的分支多,互相吻合,形成侧支循环,不易发生淤血,只有当静脉腔阻塞而侧支循环不能有效建立的情况下,淤血才会发生。

3. 心力衰竭 心力衰竭时,由于心肌收缩力减弱,心排血量减少,心腔内血液滞留,压力增高,阻碍了静脉回流,造成淤血。左心衰竭时,肺静脉血液回流受阻引起肺淤血;右心衰竭时,上、下腔静脉回流受阻引起体循环淤血,常见有肝淤血,严重时脾、肾、胃肠道、下肢也出现淤血。长时间的左心衰竭与肺淤血,可引起肺动脉高压,导致右心衰竭,出现全身各器官淤血。

生理状态下也可以发生淤血,如长久站立引起的下肢淤血,妊娠子宫压迫髂总静脉引起下肢及盆腔的淤血,但生理状态下的淤血随着生理状态的改变(如改变体位、分娩)

而消失。

（二）病理变化

1. 肉眼观 发生淤血的局部组织和器官由于血液淤积而肿胀，包膜紧张，重量增加，边缘圆钝，质地变韧，切面常有大量血性液体涌出；发生于体表时，由于局部血流缓慢，血液中氧合血红蛋白含量减少而还原血红蛋白含量增加，皮肤和黏膜呈紫蓝色，称为发绀（cyanosis），发绀是机体缺氧的重要体征，以口唇、指甲、趾甲最为明显；因代谢降低，产热减少，散热增加，导致局部温度降低。

2. 镜下观 淤血的局部组织和器官内的细静脉和毛细血管扩张，充满血液，周围组织伴不同程度的水肿及淤血性出血。

（三）后果

淤血的后果取决于淤血的范围、程度、部位、发生的速度（急性或慢性）以及侧支循环的建立等情况。

1. 短期淤血 病因消除局部血流可恢复正常，一般不引起严重后果。

2. 持续淤血 可发生下列变化。

（1）淤血性水肿 淤血后，局部毛细血管内流体静脉压升高，加上组织缺氧使血管壁通透性增高，血管内的水、无机盐和少量的蛋白漏出血管外，积聚于组织或体腔内，形成淤血性水肿。这种液体含蛋白质少，细胞数量少，称为漏出液。

（2）淤血性出血 淤血严重时，组织严重缺氧，血管壁通透性进一步增加，红细胞从血管内漏出至血管外，发生淤血性出血。

（3）实质细胞萎缩、变性、坏死 长期淤血，组织内氧化不全的代谢产物堆积导致实质细胞因缺血、缺氧而发生不同程度的萎缩、变性，甚至引起坏死。

（4）淤血性硬化 长期淤血时，实质细胞萎缩消失，肺间质内纤维结缔组织增生以及组织内原有网状纤维可以融合变成胶原纤维，即网状纤维胶原化，最终导致组织、器官质地变硬，形成淤血性硬化。

（四）重要器官的淤血

1. 肺淤血 肺淤血多见于左心衰竭，左心腔内压力增高，阻碍肺静脉回流，可导致肺淤血。

（1）肉眼观 肺体积增大，饱满肿胀，重量增加，颜色暗红，切面可见淡红色或暗红色血性泡沫状液体流出。

（2）镜下观 肺泡壁毛细血管高度扩张充血；部分肺泡腔内可见水肿液，内含少量漏出的红细胞、巨噬细胞；有些巨噬细胞吞噬了红细胞并将其分解，胞质内形成棕黄色的含铁血黄素颗粒，这种左心衰竭时肺内出现的含有含铁血黄素的巨噬细胞称为心力衰竭细胞（heart failure cells）（图 3-1-2）。慢性肺淤血时，由于肺间质发生纤维结缔组织增生，使肺组织质地变硬，加上含铁血黄素的大量沉积，肺呈棕褐色，称为肺褐色硬化。

2. 肝淤血 肝淤血多见于右心衰竭,肝静脉回流受阻,血液淤积在肝小叶循环的静脉端,致使肝小叶中央静脉及肝窦扩张淤血。

(1)肉眼观 初期肝体积增大,重量增加,被膜紧张。如淤血持续存在,肝小叶中央区因淤血仍呈暗红色,小叶周边肝细胞因缺氧发生脂肪变性而呈淡黄色,切面形成红黄相间的花纹,状似槟榔,故称槟榔肝(图 3-1-3)。

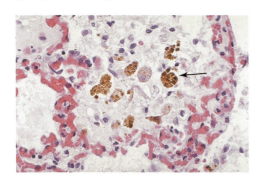

图 3-1-2 慢性肺淤血(镜下观)

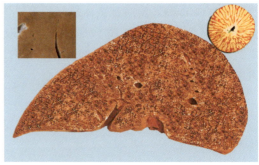

图 3-1-3 慢性肝淤血(大体观)

(2)镜下观 肝小叶中央静脉及肝窦扩张、充血;肝小叶中央区肝细胞因受压和缺氧发生萎缩、变性、甚至坏死、消失,肝小叶周边肝细胞因缺血、缺氧发生脂肪变性(图 3-1-4)。长期慢性肝淤血时,肝组织缺氧,引起汇管区纤维组织增生,肝小叶内网状纤维网架塌陷后胶原化,致使肝质地变硬,形成淤血性硬化。临床上,因肝脏肿大,被膜紧张,病人可出现肝区胀痛或压痛,肝功能下降。

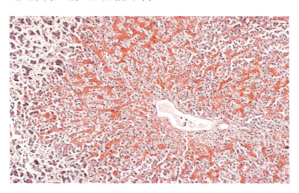

图 3-1-4 慢性肝淤血(镜下观)

第二节 出 血

血液从血管或心腔溢出的过程称为出血(hemorrhage)。如果血液流出体外,称为外出血,血液溢入组织或体腔内,称为内出血。

一、原因和类型

出血分为生理性出血和病理性出血。正常月经的子宫内膜出血为生理性出血,病理性出血多由创伤、出血性疾病及血管病变引起。按照血液溢出的机制不同,出血可分为破裂性出血和漏出性出血。

(一) 破裂性出血

由于心脏或血管壁破裂引起的出血称为破裂性出血。常见的原因如下。

(1) 血管机械性损伤　如割伤、弹伤及刺伤等。

(2) 血管壁或心脏病变　如心肌梗死形成的室壁瘤破裂及动脉粥样硬化破裂。

(3) 血管壁受周围病变侵蚀　如结核病变侵蚀肺空洞壁的血管、恶性肿瘤侵蚀周围的血管、消化性溃疡侵蚀溃疡底部的血管等。

(4) 静脉破裂　如肝硬化时曲张的食管静脉破裂出血。

(5) 毛细血管破裂　如软组织损伤。

(二) 漏出性出血

由于毛细血管和细静脉壁的通透性增高,使得红细胞漏出血管外,或者是凝血功能异常所致。常见的原因如下。

(1) 血管壁损害　如缺氧、感染、中毒、维生素C缺乏、变态反应以及静脉压升高等因素对毛细血管的损害。

(2) 血小板减少或功能障碍　如再生障碍性贫血、白血病及弥散性血管内凝血(DIC)等。

(3) 凝血因子缺乏　如血友病及肝实质疾病等。

二、病理变化

外出血时血液直接或经自然管道排出体外,出现凝血块、鼻衄、咯血、呕血、尿血、便血等病理表现。内出血时,血液积聚于体腔内称为体腔积血;较大量出血,血液积聚于组织间隙形成局部肿块,称为血肿;皮肤、黏膜和浆膜少量出血,局部可见淤点或淤斑,较大面积的片状出血,称为紫癜。

三、后果

出血对机体的影响取决于出血量、出血速度和出血部位。漏出性出血过程比较缓慢,出血量较少,一般不会引起严重后果。破裂性出血的出血过程迅速,如在短时间内丧失循环血量的20%~25%时,即可发生失血性休克。重要器官的出血,即使出血量不多,也可致命,如心脏破裂引起心包内出血,导致心包急性填塞,可引起病人死亡;脑出血,尤其是脑干出血,可因重要神经中枢受压而致死。局部的出血,可导致相应的功能障碍,如脑内囊出血引起对侧肢体偏瘫,视网膜出血引起视力减退或失明。慢性反复性出血可引起缺铁性贫血。

第三节 血栓形成

在活体的心脏或血管腔内,血液发生凝固或有形成分析出、聚集,形成固体质块的过程,称为血栓形成(thrombosis)。在这个过程中所形成的固体质块称为血栓(thrombus)。

血液中存在着相互拮抗的凝血系统和抗凝血系统。在生理状态下,血液中的凝血因子不断地被激活,从而产生凝血酶,形成微量纤维蛋白,沉着于心血管内膜上,但这些微量的纤维蛋白又不断地被激活了的纤维蛋白溶解系统所溶解,同时被激活的凝血因子也不断地被单核巨噬细胞系统所吞噬使凝血系统和抗凝血系统保持动态平衡。这种动态平衡既保证了血液有潜在的可凝固性,又始终保持着流动状态。一旦某些因素破坏了这种动态平衡,触发了内源性或外源性凝血过程,便可导致血栓形成。

一、血栓形成条件及机制

1. 心血管内皮细胞损伤 正常心血管内膜的内皮细胞具有抗凝和促凝两种功能,生理情况下以抗凝作用为主,使血液保持流动状态。心血管内膜损伤后,内膜表面粗糙不平,血小板在损伤部位黏附、聚集;受损处血管内皮细胞可发生变性、坏死或脱落,内皮下胶原纤维暴露,激活凝血因子Ⅻ,启动内源性凝血系统;损伤的内皮细胞释放组织因子,激活凝血因子Ⅶ,启动外源性凝血系统。这三个因素引发凝血过程,导致局部血栓形成。

心血管内膜的损伤常见于缺氧、炎症、细菌毒素以及免疫性损害等情况。例如,动脉粥样硬化时的溃疡表面,心肌梗死处的心内膜,风湿性心内膜炎和感染性心内膜炎、创伤性和炎症性血管损伤部位等。此外,高血压、吸烟也常造成心血管内膜的损伤而导致血栓的形成。

2. 血流状态改变 主要是指血流缓慢和产生漩涡等改变。血液在正常流速和正常流向时,红细胞和白细胞在血流的中轴(轴流)流动,其次是血小板(轴流外层),比红细胞和白细胞流动缓慢,最外层是血浆(边流),将血液的有形成分和血管壁隔开,这样就阻止了血小板与血管内膜的接触。当血流缓慢或产生漩涡时,血小板得以进入边流,增加了和血管内膜接触的机会,血小板粘连于血管内膜的机会增大;此外,血流缓慢和产生漩涡时,被激活的凝血因子和凝血酶不易被冲走,容易在局部达到凝血过程所必需的浓度,更有利于血栓的形成。

据统计,血栓多发生于静脉,静脉血栓是动脉血栓的4倍,下肢静脉血栓远比上肢静脉血栓多见。虽然心脏和动脉内的血流快,不易形成血栓,但在二尖瓣狭窄时的左心房、动脉瘤内或血管分支处血流缓慢及出现涡流时,也可并发血栓形成。

3. 血液凝固性增高 血液凝固性增高是指血液中血小板和凝血因子增多,或纤溶系统活性降低而呈现高凝状态。临床上多见于大出血、大手术、严重创伤、烧伤或产后的病人,其血液中幼稚血小板增多,血液凝固增强,易于聚集;同时凝血酶原、纤维蛋白及一些凝血因子的含量也增多,使血液的凝固性增高。此外,妊娠、高脂血症、冠状动脉粥样硬化、恶性肿瘤、长期口服避孕药、吸烟等也可因血小板增多或血液黏滞性增高、血液中凝血物质增多而诱发血栓形成。

需要强调的是,上述血栓形成的条件,往往是同时存在、相互影响的,也可以其中某一条件起主要作用,其余条件起辅助作用。例如,创伤骨折后卧床病人的血栓形成,既有心血管内膜的损伤,又有因失血等因素导致的血液凝固性增加,同时兼有长期卧床造成的血流缓慢等多种因素。

二、血栓的形成过程及形态

血栓形成是在一定条件下,血液在流动状态中通过血小板的黏附与凝集和血液凝固两个基本过程形成的。心脏、动脉或静脉内的血栓都是以血小板黏附于心血管内膜下暴露的胶原开始的。当血小板黏附于内膜损伤处时,血小板发生变形,释放出内源性ADP,同时,由于胶原的刺激,血小板合成血栓素 A_2,两者共同作用于血流中的血小板,使血小板继续凝集。与此同时,机体的凝血系统启动,产生大量纤维蛋白多聚体,和受损内膜基质中的纤维连接蛋白共同使凝集的血小板堆牢固地黏附于受损内膜表面,血小板不再离散,形成均匀一致、无结构的血小板血栓,这是血栓形成的起始点,然后依不同部位而有不同的形成过程(图 3-3-1)。

血栓的种类、形态、组成、大小等都取决于血栓发生的部位及血流速度等,因此血栓可分为以下四种类型。

1. 白色血栓 当心血管内皮细胞发生损伤时,在数秒钟内血小板就在损伤的局部沉积下来,并与暴露的内皮下胶原纤维紧密黏附。由于血小板被胶原纤维激活,释放出ADP、血栓素 A_2、5-HT、血小板Ⅳ因子等物质,于是有更多的血小板在损伤的部位沉积下来,形成血小板小丘并逐渐增大。此时的血栓主要由血小板构成,所以其色泽是灰白色的,称为白色血栓(pale thrombus)。发生于血管中的白色血栓位于延续性血栓的起始部位,故又称为延续性血栓的头部。肉眼观:血栓为灰白色小结节或赘生物,表面粗糙,质实,与血管壁或瓣膜紧密相连不易脱落。镜下观:血栓主要由血小板及少量纤维素构成。白色血栓多发生于血流较快的心瓣膜、动脉内或延续血栓的头部。

2. 混合血栓 白色血栓形成后,向血管内突出,血液流经此处时流速减慢,其下游形成涡流,并在该部位形成新的血小板堆。在血管内,随着血小板不断沉降,先后形成的白色血栓逐渐增大,形成珊瑚状突起于血管的血小板小梁,其表面黏附很多白细胞。血小板小梁间血流缓慢,被激活的凝血因子浓度加大,大量纤维蛋白原水解为纤维蛋白,在血小板小梁间形成网状结构,网内充填大量红细胞,此时血栓形成了红白相间的条纹状,称为混合血栓(mixed thrombus)。发生于血管中的混合血栓又称为延续性血栓的体部。肉眼观:呈粗糙、干燥的圆柱状,与血管壁粘连。血栓为灰白色与红褐色相

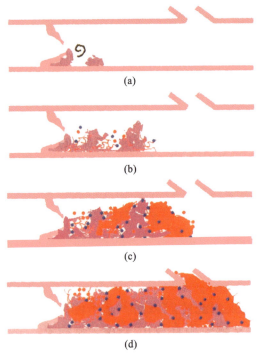

图 3-3-1　静脉血栓形成示意图

注：(a) 血流经过静脉瓣形成漩涡，血小板沉积形成小丘状，构成血栓头部；(b) 血小板进一步沉积，形成许多珊瑚状血小板小梁，血小板小梁周边有白细胞黏附；(c) 血小板小梁间血流停滞，纤维蛋白网形成，网眼中充满红细胞构成的血栓体部；(d) 血管腔阻塞，局部血流停止，血液凝固形成血栓尾部。

间的条纹状结构。镜下观：血栓为由淡红色的珊瑚状的血小板小梁和血小板小梁间由充满红细胞的纤维素网所构成，血小板小梁边缘有较多的中性粒细胞黏附（图3-3-2）。混合血栓常见于延续血栓的体部及左心内球形血栓、室壁瘤及动脉瘤内的附壁血栓。

3. 红色血栓　随着混合血栓的延长和增大，血管腔逐渐被堵塞，其下游血流停滞，局部血液凝固形成红色的血凝块，称为红色血栓（red thrombus）。它构成延续性血栓的尾部。肉眼观：血栓为暗红色，新鲜时湿润、有弹性，与血管壁无粘连，与死后血凝块相似；陈旧的红色血栓因水分吸收变得干燥易碎，失去弹性，并易于脱落造成栓塞。镜下观：在纤维素网眼内充满红细胞和少量的白细胞。

4. 透明血栓　透明血栓（hyaline thrombus）发生于微循环小血管内，只能在显微镜下见到，故又称为微血栓（microthrombus），主要由纤维素构成，见于弥散性血管内凝血。

三、血栓的结局

1. 软化、溶解与吸收　血栓形成后，其内的纤维蛋白吸附纤溶系统激活物，激活纤溶系统，加上血栓中白细胞崩解后释放的蛋白溶解酶，使血栓发生溶解。血栓是否被溶解吸收取决于血栓的大小和新旧程度。体积较小的新鲜血栓可被完全溶解吸收而不留痕迹。体积较大的血栓可发生部分软化、溶解，在血流的冲击下，整个血栓或血栓的一部分，可脱落形成血栓栓子，并随血流运行到组织器官中，在与血栓大小相应的血管部位停留，发生血栓栓塞。

2. 机化、再通 血栓形成后，若纤溶系统活力不足，新生肉芽组织从血栓附着部位的血管壁长入血栓，并逐渐将血栓完全代替，这一过程称为血栓的机化。机化过程始于血栓形成后1～2天，较大的血栓一般需要2周左右才可完全机化，此时不再有脱落的危险。在机化的同时，由于血栓内的水分被吸收，血栓变得干燥收缩或部分溶解，使血栓内或血栓与血管壁之间出现裂隙，血管内皮细胞通过再生，表面裂隙被覆盖，形成新的血流通道，血液又可恢复流通，只是血流量有所减少。这种原已阻塞的血管又重新恢复血流的过程，称为再通（图3-3-3）。

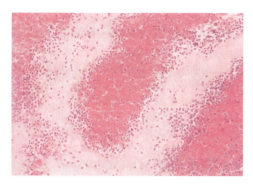

图3-3-2 混合血栓

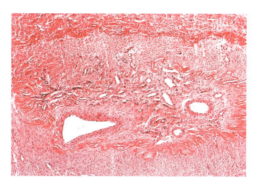

图3-3-3 血栓机化、再通

注：血管腔内的血栓被肉芽组织取代，中间可见再通的管腔形成。

3. 钙化 未软化或未完全机化的陈旧血栓，可发生钙盐沉积，称为钙化（calcification）。血栓钙化后形成静脉石或动脉石。

四、血栓对机体的影响

血栓形成能对破裂的血管起堵塞裂口和阻止出血的作用，这是对机体有利的一面，如胃、十二指肠慢性溃疡的底部和肺结核性空洞壁，其血管往往在病变侵蚀时已形成血栓，避免了大出血的可能性。但在多数情况下，血栓造成的血管管腔阻塞和其他影响，却对机体造成了严重甚至致命的危害。

1. 阻塞血管 血栓形成会阻塞血管腔，其后果取决于器官和组织内有无充分的侧支循环。动脉血管腔未完全阻塞时，可引起局部组织或器官缺血，实质细胞萎缩、变性。在完全阻塞的同时又缺乏或不能建立有效侧支循环时，相应器官和组织则可因为严重缺血发生坏死（梗死）。如冠状动脉血栓引起心肌梗死，脑动脉血栓引起脑梗死。静脉血栓形成，若未能建立有效侧支循环，将引起局部淤血、水肿，甚至出血、坏死。如门静脉血栓形成，可导致脾淤血肿大和胃肠道淤血。

2. 栓塞 如果血栓的部分或全部从血管壁上脱落,随血流运行阻塞相应口径的血管腔,可致栓塞。若栓子内含有细菌,细菌随栓子运行而蔓延扩散,则可引起败血性梗死或栓塞性脓肿。

3. 心瓣膜病形成 风湿性心内膜炎和感染性心内膜炎时,心脏瓣膜上反复形成的血栓发生机化,可导致心瓣膜增厚、皱缩、粘连、变硬,从而造成功能障碍,表现为瓣膜口狭窄或关闭不全。

4. 出血和休克 微循环内透明血栓的形成,消耗大量的凝血因子和血小板,可引起全身广泛性出血和休克。

第四节 栓 塞

循环血液中出现的不溶于血液的异常物质,随血流运行阻塞血管腔的现象称为栓塞(embolism)。阻塞血管的异常物质称为栓子(embolus)。栓子可以是固体、液体或气体。最常见的栓子是脱落的血栓,脂肪、空气和羊水等也可引起栓塞,但较少见。

一、栓子运行途径

栓子一般随血流运行(图 3-4-1),栓塞于血管口径比栓子直径稍小的部位或相当的部位。

(1) 来自右心和体循环静脉系统的栓子 栓子常随血流运行栓塞于肺动脉主干或其分支,引起肺栓塞。某些体积小,又具有一定弹性的栓子(如脂肪栓子)可通过肺泡壁毛细血管回流入左心及体循环动脉系统,引起细小动脉的栓塞。

(2) 来自左心和体循环动脉系统的栓子 栓子随体循环动脉血流运行,最后阻塞在口径相当的各器官小动脉或其分支处。常见于脑、肾、脾和四肢的指、趾部等。

(3) 来自门静脉的栓子 栓子常随血流进入肝内,引起肝内门静脉或其分支的栓塞。

(4) 交叉性栓塞(crossed embolism) 偶见心腔内的栓子,通过房间隔缺损或室间隔缺损,由压力高的一侧进入另一侧心腔,再随动脉血流栓塞相应的分支。

(5) 逆行性栓塞(retrograde embolism) 即下腔静脉内的栓子,由于胸、腹腔内压突然剧增(如剧烈咳嗽、呕吐),可逆血流方向栓塞肝静脉、深静脉、髂静脉等分支处,极罕见。

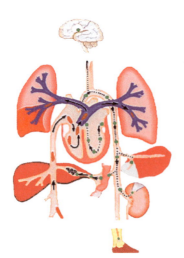

图 3-4-1 栓子的运行途径与栓塞部位示意图

二、栓塞的类型和对机体的影响

栓塞的类型依栓子的类型不同而异,而栓子的类型、栓塞的部位和侧支循环建立的状况又直接关系到栓塞的后果。

(一) 血栓栓塞

血栓全部或部分脱落引起的栓塞称为血栓栓塞(thromboembolism),是栓塞中最常见的一种。

1. 肺动脉栓塞 95%的栓子来自下肢深静脉(特别是腘静脉、股静脉和髂静脉),少数来自盆腔静脉或右心附壁血栓。肺动脉栓塞的后果取决于栓子的大小、数量和心肺功能状况。栓子小,数目少,一般栓塞肺动脉小分支,因有肺动脉和支气管动脉双重血液供应,一般不会引起严重后果。如果栓子大,可栓塞肺动脉主干或其大分支(图3-4-2),或栓子虽然体积小但数量众多,广泛栓塞于肺动脉分支,病人可发生呼吸困难、发绀、休克,甚至急性呼吸循环衰竭而猝死。

2. 体循环动脉栓塞 栓子多来自左心及动脉系统,常见的有二尖瓣狭窄时左心房的附壁血栓、心肌梗死的附壁血栓和亚急性感染性心内膜炎时的赘生物,其余为发生于动脉粥样硬化溃疡或动脉瘤的附壁血栓。动脉栓塞的主要部位为下肢和脑,也可累及肠、肾和脾。栓塞的后果取决于栓塞的部位和局部的侧支循环情况以及组织对缺血的耐受性。当栓塞的动脉缺乏有效的侧支循环时,可引起局部组织的梗死。

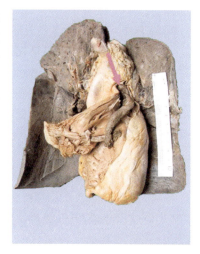

图3-4-2 肺动脉血栓栓塞

注:肺动脉主干内可见较大的血栓栓塞。

(二) 脂肪栓塞

脂肪滴(简称脂滴)进入血管,随血流运行并阻塞血管的现象,称为脂肪栓塞(fat embolism)。栓子常来源于长骨骨折、脂肪组织严重挫伤时,脂肪细胞破裂释出脂滴,由破裂的小静脉进入血循环。脂肪栓塞常见于肺、脑等器官。脂肪栓塞的后果取决于栓塞部位及脂滴数量。少量脂滴入血,可被巨噬细胞吞噬吸收,或由血中脂酶分解清除,无不良后果。若大量脂滴短期内入血,可引起窒息和因急性右心衰竭而死亡。

(三) 气体栓塞

空气进入血液循环或原已溶解于血液内的气体游离出来形成气泡,阻塞于血管或心腔所引起的栓塞,称为气体栓塞(gas embolism)。常见两种类型。

1. 空气栓塞 空气栓塞多由于静脉损伤破裂,外界空气由缺损处进入血流所致。可见于分娩或流产时,由于子宫强烈收缩,空气被挤入破裂的子宫壁静脉窦;头颈手术、胸壁和肺创伤损伤静脉时,空气也可在吸气时因静脉腔内的负压而被吸入静脉。空气进入血液循环的后果取决于进入的速度和气体量。少量空气入血,可溶解于血液中,不会发生气体栓塞。如果大量气体(多于 100 mL)迅速进入静脉,由于心脏搏动,将空气和心腔内血液搅拌形成大量的血气泡,使血液变成泡沫状充满心腔,泡沫状的液体有可压缩性,当心脏收缩时不易被排出而阻塞肺动脉出口,造成严重的循环障碍。此时病人可出现呼吸困难、发绀,导致猝死。部分气泡可进入肺动脉,引起肺动脉分支栓塞。体积较小的气泡还可以通过肺泡壁毛细血管进入左心和体循环的动脉系统,引起其他器官的栓塞。

2. 减压病 当人从高气压环境急速转入低气压环境时,原已溶解于血液中的气体(包括氧气、二氧化碳、氮气)迅速游离出来,形成气泡,所引起的气体栓塞称为减压病,又称氮气栓塞,或称沉箱病、潜水员病。由于气压骤减时,原来溶解于血液内的气体很快被释放出来,形成气泡,氧气和二氧化碳易再溶于血液,而氮气溶解较慢,可在血液或组织中形成小气泡或融合成大气泡,阻塞血管腔引起广泛栓塞。这种情况多发生于潜水员从深水迅速升至水面或飞行员急速升空时。氮气析出时因气体所在部位不同,临床表现也不同。位于肌肉、肌腱、韧带内可引起关节和肌肉疼痛;位于皮下时引起皮下气肿;位于局部血管内引起局部缺血和梗死,常见于股骨、胫骨和髂骨的无菌性坏死;全身性特别是四肢、肠道等末梢血管阻塞可引起痉挛性疼痛。若短期内大量气泡阻塞血管,尤其是冠状动脉,可引起严重血液循环障碍而死亡。

(四)羊水栓塞

分娩过程中,羊膜破裂或早破、胎盘早期剥离,同时伴有胎头阻塞产道时,由于子宫强烈收缩,可将羊水挤入子宫壁破裂的静脉窦内,引起羊水栓塞(amniotic fluid embolism)。羊水可由子宫静脉进入血液循环,在肺动脉分支及毛细血管内引起羊水栓塞。少量羊水可经肺毛细血管进入左心,引起体循环器官的小血管栓塞。羊水栓塞是在显微镜下看到肺小动脉和毛细血管内有角化的鳞状上皮、胎毛、胎脂和胎粪等羊水成分。本病发病急,病人常突然出现呼吸困难、发绀、休克及死亡,是分娩过程中一种罕见严重合并症(1/50000),病人死亡率大于 80%。

(五)其他栓塞

其他栓塞包括:含有大量细菌的血栓或细菌菌团侵入血管、淋巴管引起的栓塞;寄生于门静脉处的血吸虫及其虫卵引起的门静脉分支栓塞;肿瘤细胞脱落进入血流引起细胞栓塞等。

第五节 梗 死

器官或局部组织由于血管阻断、血流停止导致缺氧而发生的坏死,称为梗死(infarct)。梗死一般是由于动脉阻塞而引起的局部组织缺血坏死,但静脉阻塞,使局部血流停滞缺氧,也可引起梗死。

一、梗死形成的原因和条件

任何引起血管管腔阻塞,导致局部组织血液循环中断和缺血的原因都可引起梗死。

(一)梗死的原因

1. 血栓形成 血栓形成是梗死发生的最常见原因。如冠状动脉和脑动脉的粥样硬化合并血栓形成,可分别引起心肌梗死和脑梗死;趾、指的血栓闭塞性脉管炎引起趾、指梗死(坏疽)等。静脉内血栓形成一般只引起淤血、水肿,但肠系膜静脉主干血栓形成而无有效侧支循环时,可引起相应肠段的梗死。

2. 动脉栓塞 动脉栓塞多为血栓栓塞,亦可见于气体、羊水、脂肪栓塞等,常引起肾、脾、脑和肺的梗死。

3. 血管受压闭塞 血管受压闭塞常见于:血管外肿瘤对血管的压迫;肠扭转、肠套叠和嵌顿疝时肠系膜静脉和动脉受压;卵巢囊肿扭转及睾丸扭转等致局部血管受压闭塞,发生缺血性坏死。

4. 动脉痉挛 动脉痉挛常发生在已有狭窄病变的动脉,如冠状动脉粥样硬化导致管腔狭窄,又因情绪激动等引发动脉血管持续强烈痉挛,造成血管腔闭塞,发生心肌梗死。

(二)梗死形成的条件

血管阻塞是否造成梗死,主要取决于以下因素。

1. 供血血管的类型 有双重血液供应的器官,其中一条动脉阻塞,另一条血管可以维持供血,通常不易发生梗死。如肺有肺动脉和支气管动脉供血,肺动脉小分支的血栓栓塞不会引起梗死;肝有肝动脉和门静脉双重供血,也很少发生梗死;前臂和手有平行走向的桡动脉和尺动脉供血,且有丰富的吻合支,因而前臂和手很少发生梗死。一些器官动脉吻合支少,如肾、脾及脑,动脉迅速发生阻塞时,常易发生梗死。

2. 局部组织对缺血的敏感程度 心肌与脑组织对缺氧比较敏感,短暂的缺血也可引起梗死。骨骼肌、纤维结缔组织对缺血耐受性最强。严重的贫血或心功能不全,可促进梗死的发生。

二、梗死的病理变化及类型

(一)梗死的形态特征

梗死是局限性的组织坏死,其形态因不同组织器官而有所差异。

1. 梗死灶的形状 梗死灶的形状取决于该器官的血管分布方式。多数器官的血管呈锥形分支,如脾、肾、肺等,故梗死灶也呈锥形,切面呈扇面形或三角形,其尖端位于血管阻塞处,常指向脾门、肾门、肺门,底部为器官的表面(图 3-5-1)。冠状动脉分支不规则,故梗死灶呈地图状。肠系膜血管呈扇形分支,支配某一段肠管,故肠梗死灶呈节段形。

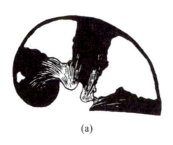 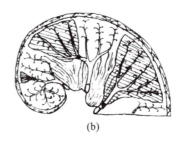

图 3-5-1　肾动脉分支栓塞及肾贫血性梗死示意图

2. 梗死灶的质地　梗死灶的质地取决于坏死的类型。梗死灶为凝固性坏死的(肾、脾、心肌)，新鲜时由于组织崩解，局部胶体渗透压升高而吸收水分，使局部肿胀，略向表面隆起，切面可略凸出。梗死灶为陈旧性梗死的则较干燥，质硬，表面下陷。梗死灶为液化性坏死的(脑)，新鲜时质地软、疏松，日久液化成囊状或被增生的星形细胞胶质纤维所代替，最后形成胶质瘢痕。

3. 梗死灶的颜色　梗死灶的颜色取决于病灶内的含血量。含血量少者，颜色灰白，称为贫血性梗死(anemic infarct)；含血量多者，颜色暗红，称为出血性梗死(hemorrhagic infarct)。

(二) 梗死的类型

根据梗死灶内含血量的多少及有无合并细菌感染，将梗死分为以下三种类型。

1. 贫血性梗死

(1) 发生部位　多发生于组织结构较致密，侧支循环不充分的实质器官，如脾、肾、心肌和脑组织。当这些器官的动脉血流阻断后，供血区及其临近的动脉分支发生反射性痉挛，将血液从供血区挤压出去，该区的组织细胞因缺血而变性、坏死，细胞崩解，局部渗透压升高，挤压间质内的小血管，从而使该区保持贫血状态。脑组织结构虽然疏松，但梗死主要发生在终末支之间，仅有少许吻合支的大脑中动脉和大脑前动脉供血区，梗死时不造成明显出血，因而脑梗死多为贫血性梗死。

(2) 病变特点　肉眼观：梗死灶呈灰白色，故称为贫血性梗死(又称为白色梗死)。脾、肾的梗死灶呈锥形，尖端指向血管阻塞处，底部靠近器官的表面。心肌梗死呈不规则地图状。新鲜梗死灶常略肿胀，表面稍隆起，与正常组织间界限较清楚，梗死灶与正常组织交界处因炎症反应常见暗红色充血出血带，是由于坏死灶周围小血管扩张充血所致(图 3-5-2)。晚期病灶表面下陷，干燥，质地变实，暗红色出血带消失。陈旧性梗死灶由肉芽组织和瘢痕组织取代。镜下观：肾、脾等贫血性梗死灶呈凝固性坏死，早期细胞尚可见核固缩、核碎裂和核溶解等改变，细胞脂肪均匀一致，组织结构轮廓尚有。晚期病灶呈均质结构，边缘有肉芽组织长入，最终被瘢痕组织代替。

脑的梗死为贫血性梗死，呈液化性坏死，脑组织坏死、变软、液化形成囊腔，最终形成胶质瘢痕。

2. 出血性梗死

(1) 发生部位 常见于肺、肠等。

(2) 发生条件 肺具有肺动脉和支气管动脉双重血液供应,两条动脉之间有丰富的吻合支;肠虽然无双重血液供应,但其吻合支非常丰富。因此这些器官不易发生梗死。这些器官发生梗死除了具备血流中断外,还须具备以下条件。①器官内有严重淤血,影响有效侧支循环的建立,因此局部出现缺血性坏死。如肺梗死发生的条件是肺动脉阻塞前,肺已经有严重的淤血,肺静脉和毛细血管内压增高,当肺动脉分支阻塞时,支气管动脉的压力不足以克服局部范围内的肺静脉压力增高所产生的阻力,肺动脉和支气管动脉之间有效侧支循环难以建立,以致局部血流中断发生梗死。局部组织坏死后,淤积于静脉的血液和来自支气管动脉的血

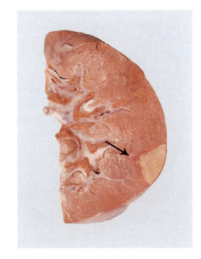

图 3-5-2 肾贫血性梗死

注:肾皮质可见 1 个呈三角形(立体为锥形)的灰白色病灶,其尖端指向肾门,底部靠向肾表面,边界清楚,有红褐色出血充血带。

液,从缺血损伤的毛细血管内大量漏出,进入坏死组织内,形成弥漫性出血。②肠和肺的组织结构较疏松,富有弹性,梗死形成时在组织间隙内可容纳较多血液,当局部动脉血管阻塞、动脉反射性痉挛及组织坏死吸收水分而膨胀时,机体不能将漏出的血液挤出梗死灶外,所以梗死组织内存留的血液较多。

(3) 病变特点 肉眼观:梗死灶呈暗红色,故称为出血性梗死(又称为红色梗死),除局部组织坏死外,还有明显的弥漫性出血,梗死区与正常组织间界限不清楚。肺的出血性梗死为底靠胸膜、尖指向肺门的锥形病灶,常位于肺下叶,多发性,大小不等。梗死灶质实,暗红色(图 3-5-3),略向表面隆起。镜下观表现为组织坏死伴有弥漫性出血。临床上,因梗死灶的胸膜发生纤维素性胸膜炎,可出现胸痛;因支气管黏膜受刺激和肺出血,可引起咳嗽及咯血;因为组织坏死可引起发热及白细胞总数升高等症状。

肠梗死常见于肠套叠、肠扭转和嵌顿性疝。多发生于小肠,通常只累及某一段肠管,梗死的肠壁因弥漫性出血而呈紫红色,因淤血水肿,肠壁增厚、质脆、易破裂,肠腔内充满浑浊的暗红色液体(图 3-5-4)。临床上:因血管阻塞,肠壁肌肉缺氧引起持续性痉挛致剧烈腹痛;因肠蠕动加强可产生逆蠕动引起呕吐;肠壁坏死累及肌层及神经,引起麻痹性肠梗阻;肠壁全层坏死可致穿孔及腹膜炎。

3. 败血性梗死 由含有细菌的栓子阻塞血管引起。常见于急性感染性心内膜炎。

三、梗死的结局及对机体的影响

(一)梗死的结局

梗死灶形成后,引起病灶周围的炎症反应,血管扩张充血,并有中性粒细胞及巨噬

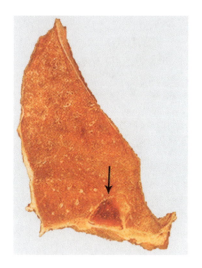

图 3-5-3 肺出血性梗死

注：肺组织内可见1个暗红色楔形梗死区，其尖端指向肺门，底部朝向肺表面，梗死区肺组织出血、坏死（箭头处）。

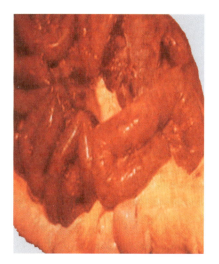

图 3-5-4 肠出血性梗死

注：部分小肠肠管增粗，暗红色，高度水肿、淤血。

细胞渗出。在梗死发生24～48 h时，肉芽组织已开始从梗死灶周围长入病灶内，小的梗死灶可被肉芽组织完全取代、机化，以后变为纤维瘢痕。大的梗死灶不能完全机化时，则由肉芽组织和后期转变成的瘢痕组织加以包裹，病灶内部可发生钙化。脑梗死则可液化成囊腔，周围由增生的胶质瘢痕包裹。

（二）梗死对机体的影响

梗死对机体的影响，取决于梗死的部位、梗死灶的大小以及梗死后伴随情况等。肾、脾的梗死一般影响较小，肾梗死通常出现腰痛和血尿，不影响肾功能；脾梗死可出现局部刺痛。心和脑较大范围的梗死，常引起严重后果。四肢、肺、肠梗死等可继发腐败菌的感染而造成坏疽。

参考文献

[1] 李甘地.病理学[M].北京：人民卫生出版社，2001.
[2] 唐建武.病理学[M].北京：人民卫生出版社，2008.
[3] 陈杰，李甘地.病理学[M].北京：人民卫生出版社，2005.

（潘　琦）

第四章 炎症

学习目标

掌握
1. 炎症、炎症介质、渗出、假膜性炎、蜂窝织炎、脓肿、肉芽肿性炎、败血症的概念。
2. 炎症的基本病理变化和病理学类型。
3. 炎症的局部表现和全身反应。

熟悉
炎症的结局。

了解
炎症的原因。

炎症(inflammation)是多种疾病的基本病理过程,在医学中占有重要地位。人类的许多疾病,如各种传染病、过敏性疾病、自身免疫性疾病等都属于炎症性疾病。炎症反应还参与创伤修复、缺血-再灌注损伤和多脏器功能障碍等过程。炎症反应的最终目的是局限、消除致病因子,吸收和清除坏死的细胞,修复组织缺损,恢复器官功能。因此,炎症的本质是机体的一种防御性反应。

第一节 炎症的概念和原因

一、炎症的概念

炎症是指具有血管系统的活体组织对致炎因子的刺激所发生的一种以防御为主的病理过程。其中局部的血管反应是炎症过程的主要特征和防御反应的中心环节。这是因为虽然某些单细胞动物和其他无血管的多细胞动物对损伤因子也可以发生吞噬和清除反应,但这些不能称之为炎症,只有生物进化到具有血管时,才能发生以血管反应为主要特征的,同时又保留了上述吞噬和清除等反应的复杂而完善的炎症现象。

在炎症的过程中一方面损伤因子可直接或间接损伤机体,另一方面可通过血管反应和渗出中和、稀释、杀伤损伤因子,同时机体通过实质和间质细胞的再生使受伤的组织得以修复。可以说炎症是损伤、抗损伤、修复的综合过程。

二、炎症的原因

任何能够引起组织损伤的因素都可成为炎症的原因，即致炎因子（inflammatory agent）。根据致炎因子本身的性质可将其归纳为以下几类。

1. 生物性因子 生物性因子是最常见的原因，如细菌、病毒、立克次体、支原体、真菌、螺旋体和寄生虫等。由生物病原体引起的炎症又称感染（infection）。

2. 物理性因子 高温、低温、放射性物质及紫外线等都属于物理性因子。

3. 化学性因子 化学性因子分为外源性化学物质和内源性毒性物质。外源性化学物质包括强酸和强碱等，内源性毒性物质包括坏死组织的分解产物及在某些病理条件下堆积于体内的代谢产物如尿素等。

4. 机械性因子 机械性因子有切割伤、挤压伤等。

5. 免疫反应 免疫反应所造成的组织损伤最常见于各种类型的超敏反应，如过敏性鼻炎、荨麻疹、肾小球肾炎、结核、伤寒等。

第二节 炎症的基本病理变化

炎症的基本病理变化包括局部组织损伤、血管反应和组织增生。通常概括为局部组织的变质、渗出和增生。在炎症过程中，这些病理变化可同时存在，但基本上是按照一定的先后顺序发生的。

一、变质

炎症局部组织所发生的变性和坏死称为变质（alteration）。变质既可发生在实质细胞，也可见于间质细胞。必须指出，组织和细胞的变性和坏死在其他病理过程（如缺氧、缺血）中也能见到，并非炎症所特有。

致炎因子的直接损伤及炎症过程中所发生的局部血液循环障碍和炎症反应产物如氧自由基等的共同作用造成局部组织的变性和坏死，因此变质的程度取决于致炎因子和炎症反应两个方面。

二、渗出

炎症局部组织血管内的液体和细胞成分通过血管壁进入组织间隙、体腔、黏膜表面和体表的过程称为渗出（exudation）。渗出的液体和细胞总称为渗出物或渗出液（exudate）。渗出性病变是炎症的重要标志，特别是在急性炎症及炎症早期，渗出性病变最明显。渗出的过程以血管反应为主，包括以下几种。

（一）血流动力学变化

局部组织发生损伤后，很快发生血管口径和血流状态的变化。血流动力学的变化一般按下列顺序发生(图 4-2-1)。

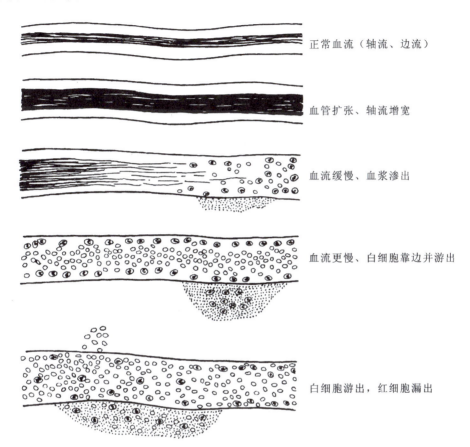

图 4-2-1 炎症时血流动力学变化模式图

1. 细动脉短暂痉挛 损伤因子作用于机体后,机体通过神经反射或产生各种炎症介质,作用于局部血管首先产生细动脉短暂痉挛。

2. 血管扩张和血流加速 动脉端毛细血管括约肌舒张,毛细血管床开放,血流加快,血量增加,导致局部动脉性充血。此时炎症区组织代谢增强,温度升高,呈鲜红色。

3. 血流速度减慢 损伤发生 10~15 min 后,静脉端毛细血管和小静脉随之发生扩张,血流逐渐减慢,导致静脉性充血。随着充血的发展,小静脉和毛细血管的通透性增高,致使血浆渗出、血液浓缩、血管内红细胞聚集,血液黏稠度增加、血流阻力增高,血液回流受阻甚至发生淤滞(stasis)。由于细动脉端入血量增多而静脉端回流减少,使局部组织的毛细血管和小静脉内流体静压上升,同时因血流缓慢,血细胞轴流变宽,其边缘的白细胞得以向管壁靠近,为白细胞的黏附创造了有利条件。

(二)血管壁通透性增加

液体渗出是指炎症时,血管内的液体成分通过血管壁到血管外的过程。渗出的液体称为渗出液（exudate）。渗出的液体聚集于组织间隙称为炎性水肿。渗出的液体潴留于浆膜腔（胸腔、腹腔、心包腔）或关节腔，称为浆膜腔积液或关节腔积液。渗出液的成分可因致炎因子、炎症部位和血管壁受损的程度不同而有所差异。血管壁受损轻微时，渗出液中主要为水、盐类和分子较小的白蛋白；血管壁受损严重时，分子较大的球蛋白甚至纤维蛋白原也能渗出。

1. 渗出液与漏出液的区别 渗出液和非炎症时（如淤血）所形成的漏出液（transudate）不同（表 4-2-1）。区别渗出液和漏出液对某些疾病的诊断、鉴别诊断及正确治疗有一定的帮助。

表 4-2-1 漏出液和渗出液的鉴别

类 别	漏 出 液	渗 出 液
原因	非炎症所致	局部炎症所致
外观	淡黄，透明或微浊	黄色、血色、多浑浊
比重	<1.018	>1.018
凝固性	不易凝固	易凝固
蛋白定量	<25 g/L	>40 g/L
糖定量	近似血糖量	多低于血糖量
李凡它试验（黏蛋白定性）	阴性	阳性
蛋白电泳	以白蛋白为主，球蛋白比例低于血浆	电泳图谱近似血浆
细胞总数	$<300×10^6/L$	$>1000×10^6/L$
细胞分类	淋巴细胞为主	急性感染以中性粒细胞为主；慢性以淋巴细胞为主

2. 液体渗出的原因

（1）血管壁通透性增加 微循环血管壁的通透性主要依赖于内皮细胞的完整性。在炎症过程中，可引起血管壁通透性增加的机制与下列因素有关。①内皮细胞收缩：在炎症介质与内皮细胞受体结合后，可迅速引起内皮细胞收缩，致使内皮细胞间隙增宽，导致血管壁的通透性增加。②内皮细胞直接损伤：如严重烧伤和化脓菌感染等严重刺激可直接造成内皮细胞损伤，使之坏死和脱落。③白细胞介导的内皮损伤：在炎症的早期，白细胞附壁并与内皮细胞黏附，引起白细胞的激活，释放具有活性的氧代谢产物和蛋白水解酶。引起内皮细胞的损伤或脱落，使血管壁通透性增加。④新生毛细血管壁的高通透性：在修复过程中所形成的新生毛细血管芽的内皮细胞连接发育不成熟，可说明修复性炎症中的液体外渗和水肿。

（2）微循环内流体静脉压升高 由于炎症局部微循环发生了一系列血流动力学变化，最后表现为毛细血管和细静脉扩张、淤血，结果使毛细血管内流体静脉压升高，促使液体从血管内渗出。

（3）组织渗透压升高 局部炎症灶内细胞坏死崩解，许多大分子物质变成小分子物质,分子浓度升高。同时由于组织的分解代谢增强,氢离子浓度升高,导致盐类解离过程增多,使离子浓度增高,因而炎症区晶体渗透压和胶体渗透压升高,使组织内渗透压升高,促进液体从血管内渗出。

3. 渗出液的作用　渗出的成分在局部具有重要的防御作用。①渗出液能稀释毒素,带来氧及营养物,带走炎症区内的有害物质。②渗出液中的抗体和补体有利于防御、消灭病原微生物。③渗出的纤维蛋白原转变成纤维蛋白,交织成网,能限制病原菌扩散,使病灶局限,并有利于吞噬细胞发挥吞噬作用,以及有利于组织再生。

但过多的渗出液可影响器官功能和压迫邻近的组织和器官,造成不良后果,如肺泡腔内渗出液可影响换气功能,心包积液可压迫心脏等;渗出液中大量纤维蛋白不能完全被吸收时,最终发生机化粘连,影响器官功能,如心包粘连可影响心脏的舒缩功能。

（三）白细胞渗出和吞噬作用

白细胞通过血管壁流出到血管外的过程称为白细胞的渗出。炎症时游出的白细胞称为炎细胞。炎细胞由于趋化作用而进入组织间隙的现象称为炎细胞浸润（inflammatory cell infiltra-tion）。渗出的中性粒细胞和单核细胞可吞噬和降解细菌、免疫复合物和坏死组织碎片,构成炎症反应的主要防御环节。但白细胞也可通过释放酶、化学介质和毒性自由基等,引起组织损伤并可能延长炎症过程。

1. 白细胞的渗出过程　白细胞的渗出是一个主动运动过程,经过聚集、附壁、黏着、游出和趋化作用等几个阶段,才能到达炎症灶发挥作用(图 4-2-2)。

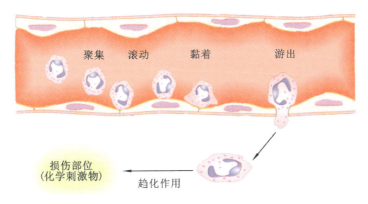

图 4-2-2　白细胞的游出和聚集过程模式图

(1) 白细胞聚集和附壁　随着血管扩张、血管通透性增加和血流缓慢,白细胞进入边流,靠近血管壁,并沿内皮滚动。最后白细胞黏附于血管内皮细胞上。

(2) 白细胞黏附　目前已明确白细胞黏附和游出主要是由于其表面的黏附分子和内皮细胞受体结合引起的,化学介质和某些细胞因子可以调节这类黏附分子的表达和功能状况。

(3) 游出和趋化作用　白细胞通过血管壁进入周围组织的过程称为游出（emigration）。黏附于内皮细胞表面的白细胞沿内皮表面缓慢移动,在内皮细胞连接处伸出伪足，整个白细胞逐渐以阿米巴样运动方式从内皮细胞缝隙游出，到达内皮细胞和基底膜之间，最终穿过基底膜到血管外。渗出的白细胞向着炎症区域的化学刺激物所在部位作定向移动，称为趋化作用（chemotaxis）。而这些化学刺激物称为趋化因子（chemotactic agents）。趋化因子的作用有特异性，即不同的趋化因子只对某一种或几种炎细胞有趋化作用。

2. 吞噬和降解作用 炎症防御反应中极其重要的一环是游出的白细胞在炎症灶局部发挥吞噬作用（phagocytosis）和降解作用。吞噬和降解作用是指白细胞到达炎症灶后，进行吞噬异物、微生物，杀灭病原微生物和分解组织碎片的过程。吞噬过程包括识别接触、包围吞入和杀伤降解三个步骤。

3. 炎细胞的种类和功能

（1）中性粒细胞 又称小吞噬细胞，是急性炎症和化脓性炎症及炎症早期最常见的炎细胞，具有活跃的游走和吞噬能力，能吞噬细菌、组织崩解碎片及抗原抗体复合物等。中性粒细胞的寿命较短，仅有3~4天，完成吞噬作用后很快死亡并释放各种蛋白水解酶。能使炎症灶内的坏死组织和纤维素溶解液化，有利于吸收或排出体外。正常人血清中含有抗胰蛋白酶，故不对正常组织起溶解作用。

（2）巨噬细胞 巨噬细胞属于单核巨噬细胞系统，起源于骨髓组织，生成后由骨髓输入到血液成为单核细胞，再移入到各类组织中成为巨噬细胞。炎症区的巨噬细胞主要由血液中的单核细胞自血管游出后转化而来，亦可由局部组织内的组织细胞增生而来。它具有较强的吞噬功能，能吞噬较大的病原体、异物、坏死组织碎片甚至整个细胞。常见于急性炎症后期，慢性炎症，某些非化脓性炎症（结核、伤寒等），病毒及寄生虫感染时。

（3）嗜酸性粒细胞 嗜酸性粒细胞的胞质内含有丰富的嗜酸性颗粒即溶酶体，内含多种水解酶（如蛋白酶、过氧化物酶等），但不含溶菌酶和吞噬素。具有一定的吞噬能力，能吞噬抗原抗体复合物，杀伤寄生虫。如果炎症区内有大量的嗜酸性粒细胞浸润，常提示为寄生虫感染（如血吸虫病）或变态反应性炎症（如哮喘、过敏性鼻炎等）。

（4）淋巴细胞和浆细胞 淋巴细胞多见于慢性炎症，尤其是结核杆菌、病毒、梅毒螺旋体感染时。

（5）嗜碱性粒细胞 来自血液，其形态和功能与组织肥大细胞相似。这两种细胞的胞质中均有粗大的嗜碱性颗粒，内含肝素、组胺和5-羟色胺。当受到炎症刺激时，细胞脱颗粒而释放上述物质可引起炎症反应。多见于变态反应性炎症。

三、增生

在致炎因子、组织崩解产物或某些理化因子的刺激下，炎症局部的巨噬细胞、内皮细胞和纤维母细胞可发生增生（proliferation）。在某些情况下，炎症病灶周围的上皮细胞或实质细胞也发生增生。实质细胞和间质细胞的增生与相应的生长因子的作用有关。炎性增生具有限制炎症扩散和修复的作用。

第三节 炎 症 介 质

炎症反应中除早期有神经介导作用外,都是通过化学介质发挥作用的,尤其是急性炎症时,局部反应的每个阶段都与化学介质的作用密切相关。炎症过程中参与、介导炎症反应的化学因子即炎症介质(inflammatory mediator),有外源性(如细菌及其产物)和内源性(来源于体液和细胞)两大类。在内源性介质中,体液源性介质一般以前体形式存在,经一系列蛋白水解酶等裂解后被激活而具有生物活性。细胞源性介质则通常存在于细胞内颗粒中,在炎症刺激下分泌或体内合成后发挥作用。

炎症中主要介质及其作用见表 4-3-1。

表 4-3-1 炎症中主要介质及其作用

功　能	炎症介质种类
血管扩张	组胺、缓激肽、PGE_2、PGD_2、PGF_2、PGI_2、NO
血管通透性升高	组胺、缓激肽、C3a、C5a、LTC_4、LTD_4、LTE_4、PAF、活性氧代谢产生、P 物质、血小板激活因子
趋化作用	C5a、LTB_4、细菌产物、中性粒细胞阳离子蛋白、细胞因子(例如 IL-8)
发热	细胞因子(IL-1、IL-6 和 TNF 等)、PG
疼痛	PGE_2、缓激肽
组织损伤	氧自由基、溶酶体酶,NO

第四节 炎症的局部表现和全身反应

一、炎症的局部表现

1. 红 红是由于炎症病灶内充血所致,炎症初期由于动脉性充血,局部氧合血红蛋白增多,故呈鲜红色。随着炎症的发展,血流缓慢、淤血和停滞,局部组织含还原血红蛋白增多,故呈暗红色。

2. 肿 肿主要是由于渗出物,特别是炎性水肿所致。慢性炎症时,组织和细胞的增生也可引起局部肿胀。

3. 热 热是由于动脉性充血及代谢增强所致,白细胞产生的白细胞介素 I (IL-1)、肿瘤坏死因子(TNF)及前列腺素 E(PGE)等均可引起发热。

4. 痛 炎症局部疼痛与多种因素有关。局部炎症病灶内钾离子、氢离子的积聚,尤其是炎症介质诸如前列腺素、5-羟色胺、缓激肽等的刺激是引起疼痛的主要原因。炎症病灶内渗出物造成组织肿胀、张力增高,压迫神经末梢可引起疼痛,故疏松组织发炎时疼痛相对较轻,而牙髓和骨膜的炎症往往引起剧痛;此外,发生炎症的器官肿大,使富含感觉神经末梢的被膜张力增加,神经末梢受牵拉而引起疼痛。

5. 功能障碍 造成功能障碍的原因很多,如炎症灶内实质细胞变性、坏死、代谢功能异常,炎性渗出物造成的机械性阻塞、压迫等,都可能引起器官的功能障碍。疼痛也可影响肢体的活动功能。

二、炎症的全身反应

比较严重的炎症性疾病,特别是病原微生物在体内蔓延扩散时,常出现明显的全身性反应。

1. 发热 病原微生物感染常常引起发热(fever)。一定程度的体温升高,能使机体代谢增强,促进抗体的形成,增强吞噬细胞的吞噬功能和肝脏的解毒功能,从而提高机体的防御功能。但发热超过了一定程度或长期发热时,可影响机体的代谢过程,引起多系统特别是中枢神经系统的功能紊乱。如果炎症病变十分严重,体温反而不升高,说明机体反应性差,抵抗力低下,是预后不良的征兆。

2. 白细胞增多 急性炎症尤其是细菌感染所致的急性炎症时,末梢血白细胞计数可明显升高。这主要是由于IL-1和TNF等刺激白细胞释放加速所致。白细胞数的增多也是机体防御功能的一种表现。在严重感染时,外周血液中常常出现幼稚的中性粒细胞比例增加的现象,即临床上所称的"核左移"。这反映了病人对感染的抵抗力较强和感染程度较重。

在某些炎症性疾病过程中,如伤寒、病毒性疾病(流感、病毒性肝炎和传染性非典型肺炎)、立克次体感染及某些自身免疫性疾病(如SLE)等,血中白细胞往往不增加,有时反而减少。

3. 单核巨噬细胞系统的增生 单核巨噬细胞系统的增生是机体防御反应的一种表现。炎症尤其是病原微生物引起的炎症过程中,单核巨噬细胞系统的细胞常有不同程度的增生,常表现为:局部淋巴结、肝、脾肿大;骨髓、肝、脾、淋巴结中的巨噬细胞增生,吞噬消化能力增强;淋巴组织中的B细胞、T细胞增生,同时释放淋巴因子和分泌抗体的功能增强。

4. 实质器官的病变 炎症较严重时,由于病原微生物及其毒素的作用,以及局部血液循环障碍、发热等因素的影响,心、肝、肾等器官的实质细胞可发生不同程度的变性、坏死和器官功能障碍。

第五节 炎症的类型

一、炎症的临床类型

按病程的长短,大致可将炎症分为如下几种类型。

1. 超急性炎症　炎症呈暴发性经过,病程为数小时到数天,炎症反应急剧,短时间内引起组织器官的严重损伤,甚至导致机体死亡,多属变态反应性炎症。如器官移植超急性排斥反应,可在移植器官血管接通后数分钟即引起移植组织和器官的严重损伤。

2. 急性炎症　起病急,症状明显,病程从几天到一个月,局部病变常以变质、渗出为主,病灶内常有大量的中性粒细胞浸润。

3. 慢性炎症　病程常达几个月到数年,局部病变以细胞增生为主,浸润的炎细胞主要是淋巴细胞、单核细胞和浆细胞。

4. 亚急性炎症　病程为一至数个月,介于急性和慢性炎症之间,常由急性炎症迁延所致。

二、炎症的病理类型

任何原因引起的炎症都有变质、渗出和增生这三种基本病理变化,但在每一种具体的炎症性疾病中,炎症的表现有所不同。一般来说,急性炎症或炎症早期,渗出性和变质性病变较显著,而慢性炎症或炎症后期,增生性病变较突出。

根据炎症局部变质、渗出和增生哪一种病变占优势,可将炎症分为变质性炎、渗出性炎和增生性炎三大类型。

（一）变质性炎

变质性炎(alterative inflammation)是以组织细胞的变性、坏死为主要病变的炎症,而渗出和增生性反应相对较轻。常发生于肝、肾、心、脑等实质性器官。例如:急性重型病毒性肝炎时,肝细胞广泛坏死,出现严重的肝功能障碍;流行性乙型脑炎时,神经细胞变性、坏死及脑软化灶形成,造成严重的中枢神经系统功能障碍;白喉外毒素引起的中毒性心肌炎,心肌细胞变性坏死,可导致严重的心功能障碍。

（二）渗出性炎

渗出性炎(exudative inflammation)是指以渗出为主要病变的炎症,以炎症灶内有大量渗出物形成为主要特征。在临床上是最常见的炎症类型。根据渗出物的主要成分和病变特点,一般将渗出性炎分为浆液性炎、纤维素性炎、化脓性炎、出血性炎等类型。

1. 浆液性炎　浆液性炎(serous inflammation)是以浆液渗出为主的炎症。渗出物中主要为含较多白蛋白的血清,其中混有少量中性粒细胞和纤维素。发生皮肤浆液性炎（如皮肤Ⅱ度烫伤）时,渗出的浆液积聚于皮肤的表皮内形成水泡;黏膜的浆液性炎（如感冒初期）,鼻黏膜排出大量浆液性分泌物;浆膜的浆液性炎（如渗出性结核性胸膜炎）,可引起胸膜腔积液;发生在滑膜的浆液性炎（如风湿性关节炎）可引起关节腔积液。

浆液性炎一般较轻,病因消除后易于消退,但有时因浆液渗出过多可导致较严重的后果。如喉炎时严重的炎性水肿,可致呼吸困难;心包腔大量炎性积液时,可压迫心肺而影响其功能。

2. 纤维素性炎　纤维素性炎(fibrinous inflammation)是以渗出物中含有大量纤维素为特征的渗出性炎症。纤维素性炎多是由某些细菌毒素（如白喉杆菌、痢疾杆菌和肺炎双球菌的毒素)或多种内源性、外源性毒素(如尿毒症时的尿素和升汞)引起的。常发生于黏膜(咽、喉、气管、肠)、浆膜(胸膜、腹膜和心包膜)和肺。发生于黏膜者(如白喉、细菌性痢疾),渗出的纤维素、白细胞和坏死的黏膜组织及病原菌等在黏膜表面可形成一层灰白色膜状物,称为"假膜",故又称"假膜性炎"(pseudomembranous inflammation)。由于局部组织结构特点不同,有的黏膜与其下组织结合疏松,所形成的假膜与深部组织结合较松而易于脱落,如气管白喉(图 4-5-1)的假膜脱落后可阻塞支气管而引起窒息,造成严重后果。

当纤维素性炎发生于浆膜和肺时,少量纤维素渗出可被溶解吸收;较多纤维素渗出则容易发生机化,甚至发生浆膜腔闭塞,引起器官功能障碍。如纤维素性心包炎,由于心脏的搏动,心包的脏壁两层相互摩擦,可使渗出在心包腔内的纤维素在心包膜表面呈绒毛状,称为"绒毛心"(图 4-5-2)。

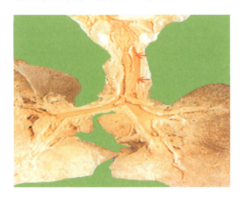

图 4-5-1　气管白喉
注:箭头示假膜形成。

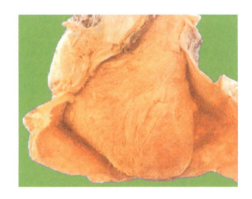

图 4-5-2　纤维素性心包炎
注:渗出在心包腔内的纤维素在心包膜表面呈绒毛状。

若中性粒细胞渗出较少,释出的蛋白水解酶相对不足,不能将纤维素完全溶解吸收时,可通过肉芽组织的长入而发生机化,最后导致纤维化。发生于胸膜者造成胸膜增厚与粘连,甚至使胸膜腔闭塞。发生于肺者,如大叶性肺炎的灰白色肝样变期,肺泡腔内有大量纤维素渗出,使肺实变。

3. 化脓性炎　化脓性炎(purulent inflammation)是以中性粒细胞大量渗出并伴有不同程度的组织坏死和脓液形成为特征的一种炎症。多由葡萄球菌、链球菌、脑膜炎双球菌、大肠杆菌等化脓菌引起。炎症区内大量中性粒细胞破坏崩解后释放的溶酶体酶将坏死组织溶解液化的过程称为化脓,所形成的液状物称为脓液,其内主要含大量渗出的中性粒细胞和脓细胞(变性坏死的中性粒细胞),还含有细菌、被溶解的坏死组织碎片和少量浆液。因渗出物中的纤维素已被中性粒细胞释出的蛋白水解酶所溶解,故脓液一般不凝固。化脓性炎症根据发生的原因和部位的不同,可表现为不同的病变类型。

(1) 表面化脓和积脓　表面化脓是指发生于黏膜或浆膜表面的化脓性炎,黏膜的化脓性炎特点是中性粒细胞向黏膜表面渗出,深部组织的中性粒细胞浸润不明显。如化脓性尿道炎、化脓性支气管炎,当化脓性炎发生于浆膜、输卵管的部位时,脓液蓄积在浆膜腔、输卵管等部位,称为积脓。

（2）蜂窝织炎　疏松结缔组织中发生的弥漫性化脓性炎称为蜂窝织炎（phlegmonous inflammation）,常见于皮下组织、肌肉和阑尾。炎症区组织高度水肿,并有中性粒细胞弥漫性浸润,与周围组织无明显分界。但局部组织一般不发生明显的坏死和溶解,故单纯蜂窝织炎痊愈后多不留痕迹。

（3）脓肿（abscess）　器官或组织内的局限性化脓性炎症称为脓肿（图4-5-3）,其主要特征为组织发生坏死、溶解,形成充满脓液的腔。脓肿膜具有吸收脓液、限制炎症扩散的作用。小的脓肿,如病原菌被消灭,脓液可逐渐吸收、消散,由肉芽组织修复愈合,大的脓肿由于脓液很多,吸收困难,需要切开排脓或穿刺抽脓,而后由肉芽组织代替（图4-5-4）。

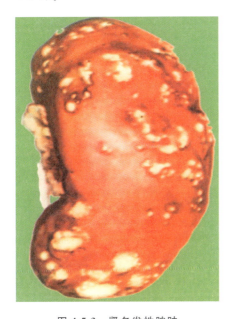

图 4-5-3　肾多发性脓肿
注：肾表面见多发散在的黄白色脓肿灶。

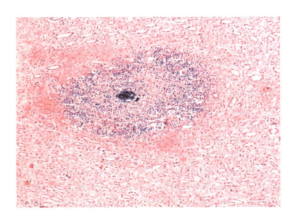

图 4-5-4　肾脓肿
注：局限性肾组织坏死,中性粒细胞浸润,中心有菌团。

疖（furuncle）是毛囊、皮脂腺及其附近组织所发生的脓肿。痈（carbuncle）是多个疖的融合,在皮下脂肪和筋膜组织中形成多个相互沟通的脓肿,一般需及时切开引流排脓后,方能修复愈合。深部脓肿如向体表或自然管道穿破,则可形成窦道或瘘管（图4-5-5）。窦道（sinus）是指只有一个开口的病理性盲管,而瘘管（fistula）是指连接体外与有腔器官之间或两个有腔器官之间的有两个以上开口的病理性管道。如肛门周围组织的脓肿,可向皮肤穿破,形成脓性窦道,也可既向皮肤穿破,又向肛管穿破,形成脓性瘘管。脓性窦道或脓性瘘管的管壁由肉芽组织构成,可长期不愈合,并从管中不断排出脓性渗出物。

4. 出血性炎　出血性炎症灶的血管损伤严重,渗出物中含有大量红细胞,常见于

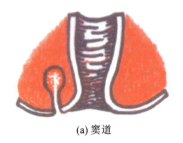
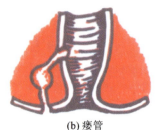

(a) 窦道　　　　　　　　　　(b) 瘘管

图 4-5-5　深部脓肿形成窦道或瘘管

流行性出血热、钩端螺旋体病和鼠疫等急性传染病。

(三) 增生性炎

增生性炎是指在炎症病变中,局部组织细胞以增生性改变为主,而变质和渗出性改变比较轻微。多呈慢性炎症,但也可呈急性经过,如急性链球菌感染后肾小球肾炎、伤寒等。根据细胞增生的成分及病变特点,可分为以下几种。

1. 一般增生性炎　主要是成纤维细胞、血管内皮细胞、淋巴细胞、浆细胞和组织细胞增生,也可伴有实质细胞、被覆上皮细胞和腺上皮细胞的增生。此种增生性炎症无特殊的形态表现。

2. 肉芽肿性炎　炎症局部以巨噬细胞及其衍生细胞增生形成边界清楚的结节状病灶,称为肉芽肿性炎(granulomatous inflammation)。这是一种特殊类型的增生性炎。肉芽肿中巨噬细胞来源于血液的单核细胞和局部增生的组织细胞。巨噬细胞可转化为特殊形态的上皮样细胞和多核巨细胞等。

(1) 感染性肉芽肿(infective granuloma)　感染性肉芽肿由生物病原体如结核杆菌、伤寒杆菌、麻风杆菌、梅毒螺旋体、霉菌和寄生虫等引起。它能形成具有特殊结构的细胞结节。例如:结核性肉芽肿(结核结节)主要由上皮样细胞和一个或几个郎罕斯(Langhans)巨细胞组成(图 4-5-6);伤寒肉芽肿(伤寒小结)主要由伤寒细胞组成。

(2) 异物性肉芽肿(foreign body granuloma)　异物性肉芽肿由外科缝线、粉尘、滑石粉、木刺等异物引起。病变以异物为中心,周围有数量不等的巨噬细胞、异物巨细胞、纤维母细胞和淋巴细胞等,形成结节状病灶。

3. 炎性息肉　炎性息肉(inflammatory polyp)是在致炎因子长期作用下,局部黏膜上皮和腺体及肉芽组织增生而形成的突出于黏膜表面的带蒂肉样肿块(图 4-5-7),常见于鼻黏膜和宫颈。炎性息肉大小不等,从数毫米至数厘米,基底部常有蒂,镜下可见黏膜上皮、腺体和肉芽组织明显增生,并有数量不等的淋巴细胞和浆细胞浸润。

4. 炎性假瘤　在致炎因子的作用下,局部组织的炎性增生所形成的边界清楚的肿瘤样肿块,称为炎性假瘤(inflammatory pseudotumor)。在肉眼形态和 X 线表现上与肿瘤甚为相似,常发生于眼眶和肺。一般由多种成分构成。如肺的炎性假瘤有肺泡上皮细胞、血管内皮细胞、巨噬细胞、淋巴细胞、浆细胞和成纤维细胞等。

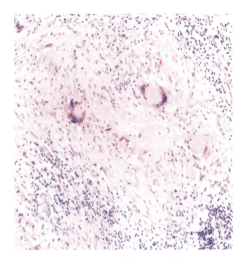
图 4-5-6　结核性肉芽肿

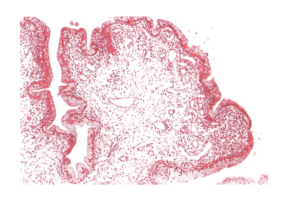
图 4-5-7　结肠息肉

第六节　炎症的结局

炎症过程中,致炎因子既可引起损伤,又可引起抗损伤反应。致炎因子引起的损伤与机体抗损伤反应决定炎症的发生、发展和结局。炎症的结局,可有以下三种情况。

一、痊愈

大多数炎症病变能够痊愈。

1. 完全痊愈　由于机体抵抗力增强或经过适当的治疗,病因被清除,炎症灶内坏死物和渗出物被溶解液化、吸收或排出体外,通过周围健康细胞的再生达到修复,最后完全恢复为正常的结构和功能。

2. 不完全痊愈　如果炎症灶的坏死范围较广,则由肉芽组织修复,最后形成瘢痕组织,从而不能完全恢复为原有的结构和功能。

二、迁延不愈或转为慢性

如果机体抵抗力低下或治疗不彻底,致炎因子在短期内不能清除,在机体内持续存在或反复作用,且不断损伤组织,造成炎症过程迁延不愈,可使急性炎症转化为慢性炎症,病情可时轻时重。如慢性病毒性肝炎、慢性胆囊炎等。

三、蔓延扩散

在病人抵抗力低下,或病原微生物毒力强、数量多的情况下,病原微生物可不断繁殖并直接沿组织间隙向周围组织、器官蔓延,或向全身播散。

(一) 局部蔓延

炎症局部的病原微生物可经组织间隙或自然管道向周围组织和器官蔓延,或向全身扩散。如肺结核,当机体抵抗力低下时,结核杆菌可沿组织间隙蔓延,使病灶扩大;亦可沿支气管播散,在肺的其他部位形成新的结核病灶。

(二) 淋巴道播散

病原微生物经组织间隙侵入淋巴管,引起淋巴管炎,进而随淋巴进入局部淋巴结,引起局部淋巴结炎。如上肢感染引起腋窝淋巴结炎,下肢感染引起腹股沟淋巴结炎。淋巴道的这些变化有时可限制感染的扩散,但感染严重时,病原体可通过淋巴入血,引起血道播散。

(三) 血道播散

炎症灶内的病原微生物侵入血液循环或其毒素被吸收入血,可引起菌血症、毒血症、败血症和脓毒败血症等。

1. 菌血症 炎症病灶的细菌经血管或淋巴管侵入血液,从血液中可查到细菌,但无全身中毒症状,称为菌血症(bacteremia)。一些炎症性疾病的早期都有菌血症,如大叶性肺炎等。此时做血培养或淤点涂片,可找到细菌。

2. 毒血症 细菌的毒素或毒性产物被吸收入血,可引起全身中毒症状,称为毒血症(toxemia)。血培养阴性,即找不到细菌,严重者可出现中毒性休克。

3. 败血症 侵入血液中的细菌大量生长繁殖,并产生毒素,引起全身中毒症状和病理变化,称为败血症(septicemia)。此时血培养,常可找到细菌。

4. 脓毒败血症 由化脓菌引起的败血症进一步发展,细菌随血液流达全身,在肺、肾、肝、脑等处发生多发性脓肿,称为脓毒血症或脓毒败血症(pyemia)。这些脓肿通常较小,较均匀散布在器官中。镜下,脓肿的中央及尚存的毛细血管或小血管中常见到细菌菌落(栓子),说明脓肿是由栓塞于器官毛细血管的化脓菌引起的,故称为栓塞性脓肿(embolic abscess)或转移性脓肿(metastatic abscess)。

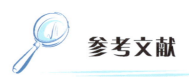

参考文献

[1] 李甘地.病理学[M].北京:人民卫生出版社,2001.
[2] 唐建武.病理学[M].北京:人民卫生出版社,2008.
[3] 陈杰,李甘地.病理学[M].北京:人民卫生出版社,2005.

(许连静)

第五章 肿瘤

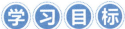

掌握

1. 肿瘤、肿瘤的异型性、转移、恶病质、交界性肿瘤、癌、肉瘤、癌前病变、原位癌的概念。
2. 肿瘤的组织结构、生长方式、转移方式。
3. 良性肿瘤和恶性肿瘤的区别。

熟悉

1. 肿瘤对机体的影响。
2. 肿瘤性增生和非肿瘤性增生之间的本质性区别。
3. 癌与肉瘤的区别、常见的癌前病变。
4. 常见的上皮性肿瘤的病变特点。

了解

1. 肿瘤的病因和发病机制。
2. 肿瘤的命名原则和分类、分级及分期。

肿瘤（tumor）是一类常见病和多发病，分良性肿瘤和恶性肿瘤，其中恶性肿瘤对人体危害很大。2000年世界卫生组织（WHO）统计，全球恶性肿瘤病人达2200万人，每年新增加病人1010万人，每年死于恶性肿瘤的有620万人。我国2005年统计资料表明，农村和城市人群的死因，恶性肿瘤分别居第三位和第一位。目前最常见的恶性肿瘤按死亡率高低排列，男性分别为肺癌、胃癌、肝癌、结直肠癌、食管癌、前列腺癌、胰腺癌、白血病等，女性分别为乳腺癌、肺癌、胃癌、结直肠癌、子宫颈癌、肝癌、卵巢癌、食管癌等。虽然目前肿瘤诊断技术和水平较高，预防和治疗方法也日益增多，但大多数恶性肿瘤的预后还很差。其主要原因是人们对肿瘤的病因、发生机制和生物学特性尚未完全弄清楚，在日常生活和临床中应注意早发现、早诊断、早治疗，从而提高肿瘤的治愈率。

第一节 肿瘤的概念

肿瘤是机体在致瘤因素刺激下，局部组织细胞在基因水平上对其失去正常调控，导致克隆性异常增生而形成的新生物,常表现为局部肿块(图5-1-1)。肿瘤细胞是由正常细胞转化而形成的,其特征:一是肿瘤细胞不同程度地丧失了分化成熟的能力,肿瘤细胞的形态、代谢和功能均有异常;二是肿瘤细胞呈失控性增生,即使致瘤因素不存在也仍然能够持续生长。机体在生理状态下有组织细胞的增生,在炎症、损伤修复等病理状态下也有组织细胞增生,这些组织细胞增生称为非肿瘤性增生,非肿瘤性增生和肿瘤性增生有着本质上的区别(表5-1-1)。

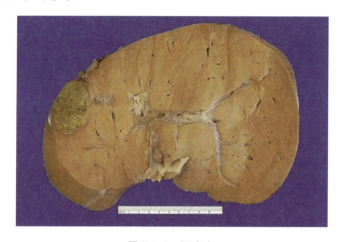

图 5-1-1　肝腺瘤

表 5-1-1　肿瘤性增生和非肿瘤性增生的区别

肿瘤性增生	非肿瘤性增生
单克隆增生	多克隆增生
增生细胞出现异常的形态、代谢、功能	增生的细胞具有正常的形态、代谢、功能
失去分化成熟的能力	能够分化成熟
不受机体的控制,失控性增生	受机体的调控,原因去除,增生自动停止
对机体有害,与机体不协调	对机体有利,是细胞更新的过程,是机体防御性、修复性反应

第二节　肿瘤的形态与结构

一、肿瘤的大体形态

肿瘤的大体形态即用肉眼观察肿瘤的数目、大小、形状、颜色和硬度等,它可用于判断肿瘤的特征、类型及其良性、恶性。

1. 肿瘤的数目　肿瘤数目通常为一个,即单发瘤,如肺癌;有时同时或先后发生多个原发肿瘤,即多发瘤,如子宫的多发性平滑肌瘤。在对肿瘤病人进行体检或手术切除肿瘤时,应全面仔细检查,避免只注意到最明显的肿块而忽略多发性肿瘤的可能。

2. 肿瘤的大小　肿瘤的大小差别很大,小者直径仅几毫米,如十分微小的甲状腺隐匿癌,有的在局部不形成肿块,只有在显微镜下才能发现,如子宫颈原位癌。肿瘤大者直径可达数十厘米,重量可达数千克,甚至几十千克。一般来说,肿瘤的大小与肿瘤的良恶性、生长时间和发生部位有一定的关系。发生在体表或较大体腔(如腹腔)内的肿瘤,由于其生长空间较大,体积一般较大。生长于狭小腔道,如颅腔、椎管内的肿瘤由于空间较小,肿瘤一般较小。恶性肿瘤虽然生长迅速,常常由于较快侵袭邻近重要器官和远处转移,而导致病人较早出现一些症状和体征而被发现,所以体积一般较小。

3. 肿瘤形状　肿瘤的形状多种多样,与肿瘤的组织来源、发生部位、生长方式和性质等多种因素有关。肿瘤常见的形状有息肉状、乳头状、结节状、分叶状、囊状、蕈伞状、浸润性包块状、弥漫性肥厚状和溃疡状等(图5-2-1)。

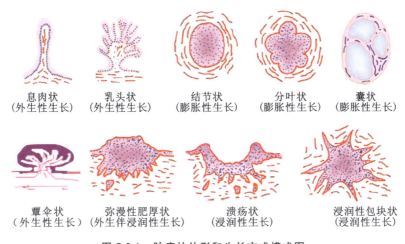

图5-2-1　肿瘤的外形和生长方式模式图

4. 肿瘤的颜色　肿瘤的颜色一般与其起源组织、代谢产物及继发性变化有关。良性肿瘤与起源组织颜色相近,如血管瘤呈红色,脂肪瘤呈黄色,纤维瘤呈灰白色。恶性肿瘤多呈灰白或灰红色,当肿瘤组织发生出血坏死等情况时,可见多种颜色的混杂,如肾癌切面呈多彩外观。

5. 肿瘤的硬度　肿瘤的硬度软硬不一,与肿瘤的组织来源、肿瘤的实质与间质的多少以及有无变性坏死等有关。如:骨瘤、软骨瘤硬度大,脂肪瘤较软;肿瘤内肿瘤细胞多于间质的肿瘤一般较软,反之则较硬;肿瘤组织发生坏死、液化或囊性变时较软,有钙盐沉着或骨质形成时则变硬。

二、肿瘤的组织结构

肿瘤的组织结构分为肿瘤实质和肿瘤间质两部分。

1. 肿瘤实质 肿瘤实质(parenchyma)是肿瘤细胞的总称,它是肿瘤的主要成分。肿瘤实质决定肿瘤的生物学特点及每种肿瘤的特殊性。人体几乎任何组织都可以发生肿瘤,因此肿瘤实质的形态是多种多样的,具有特异性。通常根据肿瘤实质来判断肿瘤的组织起源和进行组织学诊断。肿瘤的实质通常只有一种成分,如肝腺瘤,但少数肿瘤含有两种甚至多种实质成分,如乳腺纤维腺瘤、涎腺多形性腺瘤。

2. 肿瘤间质 肿瘤组织中实质成分以外的成分都属于肿瘤间质(mesenchyma),主要由结缔组织、血管和淋巴管组成,对肿瘤实质起支持和营养作用。肿瘤间质还可见数量不等的淋巴细胞,是机体对肿瘤组织的免疫反应。通常生长缓慢的肿瘤,间质血管较少,而生长迅速的肿瘤,其间质血管较丰富(图5-2-2)。

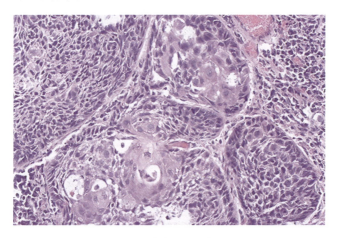

图5-2-2 肿瘤的实质与间质

第三节 肿瘤的异型性

肿瘤的异型性(atypia)是指肿瘤组织无论在细胞形态上还是在组织结构上都与其来源的正常组织有不同程度的差异。肿瘤异型性的大小反映了肿瘤的分化程度。分化(differentiation)是指原始或幼稚细胞发育成为成熟细胞的过程,而肿瘤的分化是指肿瘤细胞和组织与其来源的细胞和组织在形态和功能上的相似程度。分化程度越高,肿瘤与其来源组织越相似,异型性越小;肿瘤分化程度越低,肿瘤与其来源组织相似度越小,异型性越大。因此,异型性大小是诊断良、恶性肿瘤的主要组织学依据。良性肿瘤异型性较小,恶性肿瘤常具有明显的异型性。肿瘤的异型性表现为组织结构的异型性和细胞的异型性。

一、肿瘤组织结构的异型性

肿瘤组织结构的异型性是指肿瘤组织在空间排列方式上,包括肿瘤细胞的极向、排列的层次及其与间质的关系等方面,与其来源的正常组织之间的差异。良性肿瘤组织结构异型性较小,如乳头状瘤,肿瘤细胞空间排列与正常鳞状上皮比较相似,组织结构异型性小;恶性肿瘤组织结构异型性明显,如鳞癌,癌细胞排列紊乱,失去正常的层次和极向,组织结构异型性大(图 5-3-1)。

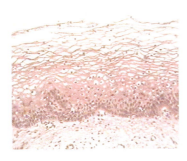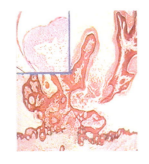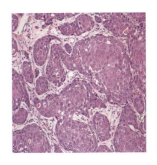

图 5-3-1 组织结构的异型性

注:左图为正常鳞状上皮;中图为乳头状瘤,瘤组织结构与正常鳞状上皮相似;右图为鳞癌,癌细胞排列紊乱,与正常鳞状上皮差异很大。

二、肿瘤细胞的异型性

良性肿瘤的肿瘤细胞与其来源组织细胞十分相似,异型性小,而恶性肿瘤的肿瘤细胞具有明显异型性,所以肿瘤细胞的异型性主要是指恶性肿瘤细胞的异型性。

1. 肿瘤细胞的多形性 肿瘤细胞的多形性是指肿瘤细胞形态和大小不一致。①形态不同:多种多样,肿瘤细胞呈圆形、卵圆形或多边形,有的呈梭形或不规则形等。②大小不一:总的来说,肿瘤细胞比来源组织细胞大。但各个肿瘤细胞大小不一,小的肿瘤细胞大小和淋巴细胞相近,大的如瘤巨细胞。但分化差的肿瘤,如肺的小细胞癌,肿瘤细胞比正常细胞小,肿瘤细胞大小、形状较为一致。

2. 肿瘤细胞核的多形性

(1) 细胞核的体积增大,正常细胞核与细胞质之间的比例是 1:(6~4),恶性肿瘤细胞核的体积大,细胞核与细胞质的比例比正常同类细胞大,甚至接近 1:1。

(2) 细胞核的大小、形状不一,染色加深,可出现双核、多核、巨核或畸形核。染色质呈粗颗粒状,分布不均匀,堆积在核膜下,使核膜显得增厚。

(3) 核仁也肥大,数目可多达 3~5 个。

(4) 核分裂象增多,甚至出现病理性核分裂象(pathological mitotic figure),如呈不对称性、多极性及顿挫性等核分裂象(图 5-3-2)。

3. 肿瘤细胞胞质的改变 胞质多呈嗜碱性,由于核蛋白体增多所致。有的肿瘤细胞产生异常的代谢产物或分泌物,如糖原、激素、黏液等,有助于判断肿瘤的来源。

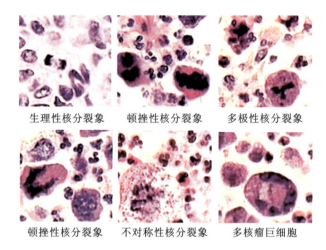

图 5-3-2 肿瘤细胞核的多形性

第四节 肿瘤的生长与扩散

一、肿瘤的生长

不同肿瘤生长速度差别很大,一般来说,良性肿瘤生长缓慢,恶性肿瘤生长较快。如果一个长期缓慢生长的良性肿瘤突然生长加快,应考虑恶变的可能。

肿瘤的生长方式主要有三种。

1. 膨胀性生长(expansive growth) 这是大多数良性肿瘤的生长方式。肿瘤生长缓慢,像充满气的气球一样,不断推开或挤压周围的组织(图5-4-1)。这种方式生长的肿瘤常常呈结节状,表面有完整的包膜,界限清楚,位于皮下者易推动,手术易摘除,术后不易复发。

2. 浸润性生长(infiltrating growth) 这是大多数恶性肿瘤的生长方式。肿瘤生长速度快,就像树根长入泥土一样,向周围组织浸润生长(图5-4-2)。此种方式生长的肿瘤没有包膜,界限不清,位于皮下者常较固定不易推动,手术不易切除干净,术后易复发。

3. 外生性生长(exophytic growth) 生长在体表、体腔或管道器官表面的肿瘤,常向表面突起形成乳头状、息肉状、菜花状肿物(图5-4-3)。良性、恶性肿瘤都有这种生长方式,但恶性肿瘤在向表面生长的同时,还呈浸润性生长。

二、肿瘤的扩散

恶性肿瘤在生长过程中具有局部浸润和远处转移的能力。

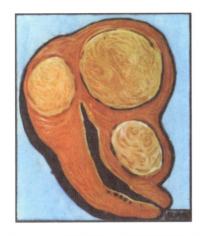
图 5-4-1 子宫平滑肌瘤呈膨胀性生长

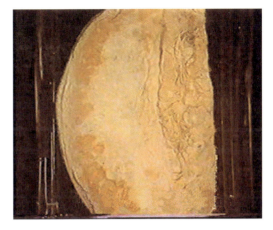
图 5-4-2 乳腺癌呈浸润性生长

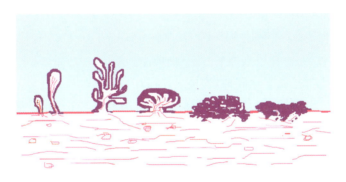
图 5-4-3 肿瘤的外生性生长

1. 直接蔓延　恶性肿瘤细胞即癌细胞常沿着组织间隙、淋巴管或血管外周间隙、神经束衣等浸润,破坏临近正常器官和组织并继续生长。如子宫颈癌可以蔓延侵犯膀胱和直肠

2. 转移　恶性肿瘤细胞从原发部位侵入淋巴管、血管或体腔迁徙到别处继续生长,形成与原发瘤同样类型的肿瘤,这个过程称为转移(metastasis),所形成的肿瘤称为转移瘤(metastatic tumor)。转移途径有淋巴道转移、血道转移和种植性转移。

(1) 淋巴道转移(lymphatic metastasis)　恶性肿瘤细胞侵入淋巴管后,随淋巴引流首先到达局部淋巴结,聚集于边缘窦,继续增殖发展为淋巴结内转移瘤(图 5-4-4)。上皮组织恶性肿瘤多经淋巴道转移。例如,乳腺癌常先转移到同侧腋窝淋巴结,受累的淋巴结增大、变硬,切面呈灰白色。有时由于瘤组织侵袭破坏被膜而使多个淋巴结相互融合成团块。局部淋巴结转移后,可继续转移至下一站的其他淋巴结,最后可经胸导管进入血流再继续发生血道转移。有的肿瘤可呈逆行转移或跳跃式转移。

(2) 血道转移(hematogenous metastasis)　恶性肿瘤细胞侵入血管后可随血流到达远处器官继续生长,形成转移瘤。恶性肿瘤均可发生血道转移,多见于肉瘤。由于毛

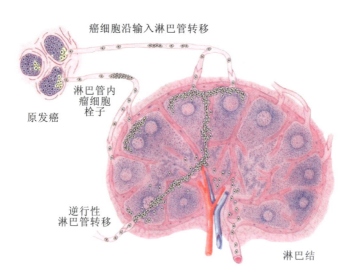

图 5-4-4 癌细胞经淋巴道转移模式图

注:癌细胞从原发灶侵入局部淋巴管,随淋巴流入淋巴结,还可以穿过该站淋巴结到下一站淋巴结。

细血管和静脉壁较薄,而且压力降低,故恶性肿瘤细胞多经毛细血管或者静脉入血。血道转移的途径与血栓栓塞过程相似,即进入体循环静脉的肿瘤细胞经右心到肺,在肺内形成转移瘤;侵入门静脉系统的肿瘤细胞,首先发生肝转移,例如胃癌、肠癌的肝转移等;侵入肺静脉的肿瘤细胞可经左心随主动脉血流到达全身各器官,转移到脑、骨、肾及肾上腺等处。侵入胸、腰、骨盆静脉的肿瘤细胞,也可以通过吻合支进入脊椎静脉丛,例如,前列腺癌可通过这一途径转移到脊椎,进而转移到脑。血道转移最常见的器官是肺,其次是肝和骨。转移瘤的形态学特点是呈结节状,边界清楚,多发性散在分布,多接近器官表面,形成癌脐(图 5-4-5)。

(3)种植性转移(seeding metastasis) 种植性转移又称体腔转移。体腔内器官的恶性肿瘤细胞浸润生长至脏器表面时,肿瘤细胞脱落像种子播种一样,种植在体腔内各器官的表面,形成转移瘤的过程称为种植性转移(图 5-4-6)。如胃癌浸润胃壁突破浆膜后,可在大网膜、腹膜、腹腔脏器表面、卵巢等处形成转移瘤。这种转移常伴有血性积液。

三、肿瘤的复发

肿瘤的复发是指肿瘤经过治疗之后又重新出现同样肿瘤。良、恶性肿瘤都有复发这个特点,但良性肿瘤复发的少,恶性肿瘤复发的较多,主要与手术切除不干净、切口种植、隐性转移灶的存在等有关。

四、肿瘤的分级与分期

肿瘤的分级与分期用于恶性肿瘤,对临床治疗和判断预后有一定参考意义。

1. 分级 恶性肿瘤的分级是根据其分化程度的高低,异型性的大小及核分裂象的

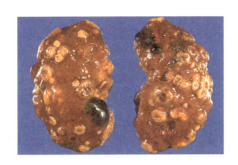

图 5-4-5　肾脏血行性转移肿瘤

注：双肾表面多发性散在分布大小不等的转移瘤，边界清楚，形成癌脐。

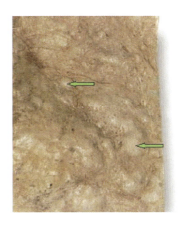

图 5-4-6　肝癌腹膜种植性转移

注：腹膜表面可见多数大小不等的隆起，即肿瘤结节，是肝癌种植转移的结果。

多少来确定的。传统上，肿瘤多采用简单易掌握的三级分级法，即：Ⅰ级为高分化，属低度恶性，Ⅱ级为中分化，属中度恶性，Ⅲ级为低分化，属高度恶性。

2. 分期　根据原发肿瘤的大小，侵袭的程度和扩散范围及转移情况而确定。目前国际上广泛使用的是国际抗癌联盟制定的肿瘤 TNM 分期法。T 代表肿瘤原发灶，$T_1 \sim T_4$ 分别代表肿瘤大小和局部侵犯程度；N 指局部淋巴结转移情况，N_0 代表无淋巴结转移，$N_1 \sim N_3$ 分别代表淋巴结转移的程度和范围；M 指血道转移，M_0 代表无血道转移，M 代表有血道转移。

第五节　肿瘤对机体的影响

肿瘤良、恶性不同对机体的影响不同，良性肿瘤分化程度高，生长缓慢，不浸润，不转移，故对机体影响小，恶性肿瘤分化程度低，生长迅速，浸润并破坏器官的结构和功能，还可发生转移，对机体影响较大。

一、良性肿瘤对机体的影响

良性肿瘤对机体的影响主要表现为局部压迫和阻塞症状。这些症状的有无或者严重程度，主要与肿瘤发生部位和继发变化有关。例如：体表良性肿瘤除少数可发生局部症状外，一般对机体无明显影响，但若发生在腔道或重要器官，也可引起较为严重的后果，如突入肠腔的平滑肌瘤，也可引起严重的肠梗阻或肠套叠；颅内的良性肿瘤，可压迫脑组织、阻塞脑室系统而引起颅内压升高等神经系统症状。肿瘤发生继发性改变，亦可对机体带来不同程度的影响。如子宫平滑肌瘤常伴有子宫糜烂或溃疡，可引起出血和感染。内分泌腺的良性肿瘤可分泌过多激素而引起症状，如垂体嗜酸性细胞腺瘤分泌过多生长激素,可引起巨人症或肢端肥大症。

二、恶性肿瘤对机体的影响

恶性肿瘤除了引起局部压迫和阻塞外,还可造成以下危害。

1. 破坏组织器官的结构和功能 如肝癌破坏肝组织,引起肝功能障碍。

2. 出血与感染 恶性肿瘤,它自身可发生缺血性坏死或破坏周围组织血管导致出血。如:肺癌破坏局部血管引起痰中带血或咯血;膀胱癌引起尿血。出血坏死后继发感染。如子宫颈癌阴道分泌物呈恶臭味。

3. 疼痛 恶性肿瘤晚期,由于肿瘤压迫和侵犯神经,可引起相应部位的疼痛。肿瘤引起的疼痛逐渐加重,称为顽固性疼痛。如肝癌晚期,瘤体巨大,可引起顽固性肝区疼痛。

4. 发热 肿瘤的代谢产物、坏死物或感染等都可引起机体发热。

5. 恶病质 恶性肿瘤晚期,机体严重消瘦、无力、贫血(anemia)和全身衰竭的状态称为恶病质。其机制尚未完全阐明,可能由于进食减少、出血、感染、发热或因肿瘤组织坏死所产生的毒性产物等引起机体的代谢紊乱所致。此外,恶性肿瘤所致的顽固性疼痛,肿瘤快速生长消耗大量营养物质等,也是导致恶病质的重要因素。

6. 异位内分泌综合征 某些非内分泌腺发生的肿瘤也产生或分泌激素,也能引起相应的临床症状,称为异位内分泌综合征(ectopic endocrine syndrome),此类肿瘤称为异位内分泌肿瘤(ectopic endocrine tumor),比如有肺癌、肝癌、结肠癌等,肺的类癌能分泌5-羟色胺、胃泌素、降钙素等物质。

7. 副肿瘤综合征 少数肿瘤病人产生异位激素或异常免疫反应,引起内分泌、神经、消化、造血、骨关节系统,以及肾、皮肤等发生病变,出现相应临床表现,称为副肿瘤综合征(paraneoplastic syndrome)。一些肿瘤病人在发现肿瘤之前,先表现出副肿瘤综合征,如果医护人员能够考虑到是副肿瘤综合征,就可能及时发现肿瘤。应避免将之误认为是肿瘤转移所致。

第六节 良性肿瘤与恶性肿瘤的区别

了解良性、恶性肿瘤的区别,对肿瘤的诊治和预后有极其重要的病理和临床意义。如果把恶性肿瘤误诊为良性肿瘤,就会延误治疗,甚至发生转移,造成严重后果;如果把良性肿瘤误诊为恶性肿瘤,造成不必要的损伤性治疗,就会给病人带来身体上、精神上的伤害和经济上的负担。因此,区别良性肿瘤与恶性肿瘤具有重要意义(表5-6-1)。

必须指出,良性肿瘤与恶性肿瘤之间的区别是相对的,如血管瘤是良性肿瘤,无包膜,呈浸润性生长。还有一些肿瘤的组织形态学和生物学行为介于良性、恶性之间,称为交界性肿瘤(borderline tumor)。如卵巢交界性浆液性乳头状囊腺瘤和交界性黏液性囊腺瘤,肿瘤的良性、恶性也并非一成不变,某些良性肿瘤如不及时治疗,可转变为恶性肿瘤,称为恶变(malignant change),如结肠乳头状腺瘤可变为腺癌。而极个别的恶性肿瘤(如黑色素瘤)可以停止生长甚至完全自然消退,但是,这种情况毕竟是极少数,绝大多数恶性肿瘤是不能自然逆转为良性或消失的。

表 5-6-1 良性肿瘤与恶性肿瘤的区别

	良性肿瘤	恶性肿瘤
分化程度	分化程度高,异型性小,与起源组织的形态相似	分化程度低,异型性大,与起源组织的形态差别明显
核分裂	少见,无病理性核分裂	多见,有病理性核分裂
生长速度	缓慢	迅速
生长方式	膨胀性生长或外生性生长,前者有包膜,边界清楚	浸润性生长或外生性生长,前者无包膜,边界不清
继发改变	出血,坏死少见	出血、坏死、溃疡多见
转移	不转移	常有转移
复发	术后常不复发	术后易复发
对机体的影响	较小,主要为局部压迫或阻塞,如发生在重要部位则危害严重	较大,除压迫、阻塞外,还可以破坏组织器官,并发出血、感染,甚至恶病质等

第七节 肿瘤的命名和分类

一、肿瘤的命名原则

肿瘤的命名(nomenclature)和分类(classification)一般根据其组织起源和生物学行为来命名。

1. 良性肿瘤的命名 良性肿瘤在其来源组织之后加"瘤"(-oma)。例如,来自脂肪组织的良性肿瘤称为脂肪瘤,有的结合肿瘤形态特点命名,如来源于皮肤鳞状上皮的良性肿瘤,外观呈乳头状,称为乳头状瘤。有的结合发生部位、来源组织、形态特点进行命名,如结肠息肉状腺瘤。

2. 恶性肿瘤的命名

(1)癌(carcinoma) 来源于上皮组织的恶性肿瘤统称为癌。命名时在其来源组织之后加"癌"。如:来源于鳞状上皮的恶性肿瘤称为鳞状细胞癌;来源于腺体和导管上皮的恶性肿瘤称为腺癌;由腺癌和鳞癌两种成分构成的癌称为腺鳞癌。

(2)肉瘤(sarcoma) 起源于间叶组织(包括纤维结缔组织及脂肪、肌肉、脉管、骨、软骨组织等)的恶性肿瘤统称为肉瘤(sarcoma)。其命名方式是在来源组织之后加"肉瘤",如纤维肉瘤、横纹肌肉瘤、骨肉瘤等。

（3）癌肉瘤（carcinosarcoma） 少数肿瘤中既有癌的成分又有肉瘤的成分，称为癌肉瘤。

3. 肿瘤的特殊命名 有少数肿瘤不按上述原则命名，有以下几种情况。

（1）母细胞瘤（blastoma） 来源于幼稚组织细胞的肿瘤称为母细胞瘤。母细胞瘤绝大多数都是恶性的，如视网膜母细胞瘤、神经母细胞瘤等。

（2）肿瘤的名称前加"恶性"二字 有些恶性肿瘤既不称癌也不称肉瘤，而直接称为"恶性……瘤"，如恶性畸胎瘤、恶性脑膜瘤等。

（3）以人名命名的肿瘤 有的肿瘤以起初描述或研究该肿瘤的学者的名字命名，如尤文肉瘤、霍奇金淋巴瘤。

（4）以"病"命名的恶性肿瘤 如白血病是骨髓造血细胞发生的恶性肿瘤。

（5）以"瘤"命名的恶性肿瘤 如发生在睾丸的精原细胞瘤、淋巴瘤、黑色素瘤等。这是长期形成的习惯性命名，不容易改名，故沿用至今。

二、肿瘤的分类

肿瘤的分类通常依据其组织来源或者分化方向，每一大类又可分为良性与恶性两组。目前全世界统一的肿瘤分类是采用由世界卫生组织（WHO）制定的肿瘤组织学分类。表5-7-1列举了各种组织来源的主要良性、恶性肿瘤的分类。

表 5-7-1 肿瘤分类举例

组织来源	良性肿瘤	恶性肿瘤
1. 上皮组织		
鳞状上皮	乳头状瘤	鳞状细胞癌
基底细胞	—	基底细胞癌
腺上皮	腺瘤	腺癌
移行上皮	乳头状瘤	移行上皮癌
2. 间叶组织		
纤维结缔组织	纤维瘤	纤维肉瘤
纤维组织细胞	纤维组织细胞瘤	恶性纤维组织细胞瘤
脂肪组织	脂肪瘤	脂肪肉瘤
平滑肌组织	平滑肌瘤	平滑肌肉瘤
横纹肌组织	横纹肌瘤	平滑肌肉瘤
血管组织	血管瘤	血管肉瘤
淋巴管组织	淋巴管瘤	淋巴管肉瘤
骨组织	骨瘤	骨肉瘤

续表

组织来源	良性肿瘤	恶性肿瘤
软骨组织	软骨瘤	软骨肉瘤
滑膜组织	滑膜瘤	滑膜肉瘤
间皮	间皮瘤	恶性间皮瘤
3. 淋巴造血组织		
淋巴组织	淋巴管瘤	恶性淋巴瘤
造血组织	—	白血病
4. 神经组织		
神经鞘膜组织	神经纤维瘤	神经纤维肉瘤
神经鞘细胞	神经鞘瘤	恶性神经鞘瘤
胶质细胞	胶质细胞瘤	恶性胶质细胞瘤
原始神经细胞	—	髓母细胞瘤
脑脊髓膜组织	脑膜瘤	恶性脑膜瘤
5. 其他肿瘤		
黑色素细胞	色素痣	恶性黑色素瘤
胎盘滋养叶细胞	葡萄胎	恶性葡萄胎、绒毛膜上皮癌
生殖细胞	—	精原细胞瘤
无性细胞瘤	—	—
胚胎性癌	—	—
性腺或胚胎剩件		
全能干细胞	畸胎瘤	恶性畸胎瘤

第八节 癌前病变、非典型增生和原位癌

癌前病变是指具有癌变潜在可能性的病变,如果这些病变长期存在,有可能转变为癌。癌前病变增加患有恶性肿瘤的风险,并不是一定会发展为恶性肿瘤。早期发现与及时治愈癌前病变,对肿瘤的预防具有重要的实际意义。

一、癌前病变

癌前病变(precancerous lesion)可以是获得性的或者遗传性的。遗传性癌前病变病人具有一些染色体和基因异常,使得他们患某些肿瘤的机会增加。获得性癌前病变则可能与生活习惯、感染或一些慢性炎性疾病有关。

常见的癌前病变如下。

1. 黏膜白斑(leukoplakia) 常发生在口腔、外阴、食道等处。大体呈白色斑块，主要是鳞状上皮过度增生、过度角化，出现一定的异型性。长期不愈有可能转变为鳞状细胞癌。

2. 乳腺纤维囊性病(mammary fibrocystic disease) 常见于40岁左右的妇女，主要表现为乳腺导管囊性扩张、小叶和导管上皮细胞增生。伴有导管内乳头状增生者发生癌变的概率增加。

3. 慢性萎缩性胃炎及胃溃疡(chronic atrophic gastritis and gastric ulcer) 慢性萎缩性胃炎、胃黏膜肠上皮化生可以发展为胃癌，癌变率不到1%。慢性胃溃疡，溃疡边缘黏膜不断增生，有可能转变为癌，癌变率大约为1%。

4. 慢性溃疡性结肠炎(chronic ulcerative colitis) 这是肠道的炎症性疾病。在反复发生溃疡的基础上可发生结肠腺癌。

5. 皮肤慢性溃疡(chronic ulcer of skin) 常见于小腿的慢性溃疡，由于长期慢性刺激，鳞状上皮增生，有可能发展为癌。

6. 结肠、直肠腺瘤 常见，可单发或多发，绒毛状腺瘤发生癌变的机会更大。家族性腺瘤性息肉病几乎均会发生癌变。

7. 慢性子宫颈炎和子宫颈糜烂(chronic cervicitis and cervical erosion) 这是已婚妇女的常见病。与人类乳头状瘤病毒的感染有关。临床上常见的子宫颈糜烂实际上是子宫颈损伤的鳞状上皮被子宫颈管黏膜柱状上皮增生向下延伸取代所致。由于柱状上皮较薄，所以上皮下血管充血易见而呈红色，病变黏膜呈边界清楚的鲜红色，实际上不是真性糜烂。当病变处的黏膜柱状上皮逐渐被鳞状上皮取代时，称为糜烂愈合。上述过程反复发生有可能发展为子宫颈癌，近年来子宫颈癌发生有年轻化趋势。

8. 肝硬化(liver cirrhosis) 病毒性肝炎肝硬化、酒精性肝硬化、代谢性疾病引起的肝硬化等可发展为肝癌。

二、非典型增生

非典型增生(atypical hyperplasia)是指细胞增生并出现异型性，但还不足以诊断为癌。非典型增生主要用于上皮，包括被覆上皮(如鳞状上皮和尿路上皮)和腺上皮(如乳腺导管上皮、宫内膜腺上皮)。

表现为增生的细胞大小不一，核大深染，核质比例增大，核分裂象增多，但一般不见病理性核分裂象；细胞层次增多、排列较乱、极性消失。根据异型性大小和累及范围，非典型增生分为轻、中、重三级。轻度非典型增生，异型性较小，累及上皮层的下1/3；中度非典型增生，异型性中等，累及上皮层的下2/3；重度非典型增生，异型性较大，累及上皮2/3以上但未达到全层。轻、中度非典型增生病因消除可恢复正常；重度非典型增生则较难逆转，常发展为癌(图5-8-1)。

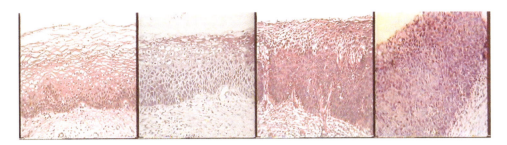

图 5-8-1　依次为正常鳞状上皮、中度非典型增生、重度非典型增生、原位癌

三、原位癌

原位癌（carcinoma in situ）是指异型性增生的细胞在形态和生物学特性上与癌细胞相同，并累及上皮的全层，但没有突破基底膜向下浸润。原位癌常见于鳞状上皮或尿路上皮被覆的部位，如子宫颈、食管、皮肤、膀胱等处，也可见于发生鳞状化生的黏膜表面，如鳞化的支气管黏膜。原位癌是一种早期癌，如能及时发现和治疗可防止其发展为浸润性癌。

目前，提出使用上皮内瘤变这一概念来描述上皮从非典型增生到原位癌这一连续发展的过程，将轻度非典型增生称为上皮内瘤变Ⅰ级，中度非典型增生称为上皮内瘤变Ⅱ级，重度非典型增生和原位癌称为上皮内瘤变Ⅲ级。例如，子宫颈上皮内瘤变Ⅰ级、Ⅱ级和Ⅲ级（CINⅠ、CINⅡ、CINⅢ）。将重度非典型增生和原位癌统称为上皮内瘤变Ⅲ级，主要是因为重度非典型增生和原位癌二者实际上难以截然划分，而且其临床治疗原则基本一致。

第九节　常见肿瘤的举例

一、上皮性肿瘤

上皮组织发生的肿瘤最为常见，恶性上皮组织肿瘤对人体的危害最大。

（一）上皮组织良性肿瘤

1. 乳头状瘤　乳头状瘤（papilloma）是由被覆上皮（如鳞状上皮或移行上皮）等处发生的良性肿瘤，好发于皮肤、外耳道、食道、结肠、阴茎、膀胱等部位。肉眼观，肿瘤向表面呈外生性生长，形成许多手指样或乳头状突起，也可呈菜花状或绒毛状外观。肿瘤根部常形成一个细蒂与正常组织相连。镜下观，每一乳头表面覆盖增生的鳞状上皮或者移行上皮，乳头轴心是由具有血管的结缔组织构成的间质（图 5-9-1）。外耳道、阴茎等处的乳头状瘤较易发生恶变，膀胱的乳头状瘤更容易恶变。

2. 腺瘤　腺瘤（adenoma）是由腺体和腺体导管上皮发生的良性肿瘤，多见于甲状

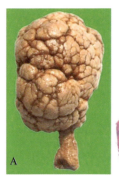
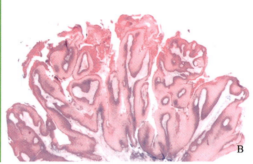

图 5-9-1 乳头状瘤

注：A.乳头状，根部有蒂；B.可见乳头轴心和被覆鳞状上皮。

腺、卵巢、乳腺、涎腺和结肠等部位。肉眼观，黏膜的腺瘤多呈息肉状，腺器官内的腺瘤则多呈结节状，常有包膜，与周围正常组织分界清楚，腺瘤的腺体与其起源的腺体不仅在形态上相似，而且常具有一定的分泌功能。

根据腺瘤的组成成分或形态特点，又可将其分为囊腺瘤、纤维腺瘤、多形性腺瘤和息肉状腺瘤等类型。

（1）囊腺瘤（cystadenoma） 囊腺瘤常发生于卵巢，也可见胰腺和甲状腺。肉眼观肿瘤呈囊状，切面可见到大小不等的囊腔。卵巢囊腺瘤主要有两种类型，一种为浆液性乳头状囊腺瘤，另一种为黏液性囊腺瘤。浆液性乳头状囊腺瘤较易发生恶变而转化为浆液性囊腺癌。

（2）纤维腺瘤（fibroadenoma） 常发生于女性乳腺，是乳腺常见的良性肿瘤，肉眼观肿瘤多呈结节状，边界清楚，有包膜。镜下见乳腺导管上皮增生，纤维间质增生，常挤压导管。以前认为纤维腺瘤的腺体和间质共同构成肿瘤的实质，近年来提出，增生的间质才是肿瘤的实质。

（3）多形性腺瘤（polymorphic adenoma） 常发生于涎腺，特别是腮腺。由腺组织、黏液样及软骨样组织等多种成分混合组成。多形性腺瘤生长缓慢，但切除后可复发，多次复发后可以发生恶变。

（4）息肉状腺瘤（polypous adenoma） 多见于胃、肠黏膜，肉眼观肿瘤呈息肉状，常有蒂与黏膜相连，单发或多发。

(二) 上皮组织恶性肿瘤

有上皮组织发生的恶性肿瘤统称为癌，癌是人类最常见的恶性肿瘤。多见于 40 岁以上的成人，癌与周围组织分界不清，发生在皮肤、黏膜表面的癌，可呈息肉状、蕈伞状或菜花状，表面常有坏死及溃疡形成。发生在器官内的癌，常为不规则结节状、蟹足状、无包膜，质地较硬，切面常为灰白色。镜下观，癌细胞可呈巢状（癌巢）、腺状或条索状排列，与间质分界一般较清楚。

1. 鳞状细胞癌（squamouse cell carcinoma） 简称鳞癌，常发生在有鳞状上皮覆盖的皮肤、鼻咽、食管、阴茎、阴道、子宫颈等处,也可以发生在鳞化的部位如肺内支气管、膀胱和肾盂等处。肉眼观,鳞癌呈蕈伞状、菜花状、结节状,表面常有坏死及溃疡形成,没有包膜,与周围组织分界不清,切面为灰白色,质地较硬,较干燥。镜下观,癌细胞可呈巢状或条索状排列,与间质分界清楚。高分化的鳞癌癌巢中间有层状角化物,称为癌珠或角化珠(图5-9-2),细胞间见细胞间桥;低分化的鳞癌无癌珠,甚至也无细胞间桥。

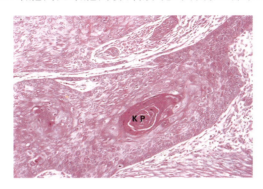

图 5-9-2　鳞癌

2. 基底细胞癌(basal cell carcinoma)　基底细胞癌由表皮基底细胞发生,多见于老年人面部如眼睑、面颊及鼻翼等处(图5-9-3)。表面常形成溃疡,癌巢主要由浓染的基底细胞样癌细胞构成。此种癌生长缓慢,浸润破坏深层组织,但几乎不发生转移,对放疗很敏感,属低度恶性肿瘤。

3. 移行细胞癌(transitional cell carcinoma)　移行细胞癌起源于移行上皮,好发于肾盂、膀胱等部位。肿瘤常为多发,呈乳头状或非乳头状(图5-9-4),可溃破形成溃疡或广泛浸润深层组织。镜下观癌细胞呈多层排列,异型性明显,根据细胞的异型性、组织结构特点和浸润程度分为Ⅰ、Ⅱ、Ⅲ级。级别越高,越易复发,浸润越深。

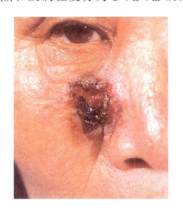
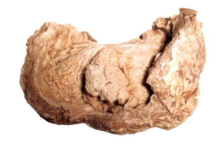

图 5-9-3　鼻翼处基底细胞癌　　　　图 5-9-4　膀胱移行细胞癌

4. 腺癌(adenocarcinoma)　腺癌是从腺上皮和导管上皮发生的恶性肿瘤,常见于乳腺、胃肠道、肝、胆囊、子宫、甲状腺等处(图5-9-5)。肿瘤可呈息肉状、溃疡状、结节状等。根据肿瘤的形态结构和分化程度，分为以下三种类型。

（1）管状腺癌（tubular adenocarcinoma）　多见于胃肠、甲状腺、子宫等处。癌细胞形成大小不等、形状不一、排列不规则的腺样结构，癌细胞常排列成多层（图5-9-6）。腺癌伴有乳头状结构时称乳头状腺癌，腺腔高度扩张呈囊状称为囊腺癌。伴乳头状生长的囊腺癌称为乳头状囊腺癌。

（2）实性癌（solid carcinoma）　属低分化的腺癌，恶性程度较高，多见于乳腺。癌巢呈实体性片状、条索状，异型性明显。癌巢小而少，间质结缔组织多，质地硬，称为硬癌；癌巢大而多，间质结缔组织较少，质地软如脑髓，称为软癌或髓样癌。

（3）黏液癌（muci-nous carcinoma）　分泌大量黏液的腺癌称为黏液癌，又称为胶样癌（colloid carci-noma）。常见于胃和大肠。肉眼观，癌组织呈灰白色，湿润，半透明如胶冻样。镜下观，由于癌细胞分泌大量黏液入腺腔，可见腺腔扩张，并可由于腺体的崩解形成黏液池，癌细胞似漂浮在黏液中。有时黏液聚集在癌细胞内，将核挤向一侧，使癌细胞呈印戒状，称为印戒细胞（signet-ring cell）。以印戒细胞为主要成分的癌称为印戒细胞癌。

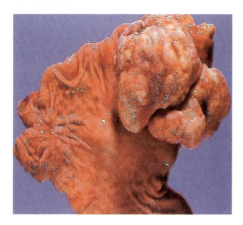

图5-9-5　胃腺癌

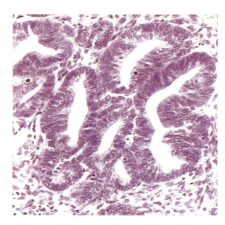

图5-9-6　管状腺癌

二、间叶组织肿瘤

间叶组织肿瘤中，良性肿瘤比较常见，恶性肿瘤少见。

（一）间叶组织良性肿瘤

1. 纤维瘤（fibroma）　纤维瘤来源于纤维组织，常见于四肢及躯干的皮下。肉眼观，纤维瘤呈结节状，有包膜，切面呈灰白色，可见纺织状的条纹，质地韧硬。镜下观，肿瘤细胞由分化良好的纤维细胞构成，胶原纤维排列成束状，呈编织状排列。纤维瘤生长缓慢，术后不复发。

2. 脂肪瘤（lipoma）　脂肪瘤来源于脂肪组织，常见于背、肩、颈及四肢近端的皮下组织。肉眼观为扁圆形或分叶状，有包膜，质地柔软，切面呈淡黄色，有油腻感。肿瘤大小不一,常为单发性,也可为多发性(图 5-9-7)。镜下观,脂肪瘤由分化成熟的脂肪构成,由纤维组织分隔成大小不一的分叶。

3. 脉管瘤 脉管瘤分为血管瘤(hemangioma)及淋巴管瘤(lymphangioma)两类,其中血管瘤最常见,多为先天性,常见于儿童的头面部皮肤。内脏血管瘤以肝最多见。血管瘤又分为毛细血管瘤(由增生的毛细血管构成)、海绵状血管瘤(由扩张的血窦构成)、混合型血管瘤(即两种改变并存)。肉眼观,皮肤或黏膜血管瘤可呈突起的鲜红色斑块,或呈暗紫红色斑块,压之退色,无包膜,呈浸润性生长(图 5-9-8)。血管瘤一般随身体发育而长大,成年后即停止发展,甚至可自然消退。淋巴管瘤由增生的淋巴管构成,内含淋巴。

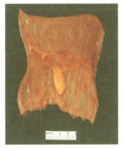
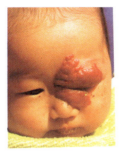
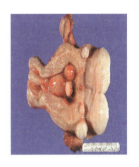

图 5-9-7 小肠单发脂肪瘤　　图 5-9-8 眼部毛细血管瘤　　图 5-9-9 子宫多发性平滑肌瘤

4. 平滑肌瘤(leiomyoma) 平滑肌瘤来源于平滑肌,最多见于子宫,其次为胃肠道。肉眼观,肿瘤呈球形结节,边界清楚,包膜可有或无,切面呈灰白色编织状,单发或多发(图 5-9-9)。镜下观,瘤组织由形态比较一致的梭形平滑肌细胞构成,排列成呈束状,互相交织。

5. 骨瘤(osteoma) 骨瘤好发于头面骨和颌骨。肉眼观肿瘤在局部隆起。镜下观,肿瘤由成熟的骨质组成,但失去正常骨质的结构和排列方向。

6. 软骨瘤(chondroma) 肉眼观切面呈淡蓝色或银白色,半透明,可有钙化或囊性变。镜下见瘤组织由成熟透明软骨组成。软骨瘤自骨膜发生并向外突起者,称为外生性软骨瘤;发生于手足短骨和四肢长骨等骨干的骨髓腔内者称为内生性软骨瘤。位于盆骨、胸骨、肋骨、四肢长骨或椎骨的软骨瘤易恶变,发生于指(趾)骨者极少恶变。

(二)间叶组织恶性肿瘤

间叶组织恶性肿瘤统称为肉瘤。肉瘤比癌少见,多发于青少年,肉眼观呈结节状或分叶状,生长较快,呈浸润性生长,无包膜。肉瘤体积常较大,切面多呈灰红色或灰白色,质软而细腻,湿润,呈鱼肉状,故称为肉瘤。肉瘤易发生出血、坏死、囊性变等继发改变。镜下观,肉瘤细胞弥漫分布,与间质分界不清,肉瘤细胞间有网状纤维。间质结缔组织少,但血管丰富,故肉瘤易发生血道转移。

肉瘤的上述特点与癌有所不同,区分癌与肉瘤对肿瘤的病理诊断及临床治疗有实际意义(表 5-9-1)。

表 5-9-1 癌与肉瘤的区别

	癌	肉 瘤
组织来源	上皮组织	间叶组织
发病率	较高,约为肉瘤的9倍,多见于40岁以上中老年人	较低,多发生于青少年
大体特点	灰白色,质较硬,较干燥	灰红色,质软,湿润,鱼肉状
组织学特点	癌细胞多形成癌巢,实质与间质分界清楚,纤维组织常有增生	肉瘤细胞弥漫性排列,实质与间质分界不清,血管丰富,纤维组织少
网状纤维	癌巢被网状纤维包绕,癌细胞之间无网状纤维	肉瘤细胞间多有网状纤维
免疫组化	癌细胞表达上皮标记	肉瘤细胞表达间叶标记
转移	多经淋巴道转移	多经血道转移

常见的肉瘤种类如下。

1. 纤维肉瘤(fibrosarcoma) 纤维肉瘤来自纤维结缔组织,多见于成人,其发生部位与纤维瘤相似,以四肢皮下组织为多见,肉眼观肉瘤呈结节或不规则状,假包膜。镜下观,分化好的纤维肉瘤,肉瘤细胞多呈梭形,异型性小,与纤维瘤有些相似,分化差者有明显异型性,易发生转移,切除后易复发。

2. 脂肪肉瘤(liposarcoma) 脂肪肉瘤是肉瘤中较常见的一种,多见于40岁以上的成人,常发生在大腿及腹膜后等深部软组织,肉眼观大多数肿瘤呈结节状或分叶状,瘤周围常有一层假包膜,切面呈黄色,有油腻感,有时可呈鱼肉状或黏液样外观。镜下观,肿瘤细胞大小形态各异,可见分化差的呈星形、梭形、小圆形或呈明显异型性和多样性的脂肪母细胞,细胞质内含有大小不等脂质空泡,将细胞核挤压到周边。根据肉瘤细胞的分化特点,分成高分化脂肪肉瘤、黏液型脂肪肉瘤、分化差的小圆形细胞脂肪肉瘤和多形性脂肪肉瘤等。

3. 横纹肌肉瘤(rhabdomyosarcoma) 儿童比较常见,成人少见。好发于鼻腔、泌尿生殖道等处,肿瘤由不同分化阶段的横纹肌母细胞组成。横纹肌肉瘤有胚胎性横纹肌肉瘤(embryonal rhabdomyosarcoma)、腺泡状横纹肌肉瘤(alveolar rhabdomyosarcoma)和多形性横纹肌肉瘤(pleomorphic rhabdomyosarcoma)三种类型。横纹肌肉瘤恶性程度高,生长迅速,易早期发生血道转移,预后差,90%以上在5年内死亡。

4. 平滑肌肉瘤(leiomyosarcoma) 平滑肌肉瘤较多见于子宫及胃肠道。多见于中老年人。平滑肌肉瘤有轻重不等的异型性,核分裂象多少对判定其恶性程度有重要意义。恶性程度高的平滑肌肉瘤手术后易复发,可经血道转移至肺、肝及其他器官。

5. 血管肉瘤(hemangiosarcoma) 血管肉瘤起源于血管内皮细胞,可发生在各器官和软组织。发生于软组织者多见于皮肤,尤其以头面部为多见。肿瘤多隆起于皮肤,呈结节状或丘疹状,暗红色或灰白色,肿瘤内易发生坏死出血等继发性改变。镜下观,分化较好者,血管腔明显,大小不一,形状不规则,血管内皮细胞有不同程度的异型性。分化差者,血管腔可不明显,肿瘤细胞异型性明显,常呈团片状增生。恶性程度一般较高,常转移到局部淋巴结、肝、肺、骨等处。血管肉瘤切除后易复发,预后差。

6. 骨肉瘤(osteosarcoma) 骨肉瘤起源于骨母细胞,是最常见的恶性肿瘤,多发生于青少年,好发于四肢长骨,尤其是股骨下端和胫骨上端。肉眼观,肿瘤位于长骨干骺端,呈梭形膨大,切面呈灰白色,鱼肉状,常见出血坏死,侵犯破坏骨皮质。其表面的骨外膜常被掀起,肿瘤上、下两端可见骨皮质和掀起的骨外膜之间形成三角形隆起,X线片上称为Codman三角。在骨外膜和骨皮质之间,可形成与骨表面垂直的放射状反应性新生骨小梁,在X线片上表现为日光放射状阴影。日光放射状阴影和Codman三角对骨肉瘤的诊断具有临床意义。镜下见肿瘤由明显异型性的梭形或多边形肉瘤细胞组成,肉瘤细胞可直接形成肿瘤性骨样组织或骨组织,是病理诊断骨肉瘤的最重要的组织学依据。骨肉瘤是高度恶性肿瘤,生长迅速,常在发现时已经由血行转移至肺了。

三、其他组织来源肿瘤举例

1. 黑色素瘤(melanoma) 又称恶性黑色素瘤,是一种高度恶性肿瘤,多见于成人,发生于皮肤者以足底、外阴及肛门周围多见。可以一开始即为恶性,但通常由交界痣恶变而来。交界痣恶变时,体积增大,表面常有溃破、发炎和出血等象征。肉眼观,肿瘤突出或稍突出于皮肤表面,多呈黑色,分界不清。镜下观,黑色素瘤的组织结构呈多样性,瘤细胞可呈巢状、条索状或腺泡样排列。瘤细胞可呈多边形或梭形,核大,细胞质内常有黑色素颗粒。黑色素瘤大多预后很差。

2. 畸胎瘤(teratoma) 畸胎瘤来源于性腺或胚胎剩件中的全能细胞,常发生在卵巢、睾丸,偶见纵隔、骶尾部、腹膜后等处。肿瘤组织中含有两个以上胚层的多种多样的组织成分。畸胎瘤分为囊性和实性两种,囊性者多为良性,实性者多为恶性。

第十节 肿瘤的病因和发病机制

肿瘤发生的原因和机制非常复杂,到目前为止还未完全弄清楚,有待于进一步研究。

一、肿瘤的病因

可以导致恶性肿瘤发生的物质统称为致癌物(carcinogen)。某些物质本身无致癌性,可以增加致癌物的致癌性,这些物质称为促癌物(promoter)。它们往往导致肿瘤的发生和发展。

（一）外界致癌因素

1. 化学因素

1）间接作用的化学致癌物

（1）多环芳烃　致癌性特别强的有3,4-苯并芘、1,2,5,6-双苯并蒽等。3,4-苯并芘是煤焦油的主要致癌成分,存在于煤烟和烟草的烟雾中,与肺癌发生有关。烟熏和烧烤的鱼、肉等食物中也含有多环芳烃,与胃癌的发病有一定关系。

（2）芳香胺类与氨基偶氮类　如乙萘胺、联苯胺等,与印染厂工人和橡胶工人的膀胱癌发病率较高有关。氨基偶氮染料,如过去食品工业中使用的奶油黄（二甲基氨基偶氮苯）和猩红,可引起实验性大白鼠肝细胞癌。

（3）亚硝胺类物质　肉类食物的保存剂与着色剂可含有亚硝酸盐,也可由细菌分解硝酸盐产生。在胃内,亚硝酸盐与来自食物的二级胺合成亚硝胺,引起食道癌、胃肠道癌。

（4）黄曲霉毒素　黄曲霉毒素广泛存在于霉变食物中。霉变的花生、玉米及谷类含量最多。黄曲霉毒素（aflatoxin）有多种,其中黄曲霉毒素 B_1（aflatoxin B_1）致癌性最强。黄曲霉毒素 B_1 可诱发肝细胞癌。

2）直接化学致癌物　直接化学致癌物较少,主要是烷化剂和酰化剂。主要用于临床,如环磷酰胺既是抗癌药物又是很强的免疫抑制剂,用于抗肿瘤治疗和抗免疫治疗。由于它们可能诱发恶性肿瘤（如粒细胞性白血病）,故应谨慎使用。

2. 物理因素　物理致癌因素有电离辐射（X射线、γ射线）、紫外线照射、放射性同位素等。长期接触可致皮肤癌、肺癌和白血病等恶性肿瘤的发生。

3. 生物致癌因素　生物致癌因素主要是指病毒。凡能引起人或动物肿瘤的病毒均称为致癌病毒。现已知的有上百种可引起动物肿瘤的致癌病毒,其中1/3为DNA病毒,2/3为RNA病毒。

（1）DNA病毒　与人类肿瘤发生密切相关的DNA病毒有以下几种。①人类乳头状瘤病毒（human papilloma virus,HPV）,与人类上皮性肿瘤发生密切相关,可导致子宫颈癌。②EB病毒（Epstein Barr virus）,与之有关的人类肿瘤是伯基特淋巴瘤、鼻咽癌等。③乙型肝炎病毒（hepatitis B virus,HBV）,慢性HBV感染与细胞性肝癌的发生关系密切。

（2）RNA病毒　人类T细胞白血病/淋巴瘤病毒1是一种RNA病毒,与T细胞白血病/淋巴瘤发生有关。

（3）幽门螺杆菌　幽门螺杆菌与胃低度恶性B细胞性淋巴瘤的发生有关。

（二）影响肿瘤发生发展的内在因素

肿瘤的发生和发展除了受外界致癌因素的作用外,机体的内在因素也起着重要作用。其内在因素可分为以下几个方面。

1. 遗传因素　乳腺癌、胃肠癌等,可能与多因素遗传有关。大量的流行病学调查表明,结肠多发性腺瘤性息肉病、视网膜母细胞瘤、肾母细胞瘤、肾上腺或神经节的神经母细胞瘤等都有明显的家族患病史,这些肿瘤都是常染色体显性遗传的肿瘤。常染色体隐性遗传肿瘤包括着色性干皮病经紫外线照射后的皮肤癌、毛细血管扩张性共济失调症病人发生的白血病和淋巴瘤等。

2. 免疫因素 机体的免疫系统对肿瘤的发生有"监视"功能,机体对肿瘤的免疫主要是细胞免疫,即细胞毒性 T 细胞(CTL)的作用,CTL 通过免疫监视作用清除突变的肿瘤细胞,通过细胞活化释放各种淋巴因子,或介导细胞毒性杀伤肿瘤细胞,这些细胞包括 T 细胞、K 细胞、NK 细胞和巨噬细胞。

3. 种族因素 某些肿瘤的发生有明显的种族倾向,如胃癌以日本人多发,乳腺癌以欧美人多发,鼻咽癌以中国广东人多发,前列腺癌以美国黑人多发等。这些差异可能与地理环境、生活环境、遗传等多种因素相关。

4. 年龄、性别因素 神经母细胞瘤、肾母细胞瘤、淋巴细胞性白血病等好发于儿童;骨肉瘤、横纹肌肉瘤好发于青年人;肺癌、肝癌、食管癌、大肠癌等则多发于男性;而甲状腺癌、胆囊癌、乳腺癌和生殖器官的癌则以女性多发。

5. 激素因素 某些肿瘤的发生与内分泌紊乱有关,如乳腺癌、子宫内膜癌与雌激素过多有关。

二、肿瘤的发病机制

肿瘤的发病机制是一个极其复杂的问题,目前公认的是细胞基因突变学说,即癌基因的激活和肿瘤抑制基因的失活。

1. 癌基因的激活 经研究证实,正常细胞内即存在着与癌发病相关的基因,以非激活的方式存在,并不引起细胞突变,称原癌基因(proto-oncogine)。原癌基因可被多种因素激活,变成癌基因,而癌基因表达产物是癌蛋白,具有多钟生物活性,它能改变或扰乱细胞的正常代谢、生长、分化,导致细胞癌变。

2. 肿瘤抑制基因的失活 肿瘤抑制基因又称抑癌基因,是细胞内存在的能抑制细胞生长和分化的基因群。在某些致癌因素的作用下,抑癌基因可发生突变或缺失,失去表达功能,从而使细胞的增生得不到抑制而引起癌症。

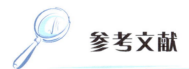

参考文献

[1] 李甘地.病理学[M].北京:人民卫生出版社,2001.
[2] 唐建武.病理学[M].北京:人民卫生出版社,2008.
[3] 陈杰,李甘地.病理学[M].北京:人民卫生出版社,2005.

(董淑芬)

第六章 呼吸系统疾病

学习目标

掌握
1. 慢性支气管炎、大叶性肺炎、小叶性肺炎的病理变化、临床病理联系及并发症。
2. 肺气肿的类型、病理变化及并发症。
3. 慢性肺源性心脏病的临床病理联系。
4. 呼吸衰竭的概念。

熟悉
1. 慢性支气管炎、慢性肺源性心脏病和细菌性肺炎的病因及发病机制。
2. 肺气肿的病因、发病机制及临床病理联系。
3. 肺癌的病理分型。
4. 呼吸衰竭的病因、发病机制和分类。

了解
1. 慢性支气管炎、肺气肿和慢性肺源性心脏病的护理措施。
2. 慢性肺源性心脏病的病理变化。
3. 病毒性肺炎和支原体肺炎的病理变化、临床病理联系。

呼吸系统由呼吸道和肺组成。呼吸道包括鼻、咽、喉、气管、支气管。以喉状软骨为界,呼吸道又分为上呼吸道和下呼吸道。由于呼吸道与外界相通,空气中的有害气体、粉尘颗粒、病原微生物等,可随空气通过气道进入肺,引起气管、支气管及肺疾病。

第一节 慢性支气管炎

慢性支气管炎(chronic bronchitis)是呼吸系统的常见疾病,老年人多见。病变特点为气管、支气管黏膜及其周围组织的慢性非特异性炎症。以反复发作的咳嗽、咳痰或伴有喘息为主要症状,上述症状每年连续 3 个月,并持续 2 年以上者,即可诊断为慢性支气管炎。随着病情的进展,病人常常可并发肺气肿及肺心病等。

一、病因及发病机制

慢性支气管炎的发病往往是多种因素长期综合作用的结果,机体抵抗力下降,尤其是呼吸系统局部防御功能受损是本病发生的重要内在因素。

1. 感染因素　慢性支气管炎发生和发展的重要因素。病原体多为病毒和细菌，凡是能引起感冒的病毒均可导致本病的发生和复发，其中以鼻病毒和黏液病毒较为多见。

2. 理化因素　包括吸烟、大气污染和气候变化等，是本病发生和发展最常见的因素。吸烟与慢性支气管炎的发病关系密切。因为烟雾中的有害成分能使支气管黏膜上皮的纤毛变短、运动受限，杯状细胞增生，腺体黏液分泌增加，黏液排出障碍。据统计，吸烟者本病的患病率为不吸烟者的2～8倍，患病率与吸烟时间长短、日吸烟量呈正相关。大气污染和气候变化也是常见的理化因素。大气中的烟雾、粉尘及有害气体（如二氧化氮、二氧化硫、氯气、臭氧等）能使纤毛清除能力下降，腺体黏液分泌增加，为病毒、细菌的入侵创造条件。气候变化特别是寒冷空气可使黏液分泌增加，纤毛运动减弱，因此，慢性支气管炎的发病和复发多在寒冷及变化剧烈的季节。

3. 过敏因素　据调查，喘息型慢性支气管炎病人往往有过敏史，病人痰中嗜酸性粒细胞数量及组胺含量均增高，皮肤变态反应多呈阳性。

4. 其他因素　机体的内在因素也参与慢性支气管炎的发病。当自主神经功能失调，副交感神经功能亢进时，可引起支气管收缩痉挛，黏液分泌增多；营养因素与本病也有一定的关系，如维生素A、维生素C缺乏，可使支气管黏膜上皮细胞修复受影响，也易导致慢性支气管炎。

二、病理变化

早期，病变常局限于较大的支气管，随着病情的进展可逐渐累及较小的支气管和细支气管。

1. 黏膜上皮的损伤与修复　支气管黏膜上皮的纤毛因负荷过重，可发生粘连、变短、倒伏，甚至缺失；上皮细胞发生变性、坏死、脱落，在再生修复时甚至可发生鳞状上皮化生。上述病变损害了呼吸道黏液-纤毛排送系统，易发生感染，加重病变，这也是慢性支气管炎反复发作和不易治愈的原因之一。

2. 腺体的病变　黏膜下腺体肥大、增生，部分浆液腺泡黏液化，小气道黏膜上皮杯状细胞增多（图6-1-1）。这种黏膜和腺体分泌功能亢进是病人出现咳嗽、咳痰症状的病理学基础。慢性支气管炎后期，分泌亢进的细胞逐渐转向衰竭。此时，黏膜变薄，腺体萎缩、消失，气道内黏液减少，甚至无黏液分泌。

3. 支气管壁的病变　支气管壁各层组织充血、水肿，淋巴细胞、浆细胞浸润（图6-1-1）。病变反复发作可使支气管壁平滑肌束断裂、萎缩，软骨变性、萎缩、钙化。慢性支气管炎病变向纵深发展，细支气管受累后，由于管壁很薄，容易发生细支气管周围炎和纤维闭塞性细支气管炎，这是引起慢性阻塞性肺气肿的病变基础。

三、临床病理联系

病人因支气管黏膜受炎症的刺激及分泌的黏液增多而出现咳嗽、咳痰症状。痰液

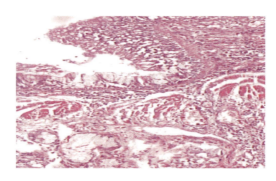

图 6-1-1　慢性支气管炎

注:支气管黏膜上皮出现较多杯状细胞,黏膜下炎细胞浸润,黏液腺增生,固有层及黏膜下层慢性炎细胞浸润,腺体增生。

一般为白色泡沫状,黏稠,不易咳出。在急性发作期,常伴有感染,咳嗽加剧,并可出现黏液脓性或脓性痰。支气管的痉挛或狭窄及黏液脓性渗出物阻塞管腔,病人可出现喘息症状,过敏者尤为明显。双肺听诊可闻及哮鸣音,干、湿啰音。某些病人因支气管黏膜和腺体萎缩,可出现痰量减少或无痰。

慢性支气管炎常反复发作,如治疗、护理不当,可出现慢性阻塞性肺气肿、支气管扩张症、慢性肺源性心脏病及支气管肺炎等并发症。

四、护理措施

(1) 超声雾化疗法,可以消除炎症,减轻病人咳嗽,稀化痰液。抗感染可用生理盐水加庆大霉素雾化吸入;痰液黏稠可用生理盐水加 α-糜蛋白酶或复方安息香酊雾化吸入;解痉平喘可用生理盐水加沙丁胺醇等雾化吸入。

(2) 协助病人翻身、拍背,指导病人深吸气后有意识地咳嗽,以利于排痰,畅通呼吸道。酌情采用胸部物理治疗,如胸部叩击和震颤、体位引流、机械吸引等,以保持气道通畅。

(3) 鼓励病人多饮水。

第二节　肺　气　肿

肺气肿(pulmonary emphysema)是指末梢肺组织(包括呼吸性细支气管、肺泡管、肺泡囊及肺泡)因含气量过多而呈现的持久性扩张状态,并可伴有肺泡间隔被破坏,肺组织弹性减弱,导致肺体积膨大、功能降低的一种疾病。

一、病因及发病机制

1. 细支气管阻塞性通气功能障碍　肺气肿常为支气管和肺疾病的并发症,尤以慢性支气管炎最为多见。慢性支气管炎时由于炎性渗出物和黏液栓造成支气管阻塞,细支气管炎症使其管壁增厚,管腔狭窄;同时炎症破坏了支气管壁及肺间质的弹性纤维组织。吸气时气体进入支气管的通路虽然不畅,但可经细支气管扩张或通过肺泡间孔进入受阻支气管;呼气时由于细支气管腔内黏液栓阻塞,肺泡间孔关闭,管腔因而闭塞,气体流出受阻,引起呼气性呼吸障碍,使肺泡内残气量增多,导致肺组织过度膨胀、肺泡扩张、间隔断裂、肺泡融合、肺大泡形成。

2. α_1-抗胰蛋白酶水平降低 慢性支气管炎时,中性粒细胞及巨噬细胞释放较多的弹性蛋白酶(elastase)和氧自由基。弹性蛋白酶对支气管壁及肺泡间隔的弹力蛋白有溶解、破坏作用。氧自由基可氧化 α_1-抗胰蛋白酶(α_1-AT)并使之失活,α_1-AT 为弹性蛋白酶抑制剂,从而对弹性蛋白酶的抑制作用减弱,可使其活性增强,过多降解肺组织中的弹性蛋白、Ⅳ型胶原蛋白及蛋白多糖,使肺组织中的支撑组织受破坏,肺泡间隔断裂,肺泡融合形成肺气肿。遗传性 α_1-AT 缺乏是原发性肺气肿的原因,此家族肺气肿的发病率比一般人高 15 倍。

二、类型

根据病变部位、范围及性质的不同,可将肺气肿分为以下几种类型。

(一) 肺泡性肺气肿

肺泡性肺气肿(alveolar emphysema)多合并阻塞性通气功能障碍,故又称为阻塞性肺气肿。病变发生在肺腺泡,依其发生部位和范围不同,可分为腺泡(小叶)中央型肺气肿、腺泡(小叶)周围型肺气肿、全腺泡(小叶)型肺气肿(图 6-2-1)。

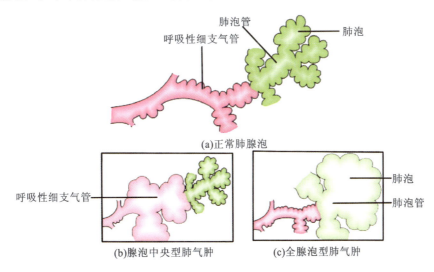

图 6-2-1 肺泡性肺气肿类型模式图

1. 腺泡(小叶)中央型肺气肿 此型最为常见,其中肺尖段病变更为常见且严重。位于肺腺泡中央的呼吸性细支气管多呈囊状扩张。

2. 腺泡(小叶)周围型肺气肿 肺腺泡远端的肺泡管和肺泡囊扩张。由于此型肺气肿多因小叶间隔受牵拉或发生炎症所致,故又称为隔旁肺气肿。

3. 全腺泡(小叶)型肺气肿 整个肺腺泡从呼吸性细支气管直至肺泡均呈弥漫性扩张状态,气肿囊腔遍布于肺小叶。若肺泡间隔破坏严重,气肿囊腔可融合成直径超过 1 cm 的大囊泡而形成大泡性肺气肿(图 6-2-2)。

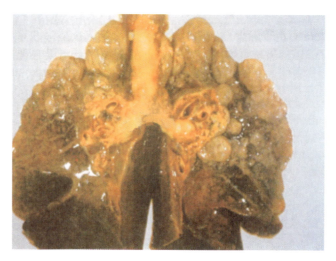

图 6-2-2 大泡性肺气肿

注:双肺膨大、边缘钝圆,上叶和肺尖部可见多个大小不等的肺大泡。

(二)间质性肺气肿

当肺内压急剧升高时,肺泡壁或细支气管壁破裂,气体进入肺间质可导致间质性肺气肿(interstitial emphysema)。成串的小气泡呈网状分布于肺叶间隔、肺膜下,气体可沿细支气管和血管周围组织间隙扩散至肺门、纵隔,甚至胸部皮下引起皮下气肿。

(三)其他类型肺气肿

1. 瘢痕旁肺气肿(paracicatricial emphysema) 肺瘢痕灶附近肺组织受到破坏,可形成局限性肺气肿,如瘢痕旁肺气肿,其发生部位及形态各异。瘢痕旁肺气肿局部肺泡破坏严重,气肿囊泡直径超过 2 cm 并破坏小叶间隔时称肺大泡。

2. 代偿性肺气肿(compensatory emphysema) 肺组织萎缩及肺叶切除后残余肺组织的肺泡代偿性过度充气,称为代偿性肺气肿,它通常不伴有气道和肺泡壁的破坏或仅有少量肺泡壁破裂。

3. 老年性肺气肿(senile emphysema) 老年人的肺组织弹性回缩力减弱使肺残气量增多而引起的肺气肿。

三、病理变化

(1)肉眼观 肺体积显著增大、色灰白、边缘钝、柔软而缺乏弹性,指压后压痕不易消退；切面呈海绵状或蜂窝状(图 6-2-3)。

(2) 镜下观 肺泡腔高度扩张,肺泡间隔变窄并断裂,相邻肺泡融合成较大的囊泡;肺泡间隔内毛细血管床数量减少;间质小动脉内膜纤维性增厚,细小支气管有慢性炎症反应(图 6-2-4)。

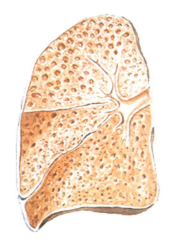

图 6-2-3 肺气肿(肉眼观)
注：肺体积增大,色灰白,切面呈海绵状或蜂窝状。

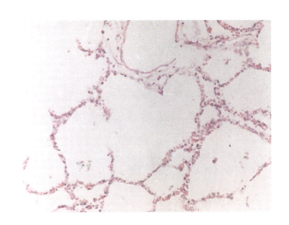

图 6-2-4 肺气肿镜下病变
注：肺泡腔弥漫性扩张,间隔变窄,部分肺泡间隔断裂,肺泡相互融合成囊泡。

四、临床病理联系

早期病人常无明显症状,随着病变加重,出现渐进性呼气性呼吸困难、胸闷、气短。合并呼吸道感染时,症状加重,并出现发绀、呼吸性酸中毒等阻塞性通气功能障碍和缺氧症状;肺功能降低,肺活量下降,残气量增加。重者出现肺气肿典型临床体征,如桶状胸、叩诊肺过清音、心浊音界缩小、肝浊音界下降等。

五、并发症

1. 慢性肺源性心脏病 随着病变的发展,肺泡间隔毛细血管床受压迫及数量减少,使肺循环阻力增加,肺动脉压升高,最终导致慢性肺源性心脏病。

2. 呼吸衰竭 严重肺气肿时,由于呼吸功能损害,加之继发呼吸道感染,肺泡通气严重不足,使通气/血流下降,可发生呼吸衰竭。临床表现为呼吸困难、发绀,严重者可有精神神经症状。

3. 自发性气胸 间质性肺气肿及肺大泡时,可因气肿大泡破裂导致自发性气胸。破裂的大泡如位于肺门区形成纵隔气肿,空气可上升到肩部、颈部皮下,形成皮下气肿。

六、防治与护理原则

1. 病情观察 注意观察肺气肿病人的呼吸状态、胸部的形态变化等。

2. 对症护理 预防感冒,及时采取抗感染护理,必要时给予吸氧、利痰和解痉药物。

3. 健康教育 认识肺气肿的发病原因、发病机制及其危害性,教育病人增强抵抗力,减少呼吸道感染,充分认识控制肺气肿病情发生发展的重要性。

第三节 慢性肺源性心脏病

慢性肺源性心脏病(chronic pulmonary heart disease)简称肺心病,是因慢性肺疾病、肺血管及胸廓的病变引起的肺循环阻力增加,肺动脉压力升高而导致的以右心室壁肥厚、心腔扩张为特征的心脏病。本病好发于冬春季,病人多为40岁以上的体力劳动者。

一、病因及发病机制

1. 肺疾病 引起肺心病的主要原因。如慢性阻塞性肺疾病(常见的有慢性支气管炎、支气管哮喘、支气管扩张、慢性阻塞性肺气肿等)、肺广泛性纤维化(常见的有硅沉着症、慢性纤维空洞型肺结核等)均可引起肺小动脉反射性痉挛、血管破坏、血管床减少、血管壁增厚、血管受压等,导致肺动脉高压,造成右心室负荷加重,并逐渐出现肥大、扩张症状。

2. 胸廓运动障碍性疾病 严重的脊柱侧突、脊柱结核、类风湿关节炎、胸廓广泛粘连、胸廓成术后造成的严重胸廓或脊椎畸形等,均可引起胸廓运动受限、肺组织受压。此病不仅引起限制性通气功能障碍,还可导致较大的肺血管受压、扭曲,使肺循环阻力加大、肺动脉高压从而引起肺心病。

3. 肺血管疾病 主要见于原因不明的原发性肺小动脉硬化症,因肺小动脉肌层肥厚使肺循环阻力增加所致。偶见于结节性动脉炎、反复发生的肺小动脉栓塞等。

二、病理变化

1. 肺部病变 除原有肺疾病病变外,其主要病变是肺小动脉的改变。表现为肌型小动脉中膜平滑肌细胞增生,内膜下出现纵行肌束等。无肌型小动脉出现中膜肌层和内、外弹力层,即发生无肌型小动脉机化。还可出现肺小动脉炎及小动脉血栓形成与机化,肺泡壁毛细血管数量显著减少等变化。

2. 心脏病变 以右心室的病变为主。表现为心脏体积明显增大,重量增加,肺动脉圆锥显著膨隆,心尖钝圆,主要由右心室构成。右心室壁肥厚,乳头肌、肉柱增粗,室上崎增厚。通常以肺动脉瓣下2 cm处右心室肌壁厚超过5 mm(正常为3~4 mm)作为肺心病的病理诊断标准(图6-3-1)。镜下观,可见缺氧所致的心肌纤维萎缩,肌浆溶解、横纹消失。尚可见到心肌纤维横径增宽、核大、深染,心肌间质水肿及胶原纤维增生等改变。

三、临床病理联系

肺心病发展缓慢,除原有肺疾病的症状和体征外,可逐渐出现呼吸功能不全(呼吸困难、气急、发绀)和右心衰竭(全身淤血、腹水、下肢水肿、心悸及心率加快)等症状。病情严重者,由于脑缺氧和呼吸性酸中毒可并发肺性脑病,病人出现头痛、烦躁、抽搐、嗜睡甚至昏迷等症状。

四、防治与护理原则

1. 病情观察 注意观察病人咳嗽、咳痰的性质、呼吸困难的程度,观察心率、心音、肝、脾、全身水肿、颈静脉怒张等情况。

2. 对症护理 针对原发病给予抗感染等去除病因的护理;如果心脏负担过重给予利尿,限制水、钠摄入;纠正水、电解质平衡紊乱;给予吸氧、营养心肌,以增强心肌收缩力。

3. 健康教育 教育病人认识肺心病的原因、发病机制及其危害性;提高机体抵抗力,以预防为主,控制病因,是防治肺心病的根本措施,其中积极治疗肺部感染是控制右心衰竭的关键。

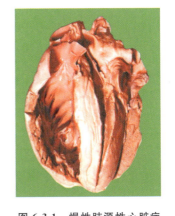

图 6-3-1 慢性肺源性心脏病
注:可见肺动脉瓣下 2 cm 处右心室肌壁厚超过5 mm。

第四节 肺 炎

肺炎(pneumonia)主要是指肺的急性渗出性炎症。常见的肺炎分类方法有三种:一是根据病变累及的部位和范围将肺炎分成大叶性肺炎、小叶性肺炎、间质性肺炎;二是根据病因分为细菌性、病毒性、支原体性、真菌性、寄生虫性、过敏性及理化因子引起的肺炎等;三是根据病变性质可分为浆液性、纤维素性、化脓性、出血性、干酪性、肉芽肿性肺炎等。其中,细菌性肺炎最为常见,约占肺炎的80%。

一、细菌性肺炎

(一) 大叶性肺炎

大叶性肺炎(lobar pneumonia)是以肺泡内弥漫性纤维素渗出为主的急性炎症,病变开始于局部肺泡,并迅速蔓延至一个肺段乃至整个大叶,故得名。临床上起病急骤,常以高热、寒战开始,继而出现胸痛、咳嗽、咳铁锈色痰、呼吸困难等症状,并有肺实变体征及外周血白细胞计数增多。病程大约一周,病人体温下降,症状消失。该病多发生于冬春季节，青壮年男性居多。

1. 病因及发病机制　多种细菌均可以引起大叶性肺炎，但绝大多数为肺炎链球菌（90%以上），少数为肺炎杆菌、金黄色葡萄球菌、溶血性链球菌、流感嗜血杆菌等。肺炎链球菌为口腔及鼻咽部的正常寄生菌群。当受寒、过度疲劳、醉酒、感冒、糖尿病、免疫功能低下等使呼吸道防御功能被削弱时，细菌可侵入肺泡，并通过肺泡间孔或呼吸性细支气管向邻近肺组织蔓延，波及一个肺段或整个肺叶。

2. 病理变化　本病一般只累及单侧肺，以左肺下叶多见，也可先后或同时发生于两个以上肺叶，典型的病变分为四期。

（1）充血水肿期　发病后的1～2天属于本期。肉眼观，肺叶肿胀、充血，呈暗红色；挤压切面可见淡红色浆液溢出。镜下观，肺泡壁毛细血管扩张充血；肺泡腔内可见浆液性渗出物，其中可见少量红细胞、中性粒细胞、肺泡巨噬细胞（图6-4-1）。

（2）红色肝样变期　发病后的3～4天进入此期。肉眼观，受累肺叶进一步肿大，质地变实如肝脏，切面呈灰红色，较粗糙。胸膜表面可有纤维素性渗出物。镜下观，肺泡壁毛细血管仍扩张充血；肺泡腔内充满含大量红细胞、一定量纤维素、少量中性粒细胞和巨噬细胞的渗出物（图6-4-2）；纤维素可通过肺泡间孔与相邻肺泡中的纤维素网相连。这有利于肺泡巨噬细胞吞噬细菌，防止细菌进一步扩散。

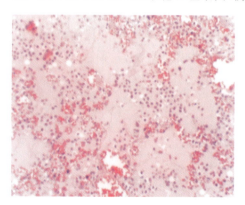

图6-4-1　大叶性肺炎充血水肿期

注：肺泡壁血管扩张充血，肺泡腔内可见粉染的水肿液。

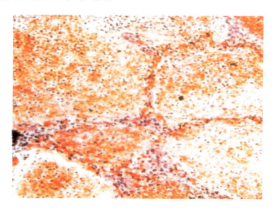

图6-4-2　大叶性肺炎红色肝样变期

注：肺泡壁毛细血管扩张充血，肺泡腔见大量红细胞。

（3）灰白色肝样变期　发病后的5～6天进入此期。肉眼观，肺叶肿胀，仍然质实如肝；切面干燥粗糙，由于此期肺泡壁毛细血管受压而充血消退，肺泡腔内的红细胞大部分溶解消失，而纤维素渗出显著增多，故实变区呈灰白色（图6-4-3）。镜下观，肺泡腔内渗出物以纤维素为主，纤维素网中见大量中性粒细胞，红细胞较少（图6-4-4）；肺泡壁毛细血管受压而呈贫血状态。本期渗出物中的肺炎链球菌多已被消灭，故不易检出细菌。

（4）溶解消散期　发病后一周左右进入此期，随着机体免疫功能的逐渐增强，肺泡腔内巨噬细胞增多，病原菌被巨噬细胞吞噬、溶解；中性粒细胞变性、坏死，并释放出大量蛋白溶解酶，使渗出的纤维素逐渐溶解。溶解物部分经气道咳出，或经淋巴管吸收，

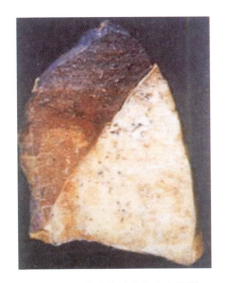

图 6-4-3　大叶性肺炎灰白色肝样变期(大体标本)

注:左肺下叶肺组织呈灰白色,实变如肝。

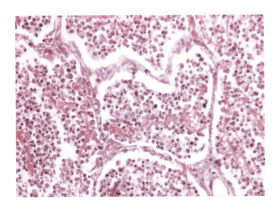

图 6-4-4　大叶性肺炎灰白色肝样变期(镜下观)

注:肺泡腔内渗出大量纤维素(粉染的条索)和中性粒细胞,肺泡壁毛细血管受压变窄。

部分被巨噬细胞吞噬。肉眼观,实变的肺组织质地变软,渐近黄色;挤压切面可见少量脓样浑浊的液体溢出。病灶肺组织逐渐净化,病灶消失,肺泡重新含气。由于炎症未破坏肺泡壁结构,无组织坏死,故最终肺组织可完全恢复为正常的结构和功能。

3. 临床病理联系　病变早期,病人可因毒血症而出现高热、寒战,外周血白细胞计数增多。因肺泡腔内有浆液性渗出物,故听诊可闻及湿啰音,X 线检查肺纹理增粗;当肺组织发生实变时,临床上则出现叩诊呈浊音、触觉语颤增强及支气管呼吸音等典型实变体征。由于肺泡腔充满渗出物,使肺泡换气功能下降,出现发绀等缺氧症状及呼吸困难。以后,渗出物中的红细胞被巨噬细胞吞噬、破坏,形成含铁血黄素混于痰中,使痰液呈铁锈色。随着肺泡腔中红细胞被大量纤维素和中性粒细胞取代,痰液的铁锈色消失。并发纤维素性胸膜炎时可出现胸痛,听诊可闻及胸膜摩擦音。X 线检查可见段性或大叶性分布的均匀高密度阴影。随着病原菌被消灭,渗出物溶解、液化和清除,临床症状减轻,肺实变病灶消失。X 线表现为散在不均匀的片状阴影。

4. 结局和并发症

(1) 肺脓肿及脓胸　十分少见,多发生于治疗不及时、病原菌毒力强或机体抵抗力低下时,多由金黄色葡萄球菌和肺炎链球菌混合感染所致。

(2) 败血症或脓毒败血症　严重感染时,细菌入血繁殖并播散可致败血症或脓毒败血症。

(3) 肺肉质变(pulmonary carnification)　当渗出的中性粒细胞过少或蛋白溶解酶不足时,肺泡腔内渗出的纤维素不能被完全溶解,则由肉芽组织取代而机化,使病变肺组织呈褐色肉样外观,故称肺肉质变(图 6-4-5)。

(4) 中毒性休克　见于重症病例，由严重毒血症所致，是大叶性肺炎最严重的并发症。但是病人肺组织病变并不严重，呼吸系统症状和体征也不明显。主要表现为严重的全身中毒症状和微循环衰竭，故又称为休克性肺炎，死亡率较高，临床上并不罕见。

（二）小叶性肺炎

小叶性肺炎（lobular pneumonia）主要由化脓性细菌引起，是以肺小叶为单位的急性化脓性炎症。由于病变多以细支气管为中心，然后才蔓延至所属肺泡，故又称为支气管肺炎（bronchopneumonia）。该病多见于小儿、年老体弱及久病卧床者。

1. 病因和发病机制　小叶性肺炎多由细菌感染所致，常为多种细菌混合感染。凡能引起支气管炎的细菌几乎都能导致本病的发生。常见的致病菌通常为口腔及上呼吸道内致病力较弱的常驻寄生菌。某些诱因（如急性传染病、营养不良、受寒等）使机体抵抗力下降，呼吸道的防御功能受损，黏液分泌增多，这些细菌即可侵入细支气管及末梢肺组织并繁殖，引起小叶性肺炎。长期卧床的病人，由于肺部血液循环缓慢，产生肺淤血、水肿，加上血液本身的重力作用，使侵入的致病菌易于繁殖，可导致坠积性肺炎；全身麻醉、昏迷的病人及某些溺水者或新生儿由于某些原因，常误将分泌物、呕吐物、羊水等吸入肺内，可引起吸入性肺炎。

2. 病理变化

(1) 肉眼观　典型病例双肺出现散在分布的多发实变病灶，病灶大小不等，一般直径在 1 cm 左右（相当于肺小叶范围），尤以双肺下叶及背侧多见。病灶形状不规则，色暗红或灰黄色，质实，多数病灶中央可见受累的细支气管，挤压时有淡黄色脓性渗出物溢出（图 6-4-6）。

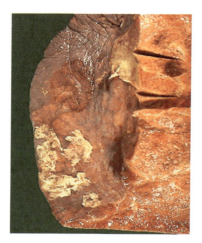

图 6-4-5　肺肉质变
注：可见右侧病变肺组织呈褐色肉样外观。

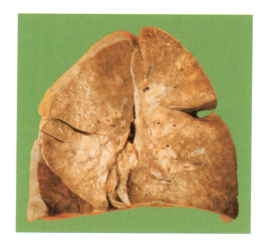

图 6-4-6　小叶性肺炎（肉眼观）
注：肺下叶切面出现散在大小不等的灰黄色、质实病灶。

(2) 镜下观　受累的细支气管壁充血水肿，中性粒细胞浸润，黏膜上皮细胞坏死脱落；细支气管腔内充满大量中性粒细胞、浆液、脓细胞、脱落崩解的黏膜上皮细胞。支气管周围受累的肺泡壁毛细血管亦扩张、充血;肺泡腔内见中性粒细胞、脓细胞、脱落的肺泡上皮细胞,尚可见少量红细胞和纤维素(图6-4-7)。病灶周围肺组织呈不同程度的代偿性肺气肿和肺不张。

3. 临床病理联系 病人最常出现发热、咳嗽、咳痰、呼吸困难等症状。当支气管壁受炎症刺激及黏液分泌物增多时,病人出现咳嗽、咳痰症状,痰液往往为黏液脓性或脓性。因病灶较小且分散,一般病人无肺实变体征。听诊可闻及湿啰音,是由于病变区支气管及肺泡腔内含有炎性

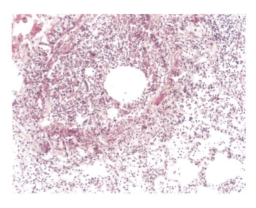

图 6-4-7 小叶性肺炎(镜下观)

注:病变的支气管及其周围的肺泡腔内充满以中性粒细胞为主的脓性渗出物,部分支气管黏膜上皮脱落。

渗出物所致。X线检查可见双肺散在不规则斑片状阴影。病重者由于肺换气功能障碍,病变区静脉血得不到充分氧合而造成缺氧,引起病人呼吸困难及发绀。

4. 结局和并发症 本病如能得到及时治疗和护理,多数病人能够痊愈。但对于幼儿和年老体弱者,特别是并发于其他严重疾病时,预后大多不良。与大叶性肺炎相比,小叶性肺炎的并发症较多见,而且危险性大。常见的并发症有心力衰竭、呼吸衰竭、肺脓肿、脓胸、支气管扩张等。

二、病毒性肺炎

病毒性肺炎(viral pneumonia)多为上呼吸道病毒感染向下蔓延所致的肺部炎症,在非细菌性肺炎中最为常见。引起肺炎的病毒主要为流感病毒、副流感病毒、腺病毒等。常通过飞沫呼吸道传染,传播速度快。好发于冬春季节,一般为散发,偶可暴发流行。除流感病毒性肺炎外,病人多为儿童。

(一)病理变化

病毒性肺炎的基本病变为急性间质性肺炎,但病变形态多样化,常由多种病毒混合感染或继发细菌感染所致。

(1)肉眼观 病变可不明显,肺组织因充血、水肿而体积轻度增大。

(2)镜下观 炎症由支气管、细支气管开始,沿肺的间质向纵深发展,支气管、细支气管壁及其周围组织和小叶间隔等肺间质充血、水肿,淋巴细胞、单核细胞浸润,致使肺泡间隔明显增宽,肺泡腔内无渗出物或仅见少量浆液(图6-4-8)。严重

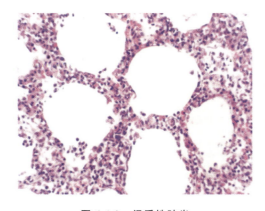

图 6-4-8 间质性肺炎

注:肺泡间隔等肺间质内见大量单核细胞、淋巴细胞浸润,肺泡间隔增宽,肺泡腔内无渗出物。

的病例病变可波及肺泡腔,肺泡腔内可见多少不等的浆液、纤维素、单核细胞、巨噬细胞等。支气管、肺泡壁发生变性、坏死。渗出明显者,浆液纤维素性渗出物浓缩在肺泡腔面形成一层均匀红染的膜状物,即透明膜(图6-4-9)。

在麻疹肺炎时,增生的支气管黏膜上皮和肺泡上皮细胞常形成多核巨细胞(巨细胞病毒性肺炎)。病毒性肺炎病理诊断的重要依据是找到病毒包含体。病毒包含体常呈圆形或椭圆形,红细胞大小,嗜酸性红染,周围有一清晰的透明晕。病毒包含体可见于上皮细胞核内(如腺病毒)(图6-4-10)、胞质内(如呼吸道合胞病毒)或胞核、胞质内均有(如麻疹病毒)。病毒性肺炎若合并细菌感染,常伴有化脓性病变,从而掩盖病毒性肺炎的特征。

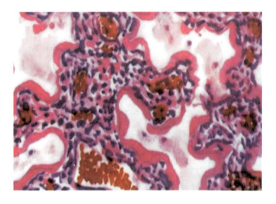

图 6-4-9　重症病毒性肺炎透明膜形成

注:肺泡腔内有渗出物,可见薄层红染膜状物黏附在肺泡内表面。

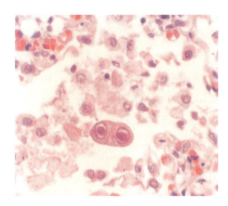

图 6-4-10　巨细胞病毒性肺炎

注:在肺泡上皮细胞核内可见嗜酸性、均质状圆形小体,其周围可见透明晕。

(二)临床病理联系

由于病毒血症,病人多出现发热、头痛、全身酸痛、倦怠等症状。由于炎症刺激支气管壁,病人可出现剧烈难治性咳嗽、无痰。由于间质炎性渗出,影响气体交换,病人出现明显缺氧、呼吸困难和发绀等症状。X线检查肺部可见斑点状、片状或均匀的阴影。由于没有针对病毒的有效药物,儿童病毒性肺炎,特别是肺泡壁有透明膜形成者,预后较差。无并发症的病毒性肺炎预后较好。

附:严重急性呼吸综合征

严重急性呼吸综合征(severe acute respiratory syndrome,SARS)是一新病种,又称传染性非典型肺炎,所谓"非典型",即指其症状和体征既不像大叶性肺炎,也不像小叶性肺炎和普通的间质性肺炎。初步查明它是由变异的冠状病毒所引起的病毒性肺炎,临床表现比一般病毒性肺炎严重,病人常以高热及呼吸道症状而就诊。由于该病传染性强,死亡率较高,尚无特异性药物治疗等,引起国内外医学界的高度重视。病理改变为严重的间质性肺炎,伴肺泡腔内大量渗出及透明膜形成等。

三、支原体肺炎

支原体肺炎(mycoplasmal pneumonia)是由肺炎支原体引起的急性间质性肺炎。病原体常存在于带菌者的鼻咽部,主要经飞沫传染。支原体肺炎多发生于青少年,秋冬季发病率高。通常为散发,偶可流行。起病较急,可有发热、头痛、全身不适等一般症状及剧烈咳嗽,咳少量黏痰。X线检查显示肺部有形态多样的阴影,呈节段性分布。外周血白细胞计数轻度增高。痰、鼻分泌物等培养出肺炎支原体可确诊。

肺炎支原体可侵犯整个呼吸道黏膜和肺。常累及单侧一个肺叶,下叶多见。病变多呈节段性分布。肉眼观,肺组织无明显实变,因充血而呈暗红色,气管及支气管内可有黏液性渗出物。镜下观,呈非特异性间质性肺炎改变。肺泡间隔充血水肿,明显增宽,其间有较多淋巴细胞和单核细胞浸润,肺泡腔内通常无渗出物,或仅有少量浆液、红细胞、巨噬细胞。小、细支气管壁及其周围组织也常有淋巴细胞、单核细胞浸润。重症病例上皮细胞变性、坏死、脱落,肺泡表面可有透明膜形成。

四、肺炎的防治和护理原则

1. 病情观察 观察病人的呼吸、体温、脉搏、血压、咳嗽、咳痰(痰的颜色、性质、量等),胸痛(性质、部位、程度等),呼吸困难程度,口唇黏膜、皮肤的颜色,肺部的呼吸音,肺部有无实变体征以及白细胞的变化等。

2. 用药护理 选择适当的抗生素(种类、剂量、给药途径、不良反应等),控制感染,必要时给予补充液体、维生素。

3. 对症护理 呼吸困难明显者,给予吸氧;出现心力衰竭者,给予利尿、强心等护理;出现呼吸衰竭者,给予呼吸中枢兴奋药,必要时通过呼吸机辅助呼吸。

4. 生活护理 室内保持空气流通,适当保温,休息,增加营养等。对SARS病人要采取严格隔离、彻底消毒等措施。

5. 健康教育 提高病人机体抵抗力,预防呼吸道感染。做到早就医、早确诊、配合治疗。

第五节 呼吸系统常见肿瘤

一、鼻咽癌

鼻咽癌(nasopharyngeal carcinoma,NPC)是由鼻咽黏膜上皮发生的恶性肿瘤,占头颈部恶性肿瘤发病率之首,以我国广东、广西、福建、湖南、四川、台湾及香港等地为高发区,有明显的地域性;男性多于女性,常见于40~50岁之间。

（一）病因

鼻咽癌的病因迄今尚未明了。国内外多年的研究证实鼻咽癌可能与EB病毒感染、环境化学致癌物质（亚硝胺类化合物）和遗传因素等有关。

（二）病理变化

鼻咽癌最常见于鼻咽顶部，其次为侧壁和咽隐窝，有时可多发。

肉眼观，癌组织可呈结节状、菜花状、浸润形及溃疡形四种形态，其中以结节状最为常见，其次为菜花状。早期局部黏膜粗糙，轻度隆起。浸润形鼻咽癌黏膜可完好，癌组织在黏膜下浸润生长，造成在原发癌未被发现之前，已发生颈部淋巴结转移。

镜下观，主要分为四个组织学类型。①鳞状细胞癌：分为高分化和低分化鳞状细胞癌两型，以后者多见，无角化现象，常形成不规则的癌巢，细胞分层不明显，癌细胞呈多角形或卵圆形，胞质丰富，境界清楚，部分癌细胞出现细胞间桥。②腺癌：少见，低分化比高分化稍多见，癌细胞呈不规则条索状或成片状，有时可见腺腔结构或围成腺腔的倾向。③泡状核细胞癌：又称大圆形细胞癌，较多见。核大呈空泡状，圆形或卵圆形，有1～2个明显的大核仁，在细胞间常可见淋巴细胞浸润。④未分化癌：少见，高度恶性，癌细胞小，呈圆形或短梭形，核圆形深染，癌细胞弥漫分布，不呈明显的巢状结构。

（三）扩散途径

1. 直接蔓延 肿瘤向上蔓延可侵犯并破坏颅底骨，以卵圆孔处被破坏最为多见。晚期可破坏蝶鞍，通过破裂孔侵犯Ⅱ～Ⅵ对颅神经，出现相应症状。肿瘤向下可蔓延至口咽、腭扁桃体和舌根，向前可侵入鼻腔和眼眶，向后侵犯颈椎，向外侧可侵犯耳咽管至中耳。

2. 淋巴道转移 鼻咽黏膜固有层有丰富的淋巴管，故本病早期即可发生淋巴道转移。半数以上鼻咽癌病人先以颈部淋巴结肿大就诊。鼻咽癌一般先转移到咽后壁淋巴结，再到颈上深淋巴结，极少转移到颈浅淋巴结。颈部淋巴结转移常为同侧，其次为双侧，极少为对侧。

3. 血道转移 发生较晚，常随血液转移到肝、肺、骨，其次为肾、肾上腺及胰腺等处。

（四）临床病理联系

鼻咽癌病人起病隐匿，早期症状不明显，无特异性，且原发癌病灶小，易被忽略或误诊。随着肿瘤的生长和浸润，病人会出现鼻塞、鼻衄、涕中带血、头痛、耳鸣、听力减退等症状。肿瘤可侵犯颅底骨，压迫颅神经，出现视物模糊、面部麻木、复视、眼睑下垂、吞咽困难及软腭瘫痪等症状。颈交感神经受肿大的颈上深淋巴结压迫，可出现颈交感神经麻痹综合征。半数以上病人首诊症状为颈部肿块，多在乳突下方或胸锁乳突肌上段前缘出现无痛性结节，故对颈部结节应高度重视并做病理活体组织检查。

二、肺癌

肺癌(carcinoma of the lung)是常见的恶性肿瘤之一。据统计,在发达国家肺癌发病率居恶性肿瘤首位,在我国多数大城市肺癌的发病率和死亡率也居于恶性肿瘤的第一位或第二位。40岁以上男性多发,男女比例约为1.5∶1。

(一)病因

肺癌的病因较为复杂,主要的危险因素如下。①吸烟:吸烟者比不吸烟者的肺癌发生率高20~25倍,烟雾中含有尼古丁、多环芳烃、镍、砷等多种化学致癌物质,均与癌的发生有关。②空气污染:工业城市中肺癌的发生率和死亡率与污染空气中的3,4-苯并芘的浓度呈正相关。③职业因素:从事某些职业的人群,如长期接触放射性物质(铀)或吸入含石棉、镍、砷等化学致癌粉尘的工人,肺癌发生率明显增高。

(二)病理变化

1. 肉眼类型 根据肺癌的发生部位将其分为中央型、周边型和弥漫型三种类型。

(1) 中央型 肺癌发生在主支气管或叶支气管,在肺门部形成肿块,最常见,占肺癌总数的60%~70%(图6-5-1)。

(2) 周围型 肺癌发生在肺段或其远端支气管,在靠近肺膜的肺周边部形成孤立的结节状或球形癌结节,占肺癌总数的30%~40%(图6-5-2)。

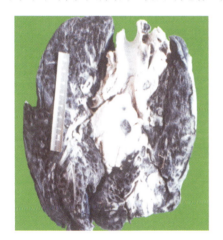

图6-5-1 中央型肺癌
注:主支气管壁增厚,可见灰白色的癌组织。

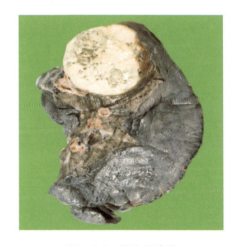

图6-5-2 周边型肺癌
注:癌组织位于上叶靠近胸膜处,呈孤立的结节状。

(3) 弥漫型 罕见,癌组织起源于末梢肺组织,沿肺泡管、肺泡间隙弥漫性浸润生长。

2. 组织学类型 包括四种基本类型。

(1) 鳞状细胞癌 约占60%,多数为中央型,根据癌组织分化程度又可分为高分化、中分化、低分化三型。

（2）腺癌　发生率仅次于鳞癌，近年来发病率有所上升，多为周围型，女性多见。

（3）小细胞癌　占10%～20%，生长快、转移早，是肺癌中恶性程度最高的一型。以中央型多见，癌细胞体积小，呈圆形或卵圆形，像淋巴细胞；也可呈梭形或燕麦形，胞质少，似裸核，称为燕麦细胞癌（图6-5-3）。

（4）大细胞癌　癌细胞体积大，胞质丰富，核深染，恶性程度高，生长迅速，转移发生早而广泛（图6-5-4）。

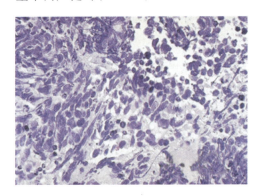

图6-5-3　肺小细胞癌

注：癌细胞呈短梭形，似燕麦，也称燕麦细胞癌。

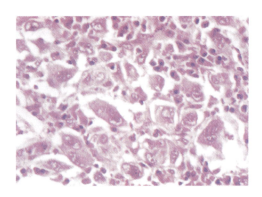

图6-5-4　肺大细胞癌

注：癌细胞体积大，异型性明显，可见瘤巨细胞。

（三）扩散途径

1. 直接蔓延　中央型肺癌常直接侵入纵隔、心包及周围血管，沿支气管向同侧甚至对侧肺组织蔓延；周边型肺癌可直接侵犯胸膜、胸壁。

2. 转移　癌细胞沿淋巴道转移时，首先转移到肺门淋巴结，以后由支气管淋巴结转移到纵隔、锁骨上窝、腋窝、颈部淋巴结；血道转移常见于脑、肾上腺和骨。小细胞肺癌比鳞状细胞癌和腺癌更易发生血道转移。

（四）临床病理联系

肺癌的临床症状因其发生部位、肿瘤大小、浸润转移范围而异。肺癌早期常无明显症状，以后常有咳嗽、咳带血痰、胸痛等症状，其中咯血较易引起病人的注意而就诊，此时病变多已进入中晚期。一半中央型肺癌病人临床症状出现较早，因肿瘤压迫阻塞支气管可引起局限性肺萎陷或肺气肿、肺感染。侵及胸膜时可引起血性胸水。侵蚀食管可引起支气管-食管瘘。位于肺尖部的肺癌压迫或侵蚀颈交感神经及颈神经根而引起交感神经麻痹综合征（Horner综合征），表现为病侧眼睑下垂、瞳孔缩小、胸壁皮肤无汗等症状。肿瘤侵犯纵隔，压迫上腔静脉可引起上腔静脉综合征，表现为面部水肿及颈胸部静脉曲张。有异位内分泌作用的肺癌，尤其是小细胞癌，可因5-HT分泌过多而引起类癌综合征，表现为支气管哮喘、心动过速、水样腹泻、皮肤潮红等。

肺癌病人预后大多不良，早发现、早诊断、早治疗对于提高治愈率和生存率至关重要。40岁以上人群，特别是长期吸烟者，若出现咳嗽、气急、痰中带血和胸痛或刺激性咳嗽、干咳无痰等症状应高度警惕,并及时进行 X 线检查、痰液细胞学检查、肺纤支镜检查及病理活体组织检查,以尽早发现,提高治疗效果。

第六节 呼吸衰竭

机体可通过呼吸运动不断地从外界环境中摄取氧并排出二氧化碳。完整的呼吸运动包括三个基本过程。①外呼吸包括肺通气(肺与外界的气体交换)和肺换气(肺泡与血液之间的气体交换)。②气体在血液中的运输。③内呼吸是指血液与组织细胞间的气体交换,以及细胞内生物氧化的过程(图6-6-1)。

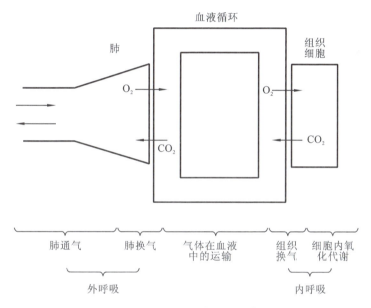

图 6-6-1 呼吸运动全过程示意图

呼吸衰竭(respiratory failure)是指各种原因引起的肺通气和(或)肺换气功能严重障碍,以致在静息状态下也不能维持足够的气体交换,导致低氧血症或伴有高碳酸血症,进而引起一系列病理生理改变和相应临床表现的综合征。

呼吸衰竭由于其临床表现缺乏特异性,明确诊断依赖于动脉血气分析,即在海平面、静息状态、呼吸空气条件下,动脉血氧分压(PaO_2)低于 60 mmHg(8 kPa),伴有或不伴有二氧化碳分压($PaCO_2$)高于 50 mmHg(6.67 kPa),即可诊断为呼吸衰竭。

呼吸衰竭的分类方法很多,根据动脉血气分析变化,可将呼吸衰竭分为Ⅰ型呼吸衰竭和Ⅱ型呼吸衰竭。Ⅰ型呼吸衰竭即缺氧性呼吸衰竭,其动脉血气分析特点是PaO_2低于 60mmHg,$PaCO_2$降低或正常;Ⅱ型呼吸衰竭即高碳酸性呼吸衰竭,其动脉血气分析特点是PaO_2低于 60 mmHg,同时伴有$PaCO_2$低于 50 mmHg(表6-6-1)。

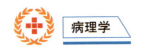

表 6-6-1　呼吸衰竭按血气分类

	PaO_2	$PaCO_2$
Ⅰ型（低氧血症型）	↓	↓ 或 N
Ⅱ型（高碳酸血症型）	↓	↑

注：↓表示降低，↑表示升高，N表示正常。

按发病的急缓分为急性呼吸衰竭和慢性呼吸衰竭；按发病机制分为通气性呼吸衰竭和换气性呼吸衰竭。

一、病因和发病机制

外呼吸的两个基本过程是肺通气和肺换气，各种病因通过引起肺通气功能和（或）换气功能障碍而致呼吸衰竭。肺换气功能障碍又包括弥散障碍和肺泡通气量与血流量比例失调。

（一）肺通气功能障碍

1. 限制性通气障碍　指吸气时肺泡的扩张受限制所引起的肺泡通气不足。其发生原因如下。

（1）呼吸肌活动障碍　呼吸肌舒缩的正常活动有赖于呼吸中枢、神经冲动的传导及呼吸肌自身性能的完整。因此，中枢、外周神经的器质性病变与麻醉药、镇静药过量所致的呼吸中枢抑制，以及呼吸肌本身收缩力的减弱（如肌无力和肌萎缩），均可因呼吸肌活动障碍而致限制性通气障碍。

（2）胸廓和肺的顺应性降低　胸廓顺应性降低，见于胸膜纤维性增厚、胸廓畸形、胸壁外伤、胸水和气胸等，均可限制胸廓的扩张。肺顺应性降低，是指严重的肺纤维化或肺表面活性物质减少降低了肺的顺应性，使肺泡扩张的弹性阻力增大而引起的限制性通气不足。Ⅱ型上皮细胞受损（成人呼吸窘迫综合征）或发育不全（婴儿呼吸窘迫综合征）时，可使肺泡表面活性物质合成与分泌不足；肺过度通气或肺水肿时，可使肺表面活性物质大量消耗和破坏，从而导致肺表面活性物质减少。

（3）胸腔积液或气胸　胸腔大量积液时，肺严重受压，而造成肺扩张受限；开放性气胸时，胸内负压消失，在肺组织自身回缩力的作用下，导致肺塌陷，从而发生肺限制性通气障碍。

2. 阻塞性通气障碍　由于气道狭窄或阻塞所引起的肺泡通气障碍称为阻塞性通气障碍。气道阻塞可分为中央气道阻塞和外周气道阻塞两种。

（1）中央气道阻塞　声门至气管分叉处的气道阻塞，多见于气管内异物、肿瘤、白喉等。

（2）外周气道阻塞　内径小于 2 mm 以下的细支气管阻塞，见于慢性支气管炎、慢性阻塞性肺疾病、支气管哮喘等。

限制性或阻塞性通气不足引起的总肺泡通气量不足，可使肺泡气氧分压下降和肺泡气二氧化碳分压升高,因而流经肺毛细血管的血液不能充分氧化,导致动脉血氧分压降低和二氧化碳分压升高而发生呼吸衰竭。

(二)肺换气功能障碍

1. 弥散障碍 由于肺泡膜面积减少或肺泡膜异常增厚所引起的气体交换障碍称为弥散障碍。弥散障碍主要见于以下情况。

(1)弥散面积减少 肺泡膜面积减少常见于肺叶切除、肺实变、肺不张、肺水肿等。正常成人肺泡膜为 $60\sim100\ m^2$,当弥散面积减少一半以上时,就可能因弥散膜面积过少而发生呼吸衰竭。

(2)弥散膜增厚 肺泡膜非常薄,平均厚度小于 $1\ \mu m$,由肺泡上皮、毛细血管内皮及两者共有的基底膜构成。当肺水肿、肺间质纤维化、肺透明膜形成时,可因弥散距离增加而使弥散速度减慢(图 6-6-2)。

(3)血液与肺泡接触时间过短 正常人在静息时,血液流经肺泡毛细血管的时间约 0.75 s,在剧烈运动时,可缩短为 0.34 s。而完成气体交换的时间,O_2 只需 0.25 s,CO_2 仅需 0.13 s。因此,肺泡膜面积减少或厚度增加的病人,虽然弥散速度减慢,一般在静息时仍可以完成气体交换。但是在体力负荷增加、情绪激动等情况下,

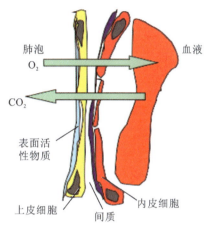

图 6-6-2 肺泡-毛细血管膜结构

因心输出量增加和肺血流速度加快,血液和肺泡气接触时间则明显缩短,就易出现气体交换不充分而发生呼吸衰竭。

由于 CO_2 在水中的溶解度比 O_2 大,弥散速度快,单纯的弥散障碍主要影响氧的弥散过程,导致低氧血症,一般无 $PaCO_2$ 的升高,甚至可因低氧血症而代偿性过度通气,使 $PaCO_2$ 低于正常(呼吸性碱中毒)。

2. 肺泡通气量与血流量比例失调 流经肺的血液得以充分换气的另一个重要因素是肺泡通气量与血流量的比例。正常成人在静息状态下,每分钟肺泡通气量(V)约为 4 L,每分钟肺血流量(Q)约为 5 L,V/Q 约为 0.8。V/Q 失调有以下两种形式。

(1)部分肺泡通气不足,但血流量并不相应减少,造成流经该部分肺泡的静脉血未经充分动脉化便掺入动脉血中,如同发生了肺内动-静脉短路,又称为"功能性分流"。常见于慢性阻塞性肺疾病、肺炎等肺实变、肺纤维化和肺不张等引起的肺通气障碍,使 V/Q 降低(图 6-6-3)。

(2)部分肺泡血流不足而通气良好,可使 V/Q 增高,常见于肺动脉分支栓塞、肺毛细血管床减少(如肺气肿)、肺动脉压降低(出血、脱水)等情况。这些肺泡因血流量减少而失去换气功能或不能充分换气,因而肺泡内气体成分和气道内气体成分相似,犹如增加了肺泡死腔通气量。因此,又称为"死腔样通气"。病人血气变化仍为低氧血症,而二

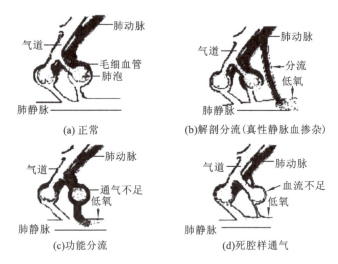

图 6-6-3 肺泡通气量与血流量比例失调模式图

氧化碳含量可正常或低于正常。

3. 解剖分流增加 生理情况下,肺内也存在解剖分流,是指一小部分静脉血经支气管静脉和肺内动-静脉吻合支直接流入肺静脉,这部分血液未经过氧合即流入体循环动脉血中,又称为"真性分流"。占心输出量的 2%~3%,解剖分流增加见于支气管扩张伴支气管血管扩张和肺动-静脉短路开放等情况。鉴别功能性分流和真性分流可通过吸入纯氧(通常 15 min),因为吸入纯氧可有效地提高功能性分流的 PaO_2,而对真性分流的 PaO_2 则无明显改善。

临床上单一因素引起的呼吸衰竭很少见,往往是混合型的。

二、呼吸衰竭时机体主要的功能代谢变化

外呼吸功能障碍引起的直接效应是血液气体的变化,即 PaO_2 降低或同时伴有 $PaCO_2$ 增高或降低。呼吸衰竭时机体各系统功能变化的最根本的原因是低氧血症和高碳酸血症。它们对机体的影响主要取决于发生速度、严重程度、持续时间和机体本身的功能状态。

(一)酸碱平衡紊乱

呼吸衰竭时,不仅因为外呼吸功能障碍引起酸碱平衡紊乱,而且还可因为并发肾功能障碍、感染、休克以及某些治疗措施不当等因素而出现不同类型的酸碱平衡紊乱,因此病人的表现可能是多种多样的。外呼吸功能严重障碍时,可引起呼吸性酸中毒、呼吸性碱中毒、代谢性酸中毒或呼吸性酸中毒合并代谢性酸中毒。

1. 呼吸性酸中毒 Ⅱ型呼吸衰竭时,大量二氧化碳潴留,可造成原发性血浆碳酸过多。发病急骤者,往往代偿不全而出现失代偿性呼吸性酸中毒;如发病较缓慢,则可出现代偿性呼吸性酸中毒。此时血液电解质主要有血清钾浓度增高,血清氯浓度降低。

2. 代谢性酸中毒或呼吸性酸中毒合并代谢性酸中毒 由于严重缺氧,无氧糖酵解增强,酸性代谢产物增多,可引起代谢性酸中毒或呼吸性酸中毒合并代谢性酸中毒。如病人合并肾功能不全或感染、休克等,则因肾脏排酸保碱功能障碍或体内固定酸产生增多,将加重代谢性酸中毒。此时血清钾浓度增高可更加明显。

3. 呼吸性碱中毒 常见于Ⅰ型呼吸衰竭病人,因严重缺氧造成肺过度通气,二氧化碳排出过多,动脉血二氧化碳分压明显下降,可发生呼吸性碱中毒。

(二) 呼吸系统变化

呼吸衰竭时伴有的低氧血症和高碳酸血症会影响呼吸功能。适度的 PaO_2 降低可刺激颈动脉体与主动脉体化学感受器,反射性地增强呼吸运动,当 PaO_2 低于 8 kPa(60 mmHg)时此作用更明显。但严重缺氧(PaO_2 低于 4 kPa)对呼吸中枢则有直接抑制作用。$PaCO_2$ 升高主要作用于中枢化学感受器,使呼吸中枢兴奋,引起呼吸加深加快。但当 $PaCO_2$ 超过 10.7 kPa(80 mmHg)时,反而抑制呼吸中枢。吸入气中的二氧化碳增加时,肺泡气二氧化碳分压随着升高,动脉血二氧化碳分压也升高,因而呼吸加深加快,肺通气量增加。肺通气增加可使二氧化碳排出增加,使肺泡气和动脉血二氧化碳分压接近正常水平。但当吸入气二氧化碳分压增加超过一定水平时,肺通气量不能相应增加,则肺泡气和动脉血二氧化碳分压显著升高,导致中枢神经系统包括呼吸中枢活动的抑制,从而引起呼吸困难、头痛、头昏,甚至昏迷,出现二氧化碳麻醉。

(三) 循环系统变化

轻度的 PaO_2 降低和 $PaCO_2$ 升高可兴奋心血管中枢,使心率加快、心肌收缩力增强,导致心输出量增加。但严重的缺氧和二氧化碳潴留可直接抑制心血管中枢,抑制心脏活动,导致心肌收缩力降低、血压下降。

呼吸衰竭常伴有肺动脉高压,从而引起右心肥大和右心衰竭,即肺源性心脏病。肺源性心脏病的可能原因如下。

(1) 缺氧和二氧化碳潴留导致血液 H^+ 浓度升高,均可引起肺小动脉收缩,使肺动脉压升高,增加右心室后负荷。

(2) 慢性缺氧使肺小动脉长期处于收缩状态,可引起肺血管壁平滑肌细胞和成纤维细胞的肥大和增生,使血管硬化,形成持续的肺动脉高压。

(3) 慢性缺氧所致红细胞增多,使血液黏滞度增高而增加肺血管阻力。

(4) 心肌缺氧可抑制心肌舒缩功能,二氧化碳潴留所致的酸中毒抑制心肌收缩功能。

(四) 中枢神经系统变化

呼吸衰竭时,由于低氧血症与高碳酸血症的作用,中枢神经系统的功能可发生明显变化,轻度时可使兴奋性升高,严重时将发生一系列中枢神经系统的功能障碍,直接威胁病人生命。低氧血症和高碳酸血症的作用很难截然分开。

中枢神经对缺氧很敏感,故最易受损。PaO_2 为 8.0 kPa(60 mmHg)时可出现智力和视力轻度减退。当 PaO_2 迅速降至 5.33~6.66 kPa(40~50 mmHg)以下时,就会引起一系列神经精神症状,如头痛、不安、定向与记忆障碍、精神错乱、嗜睡,以致惊厥和昏迷,PaO_2 低于 2.67 kPa(20 mmHg)时,只需几分钟就可造成神经细胞的不可逆性损害。

由呼吸衰竭引起的脑功能障碍称为肺性脑病(pulmonary encephalopathy)。病人表现为神志淡漠、肌肉震颤或扑翼样震颤、间歇抽搐、昏睡,甚至昏迷等,也可出现腱反射减弱或消失、锥体束征阳性等。

（五）肾功能变化

呼吸衰竭时肾功能也可遭到损害,轻者尿中出现蛋白质、红细胞、白细胞及管型等,严重时可发生急性肾功能衰竭,出现少尿、氮质血症和代谢性酸中毒等变化。此时肾脏结构往往无明显变化,故常为功能性肾功能衰竭。只要外呼吸功能好转,肾功能就可较快恢复。肾功能衰竭的基本发病机制在于缺氧与高碳酸血症反射性地引起肾血管收缩,从而使肾血流量严重减少。若病人并发心力衰竭、弥散性血管内凝血或休克,则肾脏的血液循环障碍将更严重,而肾功能障碍也将加重。

（六）胃肠道变化

呼吸衰竭的晚期,常伴发上消化道出血,甚至成为死亡原因,其主要机制如下:①缺氧、二氧化碳蓄积和酸中毒,引起胃壁血管收缩、胃黏膜糜烂坏死,从而降低或破坏胃黏膜的屏障作用,导致弥漫性渗血;②二氧化碳潴留,增强胃壁细胞碳酸酐酶的活性,使胃酸分泌过多,参与溃疡的形成;③部分病人合并 DIC 和休克。

三、呼吸衰竭防治与护理原则

1. 防治原发病 针对引起呼吸衰竭的原发疾病进行预防,或在发病后及时进行积极处理。

2. 防止与去除诱因 对于可能引起呼吸衰竭的疾病,还必须同时防止去除诱因。例如对于创伤、休克病人,要避免吸入高浓度氧、避免输入久存血库的血液、避免输液过量等,以免诱发成人呼吸窘迫综合征。有呼吸系统疾病的病人必须手术治疗时,应先检查病人的肺功能储备力。对肺功能已有损害或慢性呼吸衰竭的病人更应积极防止及去除各种诱因,以免诱发急性呼吸衰竭。

3. 畅通气道和改善通气 常用的方法如下:①清除气道内容物或分泌物;②解除支气管痉挛;③抗感染治疗减轻气道的肿胀与分泌;④必要时进行气管插管或气管切开术;⑤给予呼吸中枢兴奋剂;⑥掌握适应证,正确使用机械辅助通气。

4. 吸氧 无论是何种类型的呼吸衰竭,均会出现低氧血症,根据呼吸衰竭血气变化的不同特点,分别给予不同的氧疗方案。

针对只有缺氧而不伴有二氧化碳升高的Ⅰ型呼吸衰竭,宜吸入较高浓度的氧(40%~50%),尽快提高 PaO_2 超过 60 mmHg(8 kPa),SaO_2 上升到 85% 以上。

对于既有缺氧,又有二氧化碳潴留的Ⅱ型呼吸衰竭,当 $PaCO_2$ 超过 80 mmHg(10.7 kPa)时,会直接抑制呼吸中枢,此时呼吸运动主要依靠低氧血症对外周化学感受器的刺激来维持,因此应持续性给予低浓度、低流量的氧(25%～29%),使 PaO_2 上升到 55 mmHg(8 kPa)(此时血氧饱和度已达 80%),以免缺氧完全纠正而抑制呼吸,使 $PaCO_2$ 更高。

5. 密切观察监护、综合治疗 注意纠正水、电解质与酸碱平衡紊乱;维持心、脑、肾等重要器官的功能;防治常见的严重并发症。

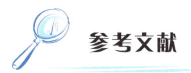

参考文献

[1] 吴继峰.病理学[M].北京:人民卫生出版社,2010.
[2] 张惠铭,王建中,相霞.病理学[M].武汉:华中科技大学出版社,2012.

(许连静)

第七章 心血管系统疾病

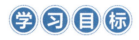

掌握

1. 冠心病的病理类型和病理临床联系。
2. 缓进型高血压病各期的病理变化及其临床表现。
3. 风湿病的基本病变特点、风湿性心脏病的病理变化及其临床表现。
4. 动脉粥样硬化的病理变化。
5. 心力衰竭的概念、病因、诱因及心力衰竭的临床表现及其病理生理基础。

熟悉

1. 感染性心内膜炎的病理变化及其与临床的联系。
2. 急进型高血压病的病变。
3. 风湿病各器官的病变及临床表现。
4. 心力衰竭的分类及机体的代偿。

了解

1. 风湿病、高血压、动脉粥样硬化、感染性心内膜炎的病因、发病机制。
2. 心力衰竭的发生机制及防治原则。

心血管系统疾病是当今世界严重威胁人类健康的一组疾病,其发病率和死亡率居所有疾病首位。虽然我国心血管疾病发病率仍低于发达国家,但近年来高血压病、冠心病的发病率和死亡率有上升和年轻化的趋势。

第一节 风 湿 病

风湿病(rheumatism)是一种与 A 组乙型溶血性链球菌感染有关的变态反应性疾病。主要累及全身结缔组织,最常侵犯心脏、关节,其次是皮肤、皮下组织、脑、血管等处,以心脏病变最为严重。风湿病发病率为 20.05/(10 万)。风湿病的急性期称风湿热(rheumatic fever),伴有发热、心脏和关节损害、环形红斑、皮下小结、舞蹈病等症状和体征。血液检查见抗链球菌溶血素抗体"O"滴度升高,血沉加快,白细胞增多;心电图示 P-R 间期延长等表现。风湿热常有反复发作特点,急性期过后,常造成轻重不等的心脏病变,特别是心瓣膜的器质性变化,形成慢性心瓣膜病,可带来严重后果。

风湿病多发于5~15岁,以6~9岁为发病高峰。患病率无性别差异,但有地域差异,西部如四川发病率最高,其次是东、中部,北部如吉林发病率较低,南方广东最低。若以长江为界,南方高于北方。冬、春季为风湿病的好发季节。

一、病因和发病机制

(一)病因

风湿病的发生与A组乙型溶血性链球菌感染有关。其根据如下:

(1) 发病前病人常有咽峡炎、扁桃体炎等上呼吸道链球菌感染的病史;

(2) 本病多发生于链球菌感染盛行的冬、春季节及咽部链球菌感染好发的寒冷潮湿地区;

(3) 病人血中多项链球菌抗体增高;

(4) 抗生素广泛使用后,不但能预防和治疗咽峡炎、扁桃体炎,而且也明显地减少了风湿病的发生和复发。

风湿病不是链球菌直接感染导致发病的依据如下:

(1) 风湿病的发病并不是在链球菌感染的当时,而是在链球菌感染2~3周后;

(2) 病人血液中从未发现过链球菌、病变区未培养出链球菌;

(3) 风湿病的病变不是化脓性炎症;

(4) 典型病变不在链球菌感染的原发部位,而是在远离感染灶的心、皮肤等部位。

受寒、受潮、病毒感染有可能诱发风湿病。

(二)发病机制

风湿病的发病机制仍然不十分清楚,曾提出以下几种学说,如链球菌直接感染学说、链球菌毒素学说、变态反应学说和自身免疫学说等,但目前多数倾向于抗原抗体交叉反应学说,该学说认为,链球菌细胞壁的C抗原(糖蛋白)引起的抗体可与结缔组织(如心脏瓣膜及关节等)的糖蛋白发生交叉反应,而链球菌壁的M蛋白与存在于心脏、关节及其他组织中的糖蛋白亦发生交叉反应,导致组织损伤。

二、基本病理变化

风湿病病变过程大致可分为三期。

1. 变质渗出期(alterative and exudative phase) 风湿病的早期改变。在心脏、浆膜、关节、皮肤等病变部位发生变性和坏死,表现为结缔组织基质的黏液样变性和纤维素样坏死。同时有充血和渗出,有浆液和纤维素渗出,有少量淋巴细胞、浆细胞、中性粒细胞浸润。此期约持续1个月。

2. 增生期或肉芽肿期(proliferative phase or granulomatous phase) 此期病变特点是在心肌间质,心内膜下和皮下结缔组织中,形成风湿性肉芽肿,也称风湿小体、阿少夫(Aschoff)小体。风湿小体体积很小,只有在显微镜下才能看到,呈圆形、椭圆形、梭形。

在纤维素样坏死的基础上,病变组织可出现巨噬细胞的增生、聚集,吞噬纤维素样坏死物,巨噬细胞转变成风湿细胞,也称阿少夫细胞(Aschoff cell),周围有少量的淋巴细胞、浆细胞浸润,从而形成风湿小体。风湿细胞体积大,呈圆形、多边形,胞界清但不整齐;胞质丰富,嗜碱性。核大,圆形或椭圆形,核膜清晰,染色质集中于中央并呈细丝状向核膜放散,有的风湿细胞核的横切面似枭眼状,称枭眼细胞,纵切面像毛虫,称毛虫细胞(图 7-1-1)。光镜下,心肌间质内风湿小体在小血管旁形成。典型风湿小体中央是纤维素样坏死,周围是多少不等的风湿细胞,外周有少量成纤维细胞和淋巴细胞、浆细胞浸润。风湿小体对本病具有诊断意义(图 7-1-2)。此期病程可持续 2~3 个月。

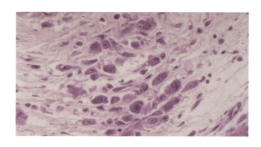

图 7-1-1　高倍镜下的 Aschoff 小体

注:风湿细胞体积大,可有双核或多核(核仁很明显)。旁边可见散在的炎细胞,其中有单核细胞或有时可见中性粒细胞。

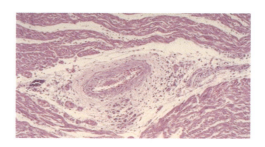

图 7-1-2　风湿性心肌炎

注:心肌间质血管旁可见聚集的风湿细胞形成的阿少夫小体。

3. 瘢痕期或愈合期(fibrous phase or healed phase)　Aschoff 小体中的坏死物逐渐被溶解吸收,风湿细胞转变为成纤维细胞,出现胶原纤维,使风湿小体逐渐纤维化,最后形成梭形小瘢痕。此期病变可持续 2~3 个月。

风湿病整个病程为 4~6 个月。由于风湿病具有反复发作的特点,在受累的器官和组织中常可见到新旧病变同时并存现象。病变持续反复进展,导致较严重的纤维化和瘢痕形成。

三、风湿病的各器官病变

(一)风湿性心脏病

风湿病引起的心脏病变可以表现为风湿性心内膜炎(rheumatic endocarditis)、风湿性心肌炎(rheumatic myocarditis)和风湿性心外膜炎(rheumatic pericarditis)。若病变累及心脏全层组织,则称为风湿性全心炎(rheumatic pancarditis)或风湿性心脏炎(rheumatic carditis)。风湿性心脏病多见于青壮年,17~18 岁为高峰。

1. 风湿性心内膜炎(rheumatic endocarditis)　病变主要侵犯心瓣膜,其中二尖瓣最常受累,其次为二尖瓣和主动脉瓣同时受累。主动脉瓣、三尖瓣和肺动脉瓣极少受累。

病变初期,受累瓣膜肿胀,发生黏液样变性和纤维素样坏死,浆液渗出和炎细胞浸润,病变瓣膜表面,瓣膜闭锁缘上内皮细胞变性、坏死、脱落,胶原暴露出来,诱导白细胞在该处沉积、聚集,形成白色血栓,称为赘生物(图 7-1-3)。赘生物粟粒大小,灰白色,半透明,疣状。赘生物在闭锁缘上成串珠状形成单行排列,与瓣膜粘连紧密,不易脱落。病变后期,赘生物发生机化,瓣膜瘢痕形成。如此病变反复发生,导致瓣膜增厚、变硬、卷曲、短缩,瓣膜间互相粘连,腱索增粗、短缩,最后形成慢性心瓣膜病。

2. 风湿性心肌炎(rheumatic myocarditis) 病变主要累及心肌间质结缔组织。发生于成人,常表现为灶性间质性心肌炎,间质发生水肿,淋巴细胞浸润,在间质小血管附近可见 Aschoff 小体形成。病变反复发作,Aschoff 小体机化形成小瘢痕。病变常见于左心室、室间隔、左心房及左心耳等处。发生于儿童,表现为弥漫性间质性心肌炎,心肌间质明显水肿,有较多炎细胞浸润;心肌细胞发生细胞水肿和脂肪变性。严重者发生急性充血性心力衰竭和传导阻滞。

3. 风湿性心外膜炎(rheumatic pericarditis) 病变主要累及心外膜脏层,呈浆液性或纤维素性炎症。在心外膜腔内有大量浆液渗出,则形成心包积液,临床称湿性心包炎;当渗出物以纤维素为主时,覆盖于心外膜表面的纤维素可因心脏的不停搏动而形成无数绒毛状(图 7-1-4),称为绒毛心(cor villosum),临床称干性心包炎,渗出的大量纤维素如不能被溶解吸收,则发生机化,使心外膜脏层和壁层互相粘连,形成缩窄性心包炎(constrictive pericarditis)。

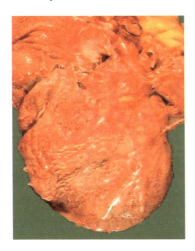
图 7-1-3 二尖瓣闭锁缘可见细小疣状赘生物

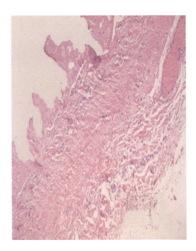
图 7-1-4 绒毛心

心包炎急性期临床表现:干性心包炎,病人有心前区疼痛,听诊可闻及心包摩擦音。湿性心外膜炎,病人感到胸闷不适,听诊时心音弱而遥远,X线检查心影增大,立位时如烧瓶状。平卧后心脏阴影形状及大小发生变化。

(二) 风湿性关节炎

风湿性关节炎(rheumatic arthritis)约 75% 的风湿热病人出现风湿性关节炎。最常侵犯膝、踝、肩、腕、肘等大关节,以游走性多关节炎为特征。关节局部表现为红、肿、热、痛和功能障碍。病变滑膜充血、肿胀,关节腔内有大量浆液渗出,邻近软组织内可见不典型的 Aschoff 小体。急性期后,渗出物易被完全吸收,一般不留后遗症。所以人们形容风湿病是"舔过关节,咬住心脏"。

(三) 皮肤病变

急性风湿病时,皮肤出现环形红斑和皮下结节,具有诊断意义。

1. 环形红斑(erythema annulare) 多见于儿童,为非特异性渗出性炎。多见于躯干和四肢皮肤,为淡红色环状红晕,微隆起,中央皮肤色泽正常。光镜下红斑处真皮浅层血管充血,水肿,淋巴细胞和单核细胞浸润。病变常在1~2天内消退。

2. 皮下结节(subcutaneous nodule) 增生性病变。多见于肘、腕、膝、踝关节附近的伸侧面皮下,直径0.5~2 cm,呈圆形或椭圆形,质硬、活动,无压痛的结节。光镜下,结节中心为大片纤维蛋白样坏死,外周成纤维细胞和风湿细胞。伴有以淋巴细胞为主的炎细胞浸润。急性期后形成小瘢痕。

(四) 风湿性动脉炎

风湿性动脉炎(rheumatic arteritis) 大、小动脉均可受累,小动脉受累较为常见,例如冠状动脉、肾动脉、肠系膜动脉、脑动脉及肺动脉等。急性期,主要病变为血管壁发生纤维素样坏死和淋巴细胞、单核细胞浸润,可伴有 Aschoff 小体形成。病变后期,血管壁纤维化而增厚,管腔狭窄,并发血栓形成。

(五) 风湿性脑病

多见于5~12岁儿童,女孩较多。主要病变为脑的风湿性动脉炎和皮质下脑炎。后者主要累及大脑皮质、基底节、丘脑及小脑皮层。光镜下,神经细胞变性,胶质细胞增生及胶质结节形成。当锥体外系受累时,患儿出现面部及肢体的不自主运动,称为小舞蹈病。

第二节 高 血 压

高血压是以体循环动脉血压持续高于正常水平为主要表现的疾病。成年人收缩压≥140 mmHg(18.4 kPa)和(或)舒张压≥90 mmHg(12.0 kPa)被定为高血压。高血压分为原发性高血压和继发性高血压。原发性高血压(primary hypertension)又称特发性高血压(essential hypertension),继发性高血压(secondary hypertension)是继发于其他疾病并作为一种症状出现的,所以又称症状性高血压(symptomatic hypertension),特殊类型的高血压。

高血压病是指原发性高血压。原发性高血压是我国最常见的心血管疾病之一,是一种原因未明、以体循环动脉压升高为主要表现的独立性全身性疾病。最多见,多见于中老年人,其发病率有性别和种族差异。我国高血压病有上升趋势,有年轻化趋势。总的说来东北、华北高于西南、东南；东部高于西部。

继发性高血压较少见，占5%～10%，是指患有某些疾病时出现的血压升高，如慢性肾小球肾炎、肾上腺肿瘤所引起的高血压，这种血压升高是某种疾病的病症之一。

特殊类型高血压是指妊娠高血压和某些疾病导致的高血压危象，如高血压脑病、颅内出血、不稳定性心绞痛等出现的血压升高。

原发性高血压是以细小动脉硬化为基本病变的全身性疾病。多数病程较长，症状显隐不定，不易坚持治疗。晚期发生左心室肥大、两肾呈弥漫性颗粒性萎缩、脑内出血等严重并发症。

一、病因和发病机制

高血压的病因和发病机制很复杂，尚未完全阐明。

（一）危险因素

1. 遗传因素 据调查，约有75%的高血压病人有明显的家族发病倾向，即具有明显的家族聚集性。双亲有高血压病史的高血压患病率比无高血压家族史者高2～3倍，而单亲有高血压病史的患病率比无高血压家族史者高1.5倍。

2. 膳食因素 ①Na^+的摄入量：日均摄盐量高的人群，高血压的患病率与日均摄盐低的人群相比明显升高，可以说，摄盐量与血压呈正相关。但并非所有人都对钠敏感；增加钾、钙的摄入量，可使血压下降，从而可降低高血压病的发病率。②肥胖：调查表明，人群中随着体重指数的增高，血压水平和高血压患病率均逐步增高。③饮酒：中度以上饮酒是高血压发病的因素之一。

3. 社会心理因素 调查表明，精神长期或反复处于紧张状态的人或从事相应职业的人，可使大脑皮质功能失调，失去对皮层下血管舒缩中枢的调控能力，当血管舒缩中枢产生持久的以收缩为主的兴奋时，可引起全身细、小动脉痉挛而增加外周血管阻力，使血压升高。

4. 其他因素 如年龄、吸烟、体力活动等。体力活动与高血压呈负相关，缺乏体力劳动的人易患高血压。随着年龄增长，患高血压概率增加。

（二）发病机制

高血压的发病机制尚未完全清楚。凡能引起心排出量和外周阻力改变的各种因素，均可导致血压的升高。

1. 水钠潴留 水钠潴留可增加血容量，导致血压升高。

2. 功能性血管收缩 功能性血管收缩可使外周血管的阻力增加，导致血压升高。

3. 结构性血管肥厚 细小动脉平滑肌细胞增生、肥大，可使血管壁增厚、管腔缩小，外周血管阻力增加，血压升高。

二、类型和病理变化

原发性高血压可分为缓进型高血压和急进型高血压两类。

（一）缓进型高血压

缓进型高血压(chronic hypertension)，也称良性高血压(benign hypertension)，约占原发性高血压的95%，病程长，进展缓慢，可达十余年或数十年，多见于中、老年人。

缓进性高血压按病变的发展可分为三期。

1. 功能紊乱期 高血压的早期阶段，基本病变是全身细小动脉间歇性痉挛，血管无器质性病变。临床表现为血压升高，但常有波动，可伴有头晕、头痛，经过适当休息和治疗，血压可恢复正常。

2. 动脉病变期

（1）细动脉硬化(arteriolosclerosis) 高血压病的主要病变特征，表现为细动脉玻璃样变性。如肾的入球小动脉和视网膜动脉玻璃样变性。细动脉玻璃样变性由于细动脉长期痉挛缺氧，加之血管内皮细胞长期受高血压刺激，使内皮细胞受损，通透性增强，血浆蛋白渗入到血管壁中。同时内皮细胞及平滑肌细胞分泌大量细胞外基质，平滑肌细胞因缺氧发生凋亡，血管壁逐渐被血浆蛋白、细胞外基质所代替，正常管壁结构消失，形成红染均质的玻璃样物质，即玻璃样变性，导致细动脉壁增厚，管腔缩小甚至闭塞（图7-2-1）。

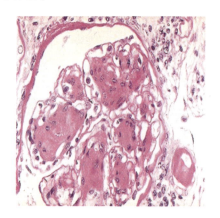

图7-2-1 肾入球动脉管壁增厚呈红染均质状，管腔狭窄

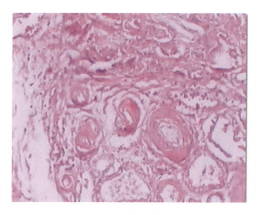

图7-2-2 小动脉洋葱皮样改变及小动脉玻璃样变性

（2）小动脉硬化 主要累及肾小叶间动脉、弓状动脉及脑动脉等。小动脉内膜胶原纤维及弹性纤维增生，内弹力膜分裂。中膜平滑肌细胞增生、肥大，不同程度的胶原纤维和弹力纤维增生。血管壁增厚，管腔狭窄（图7-2-2）。

（3）大动脉硬化 如主动脉及其主要分支发生动脉粥样硬化。其临床表现为血压持续升高，失去波动性，休息后血压不能恢复正常，需服降压药才能降低血压。

3. 内脏病变期

（1）心脏 血压持续升高，外周阻力增大，导致心肌压力负荷增加，左心室代偿性肥大。肉眼观，心脏重量增加，可达400 g以上（正常男性约260 g，女性约250 g），左心室壁增厚，可达1.5~2.0 cm（正常1.0 cm以内）（图7-2-3）。乳头肌和肉柱增粗，心腔不扩张,相对缩小,称为向心性肥大(concentric hypertrophy 图 7-2-4)。光镜,心肌细胞变粗、变长,伴有较多分支。心肌细胞核大而深染,核呈圆形或椭圆形。晚期左心室失代偿时,心肌收缩力降低,心腔逐渐扩张,称为离心性肥大(eccentric hypertrophy),严重时可发生心力衰竭。

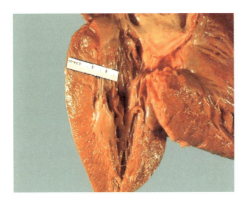

图 7-2-3　原发性高血压左心室向心性肥大

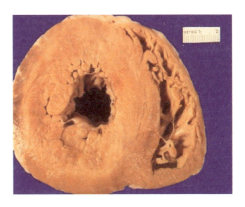

图 7-2-4　心脏横断面示左心室壁增厚,乳头肌显著增粗,心腔相对较小

心脏发生的上述病变,称为高血压性心脏病(hypertensive heart disease)。病人出现心悸症状,严重者有心力衰竭的症状和体征。

(2) 肾脏　肾脏病变表现为细动脉性肾硬化或原发性颗粒性固缩肾。高血压时,由于入球动脉的玻璃样变性和肌型小动脉硬化,管壁增厚,管腔狭窄,使受累区域肾单位缺血萎缩纤维化,导致肾萎缩硬化。光镜下,肾细小动脉玻璃样变性,病变区的肾小球缺血发生纤维化、硬化或玻璃样变性(图 7-2-5),相应的肾小管因缺血而萎缩、消失,出现间质纤维组织增生和淋巴细胞浸润。病变相对较轻的肾小球代偿性肥大,相应的肾小管代偿性扩张,管腔见蛋白管型。肉眼观,双侧肾脏对称性缩小,重量减轻,质地变硬,肾表面呈均匀弥漫的细颗粒状,被膜不易剥离。切面肾皮质变薄(厚度在 0.2 cm 以下,正常 0.3～0.6 cm)。皮髓质界限模糊,肾盂周围脂肪组织增多。肾脏以上的病变特点称为原发性颗粒性固缩肾(primary granular atrophy of the kidney)(图 7-2-6)。

(3) 脑　由于脑细小动脉硬化造成局部组织缺血,毛细血管通透性增加,脑可发生一系列病变,即脑水肿、脑软化、脑出血。

① 脑水肿　由于脑细小动脉硬化和痉挛,局部组织缺血,毛细血管通透性增加,发生脑水肿。临床表现为头痛、头晕、眼花、呕吐、视力障碍等症状,严重时出现高血压脑病和高血压危象。高血压脑病是指因高血压脑血管病变及痉挛,脑水肿加重,血压急剧升高而引起的以中枢神经功能障碍为主要表现的症候群。其临床表现为颅内高压、头痛、呕吐、视物障碍等。病人可出现剧烈头痛、意识障碍、抽搐等症状,病情危重,没有及时救治可引起死亡,称为高血压危象(hypertensive crisis)。此种危象见于高血压的各个时期。

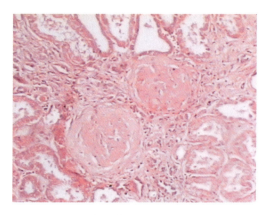

图 7-2-5　肾小球纤维化及玻璃样变性

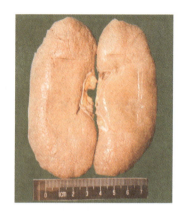

图 7-2-6　原发性颗粒性固缩肾

注：双侧肾脏对称性缩小，质地变硬，肾表面凸凹不平，呈细颗粒状。

②脑软化(softening of brain)　由于脑的细小动脉硬化和痉挛，脑组织缺血而发生多数小坏死灶，即微梗死灶(microinfarct)。光镜下，梗死组织液化，形成质地疏松的筛网状病灶。后期坏死组织被溶解吸收，由胶质瘢痕修复。

③脑出血(cerebral hemorrhage)　高血压最严重的并发症，也是致命性的并发症。脑出血常发生于基底节、内囊，其次为大脑白质、脑桥和小脑(图 7-2-7)。出血常为大片状，其区域脑组织完全破坏，形成充满血液和坏死脑组织的囊性病灶。脑出血的原因：一是由于脑血管的细、小动脉硬化使血管壁变脆，当血压突然升高时引起的血管破裂出血；二是由于血管壁弹性下降，失去壁外组织的支撑，局部膨出形成小动脉瘤和微小动脉瘤，当血压突然升高时，致小动脉瘤和微小动脉瘤破裂出血。脑出血多见于基底节区域(尤以豆状核区最多见)，是因为供应该区域血液的豆纹动脉从大脑中动脉成直角分出，此动脉比较细，直接受到大脑中动脉压力较高的血流冲击和牵引，从而使病变的豆纹动脉破裂出血。

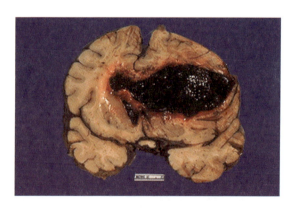

图 7-2-7　高血压病脑出血

脑出血常因出血部位的不同、出血量大小的不同而临床症状不同。内囊出血可引起对侧肢体偏瘫而感觉消失；出血侵入侧脑室时，病人发生昏迷，甚至死亡；左侧脑出血常引起失语；桥脑出血可引起同侧面神经麻痹及对侧上下肢瘫痪；脑出血可因血肿占位及脑水肿，引起颅内高压，并发脑疝形成。

(4) 视网膜　视网膜中央动脉发生细动脉硬化。眼底镜检查可见血管迂曲，反光增强，动-静脉交叉处出现压痕。严重者视乳头水肿，视网膜渗出和出血，使视力受到影响。

(二) 急进型高血压

急进型高血压(accelerated hypertension)又称为恶性高血压(malignant hypertension)，多见于青少年，血压显著升高，常超过 230/130 mmHg，病变进展迅速，较早出现肾衰竭。此型高血压多为原发性，有的继发于良性高血压病。

急进型高血压特征性的病变是增生性小动脉硬化(hyperplastic arteriolosclerosis)和坏死性细动脉炎(necrotizing arteriolitis)，主要累及肾、脑和视网膜。增生性小动脉硬化主要表现为动脉内膜显著增厚，内弹力膜分裂，平滑肌细胞增生肥大，胶原等基质增多，致血管壁呈同心圆层状增厚，状如洋葱切面，管腔狭窄(图 7-2-8)。坏死性细动脉炎是动脉内膜和中膜发生纤维素样坏死，HE 染色管壁伊红深染，周围有单核细胞及中性粒细胞浸润(图 7-2-9)。

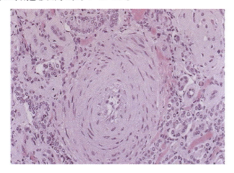

图 7-2-8　增生性小动脉硬化

注：血管壁呈同心圆状增厚，洋葱皮样外观，管腔狭窄。

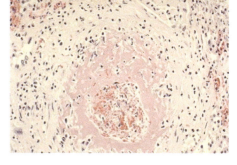

图 7-2-9　细动脉发生纤维素样坏死

急进型高血压病人临床表现为血压持续升高，常超过 230/130 mmHg，最终因高血压脑病、尿毒症或心力衰竭而死亡。

第三节　动脉粥样硬化

动脉粥样硬化(atherosclerosis, AS)是心血管病中常见的一种疾病，严重危害人类健康。病变主要累及大动脉和中动脉，以动脉内膜下脂质沉积、局灶性纤维化、粥样斑块形成为主要病变特征，最终导致动脉管壁增厚变硬，管腔狭窄，并引起心、脑、肾等器官缺血性改变。动脉粥样硬化多见于40岁以上的中老年人,以40～50岁发展最快,北方略高于南方。近年来呈现发病率上升和患病年龄下降的趋势。

一、病因和发病机制

动脉粥样硬化的病因与发病机制尚未完全清楚,可与下列危险因素有关。

1. 高脂血症 高脂血症被认为是动脉粥样硬化的重要危险因素。

高脂血症是指血浆总胆固醇(TC)和(或)甘油三酯(TG)的异常升高。AS病变中的脂质来源于游离胆固醇及胆固醇脂(CE)、甘油三酯、磷脂和载脂蛋白 B(apoB)的浸润。

流行病学调查显示,大多数 AS 病人血中胆固醇水平比正常人高,AS 的严重程度随血浆胆固醇水平的升高而加重,特别是血浆低密度脂蛋白(LDL)、极低密度脂蛋白(VLDL)水平的持续升高和高密度脂蛋白(HDL)水平的降低与 AS 的发病率呈正相关。

LDL、VLDL 是判断动脉粥样硬化和冠心病的最佳指标,HDL 具有防止动脉粥样硬化发生的作用。

引起血中脂质升高的因素:一是外源性摄入过多,即长期食入过多的动物脂肪和高胆固醇食物;二是内源性合成过多,见于各种疾病,如糖尿病、肾病综合征等。

2. 高血压 血压升高是冠心病的独立危险因素,据统计,高血压病人与同年龄同性别的无高血压者相比,其 AS 的发病较早、病变较重。高血压促进 AS 发生的机制还未完全弄清楚。研究证明,高血压时血流对血管壁的机械性压力和冲击作用加强,可引起血管内皮的损伤,内膜对脂质的通透性增加。脂蛋白渗入内膜,单核细胞黏附并迁入内膜,血小板的黏附以及中膜平滑肌细胞迁入内膜等变化,均可促进 AS 的发生。

3. 吸烟 吸烟使血中 LDL 易于氧化,造成血管内皮细胞损伤,吸烟使血中一氧化碳浓度增高,刺激内皮细胞释放生长因子,诱导中膜平滑肌细胞向内膜移行、增生,吞噬脂质形成泡沫细胞。

4. 糖尿病和高胰岛素血症 糖尿病病人血中 TG、VLDL 水平明显升高,HDL 水平较低,高血糖可致 LDL 氧化形成 ox-LDL。高胰岛素血症可促进动脉壁平滑肌细胞增生,并且与血中 HDL 的含量呈负相关。

5. 其他 冠心病有明显的家族聚集倾向,提示遗传因素是动脉粥样硬化发病的危险因素。随着年龄的增长,动脉粥样硬化的发病率也逐渐增加。女性在绝经期前发病率明显低于同年龄组男性。绝经期后随着雌激素水平的降低,两性差异消失。肥胖者易患高脂血症、高血压和糖尿病,间接促进动脉粥样硬化的发生。

二、基本病理变化

基本病变分为三期。

1. 脂纹、脂斑 动脉粥样硬化的早期病变,是可逆性的病变。肉眼观,动脉内膜见黄色的宽 1~2 mm,长短不一的条纹或帽针头大小的斑点,平坦或略突出于内膜表面(图 7-3-1)。镜下观,病灶处的内皮细胞下有大量泡沫细胞聚集。泡沫细胞圆形,体积较大,胞质内有大量小空泡(图 7-3-2)。泡沫细胞来源于血液的单核细胞和中膜迁入内膜的平滑肌细胞,这两种细胞吞噬脂质后形成泡沫细胞。还可见较多的细胞外基质、数量不等的平滑肌细胞,少量的淋巴细胞、中性粒细胞等细胞。

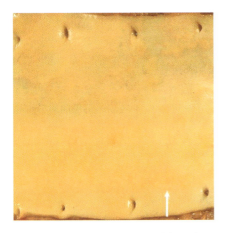

图 7-3-1　如白色箭头所示,黄色脂纹平坦或略突出于内膜表面

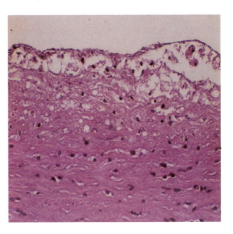

图 7-3-2　胞质内可见动脉内膜下有大量泡沫细胞聚集

2. 纤维斑块(fibrous plaque)　纤维斑块是在脂纹、脂斑的基础上发展而来的。肉眼观,动脉内膜有散在、不规则隆起的黄色斑块,初起时为淡黄色或灰黄色,后变成瓷白色。镜下观,斑块表面是一层纤维帽,主要由大量胶原纤维、平滑肌细胞、弹性纤维及蛋白聚糖形成,胶原纤维发生玻璃样变性;纤维帽的下方见多少不等的泡沫细胞、细胞外脂质、平滑肌细胞及炎细胞。

3. 粥样斑块(atheromatous plaque)　亦称粥瘤,由斑块深层组织发生坏死、崩解发展而来,是动脉粥样硬化典型病变。肉眼观,动脉内膜面见明显隆起的灰黄色斑块,切面见纤维帽下方大量黄色粥糜样物质(图 7-3-3)。镜下观,斑块表面纤维帽胶原纤维发生玻璃样变性,斑块深部为大量形状不定的粉染物质,为坏死物及细胞外脂质,可见呈针尖样空隙的胆固醇结晶(图 7-3-4)和淡蓝色粗颗粒状的钙盐沉积。斑块底部及边缘可见肉芽组织、少量的泡沫细胞和淋巴细胞。动脉中膜受压变薄,外膜见新生的毛细血管、结缔组织增生及淋巴细胞、浆细胞浸润。

4. 继发病变

(1) 斑块内出血　斑块边缘或底部新生的毛细血管在血流冲击下破裂,或者血液进入斑块的破裂口,引起斑块内出血。斑块增大隆起使动脉管腔明显变小或完全闭塞(图 7-3-5)。

(2) 斑块破裂　斑块表面的纤维帽破裂造成表面溃疡,斑块内的粥样物从裂口处进入血液循环,随血流运行(图 7-3-6)。

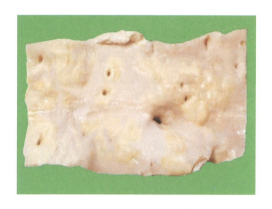

图 7-3-3　动脉粥样斑块

注：可见动脉开口处有明显突出内膜表面的粥样斑块，表面有破溃。

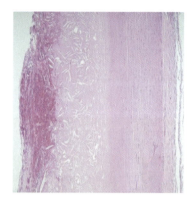

图 7-3-4　斑块内可见胆固醇结晶

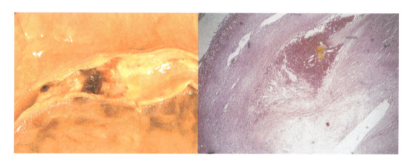

图 7-3-5　冠状动脉粥样硬化斑块内出血

注：大体观，斑块内血管破裂，形成血肿，致管腔进一步狭窄；
镜下观，斑块内血管破裂，形成血肿，致管腔进一步狭窄

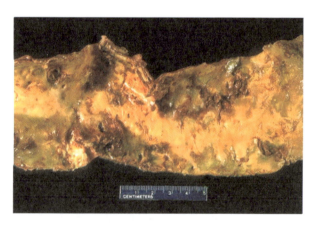

图 7-3-6　斑块破裂

注：严重的动脉粥样硬化病灶内斑块破裂形成了溃疡同时也伴有血管壁上血栓的形成。

(3) 血栓形成　病灶处内膜损伤和粥瘤性溃疡继发血栓形成,加重了血管腔的阻塞,血栓脱落后形成栓塞(图 7-3-7)。

(4) 钙化　钙盐沉积于斑块内,使动脉壁变硬、变脆(图 7-3-8)。

(5) 动脉瘤形成　动脉粥样斑块下方中膜平滑肌萎缩、弹性下降,在血管内压力的作用下,动脉管壁发生局限性向外膨出,形成动脉瘤(aneurysm)(图 7-3-9)。动脉瘤破裂可导致大出血。

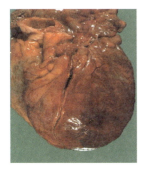
图 7-3-7　可见冠状动脉前降支有暗红色的血栓形成

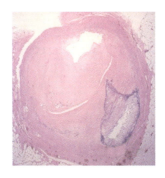
图 7-3-8　严重的冠状动脉粥样硬化(右下方的蓝色颗粒即为钙化灶)

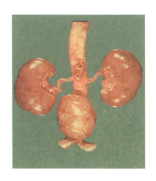
图 7-3-9　腹主动脉瘤

三、主要动脉的病变

(一) 主动脉粥样硬化

病变好发于主动脉后壁及其分支开口处,病变严重程度依次为腹主动脉、胸主动脉、主动脉弓和升主动脉。斑块常融合成片,且常发生钙化、溃疡及附壁血栓。重度病变可引起中膜平滑肌萎缩,弹力板断裂,形成动脉瘤或夹层动脉瘤。动脉瘤主要见于腹主动脉,破裂造成致死性大出血。

(二) 脑动脉粥样硬化

病变以大脑中动脉和基底动脉环(Willis 环)最严重。病变动脉内膜不规则增厚,血管弯曲、僵硬,管腔狭窄甚至闭塞。动脉瘤多见于 Willis 环部。脑组织因长期供血不足而发生脑萎缩,病人智力及记忆力减退、精神变态,甚至痴呆;斑块内出血或继发血栓形成阻塞血管腔时,可引起脑梗死;脑动脉管壁较薄,病变处常形成小动脉瘤,当血压突然升高时,可导致动脉瘤破裂,引起脑出血及相应临床表现。

(三) 肾动脉粥样硬化

病变多见于肾动脉开口处及主干近侧端。动脉管腔狭窄甚至并发血栓形成,可导致动脉完全阻塞,造成肾梗死。梗死灶机化形成较多瘢痕,表面出现凹陷,肾脏体积变小、质地变硬,称为动脉粥样硬化性固缩肾。斑块导致动脉管腔狭窄,引起顽固性肾血管性高血压。

(四）四肢动脉粥样硬化

下肢动脉粥样硬化较上肢多见且严重,当较大动脉管腔明显狭窄时,下肢供血不足可引起间歇性跛行,当动脉管腔完全阻塞又不能代偿时,可引起足趾部干性坏疽。

(五）冠状动脉粥样硬化症

冠状动脉粥样硬化症(coronary atherosclerosis)在所有动脉粥样硬化中对人体危害是最大的,比主动脉粥样硬化症晚发十年。冠状动脉狭窄在35～55岁时发展较快,60岁前男性显著高于女性,60岁后男女发病率相近,北方多于南方。病变分布的特点,一般是左冠状动脉多于右侧,大支多于小支;同一支的近端多于远端。最常见于左冠状动脉前降支,其次为右冠状动脉主干、左主干、左旋支和后降支。病变常为多发性、节段性、偏心性分布,随着病变的进展,相邻的斑块可相互融合,在血管横切面上,病变处内膜增厚呈半月形(图7-3-10)。按管腔狭窄程度分为四级:Ⅰ级,狭窄程度小于25%(图7-3-11);Ⅱ级,狭窄程度为26%～50%;Ⅲ级,狭窄程度为51%～75%;Ⅳ级,狭窄程度大于75%。管腔不同程度的狭窄可引起心肌缺血,导致冠状动脉粥样硬化性心脏病。

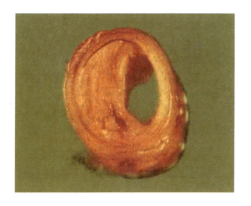

图7-3-10　冠状动脉粥样硬化

注:在血管横切面上,呈半月形狭窄。

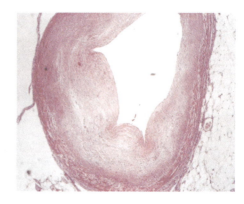

图7-3-11　粥样斑块形成使管腔呈Ⅰ级狭窄

第四节　冠状动脉粥样硬化性心脏病

冠状动脉性心脏病(coronary heart disease,CHD)简称冠心病,是由冠状动脉狭窄所引起的心肌缺血性疾病,又称缺血性心脏病(ischemic heart disease,IHD)。由于95%～99%冠心病是由冠状动脉粥样硬化引起的,故习惯上把冠心病视为冠状动脉粥样硬化性心脏病。据WHO统计,冠心病是世界上最常见的死亡原因。冠心病多见于中老年人,但近年来发病年龄逐渐趋向年轻化,男性多于女性,男性多在40～60岁时出现临床症状,女性在绝经期前后出现临床症状。

一、病因和发病机制

1. 冠状动脉供血不足 主要是由冠状动脉粥样硬化斑块引起的管腔狭窄及继发性病变、冠状动脉痉挛等。

2. 心肌耗氧量剧增 心肌负荷增加,如劳累过度、情绪激动等,可使冠状动脉出现供血相对不足。

二、冠心病临床表现

冠心病包括心绞痛、心肌梗死、心肌纤维化和冠状动脉性猝死。

(一)心绞痛

心绞痛(angina pectoris,AP)是指由于冠状动脉供血不足和(或)心肌耗氧量骤增,致使心肌出现急剧、暂时性的缺血缺氧所引起的临床综合征。心绞痛发作前往往有情绪激动、精神紧张、寒冷等诱因存在,心绞痛的发生是由于心肌缺血、缺氧而造成的酸性代谢产物或多肽类物质堆积,刺激心脏自主神经的传入神经末梢,信号经1~5胸交感神经节和相应的脊髓段传送至大脑,产生痛觉,并引起相应脊髓段及神经所分布的皮肤区域产生痛感,典型临床表现为阵发性胸骨后部位的压榨性或紧缩性疼痛感,可放射至心前区或左上支。持续时间为3~5 min,休息或舌下含服硝酸甘油即可缓解。

心绞痛可分为三种类型。

1. 稳定型劳累性心绞痛(轻型心绞痛) 劳累性心绞痛的性质、强度、部位、发作次数和诱因等在1~3个月内无明显改变者。冠状动脉横切面可见斑块阻塞血管腔大于75%。休息或舌下含服硝酸甘油后症状往往迅速消失。

2. 恶化性劳累性心绞痛 原为稳定性心绞痛而在3个月内疼痛的频率、程度、时限和诱因经常变动,进行性恶化者,常在原有斑块的基础上继发血栓形成或动脉痉挛。休息或舌下含服硝酸甘油只能暂时或不完全性地缓解症状。

3. 自发型变异型心绞痛 可无明显诱因,常于休息或梦醒时发作,发病可能是由于冠状动脉痉挛所致。

(二)心肌梗死

心肌梗死(myocardial infarction,MI)是指冠状动脉供血中断,引起供血区持续缺血而导致较大范围的心肌坏死。临床上以中老年人居多,男性略多于女性,部分病人发病前可有诱因。冬春季发病较多。临床上有剧烈而持久的胸骨后疼痛,经舌下含服硝酸甘油和休息都不能缓解,并可发生心律失常、休克、心力衰竭等并发症。

1. 病因及发生机制 心肌梗死绝大多数由冠状动脉粥样硬化引起,在管腔明显狭窄的基础上发生血栓形成、斑块内出血和冠状动脉持续性痉挛等情况下,冠状动脉循环血量急剧减少甚至中断或心肌需氧量急剧增加,可使心肌因严重而持久的缺血、缺氧而发生坏死。

2. 类型

(1) 心内膜下心肌梗死 梗死灶仅累及心室壁心内侧1/3的心肌,并波及肉柱及乳头肌,常为多发性小灶状坏死,不规则地分布于左心室周围,故又称为薄层梗死。严重者可融合或累及整个左心室内膜下心肌引起环状梗死。

(2) 透壁性梗死 典型的心肌梗死类型。病灶较大,可累及心室壁全层。梗死灶只累及室壁的2/3以上而未达全层时称为厚壁梗死;累及心室壁全层时称为透壁性梗死或全层梗死。

心肌梗死的部位与闭塞的冠状动脉支供血区一致。最常见部位是冠状动脉左前降支供血区,即左心室前壁、心尖部及室间隔前2/3,约占全部心肌梗死的50%;其次是右冠状动脉供血区,即左心室后壁、室间隔后1/3及右心室,占25%~30%;再次是左旋支供血区,即左心室侧壁、膈面及左心房,占15%~20%。

3. 病理变化

心肌梗死的病理变化呈现动态演变过程,属于贫血性梗死。肉眼观:一般在梗死6 h后才出现形态改变,梗死灶先呈苍白色,8~9 h后呈土黄色,不规则形,较干燥,四周有充血和出血带(图7-4-1)。镜下观:早期心肌细胞发生凝固性坏死改变,如核碎、核溶等,间质出血、少量中性粒细胞浸润;第4天梗死灶外周出现充血出血带(图7-4-2);一周后,肉芽组织长入,第2~8周梗死灶机化形成瘢痕组织。

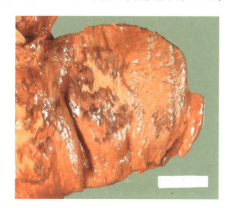

图 7-4-1 心肌梗死

注:梗死灶呈土黄色,外形不规则,较干燥,四周有充血和出血带。

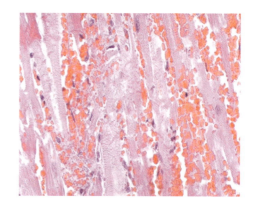

图 7-4-2 心肌细胞坏死

注:周围出现充血和出血带,可见少量中性粒细胞浸润。

4. 临床表现

临床上有心前区或胸骨后持久而剧烈的疼痛,持续数小时至数天,休息或舌下含服硝酸甘油不能缓解疼痛症状,可伴有发热、血沉加快、中性粒细胞增多、生化指标和心电图的改变。

心肌梗死后30 min内,心肌细胞内糖原减少、消失,肌红蛋白从受损心肌细胞内溢出入血,心肌梗死后6~12 h内出现峰值。心肌梗死后心肌细胞内的谷氨酸-草酰乙酸转氨酶(SGOT)、谷氨酸-丙酮酸转氨酶(SGPT)、肌酸磷酸激酶(CPK)和乳酸脱氢酶(LDH)释放入血,在24 h后血清浓度达最高值,其中肌酸磷酸激酶(CPK)的血清浓度明显升高对心肌梗死具有诊断意义。心肌梗死心电图特征性出现宽而深的Q波,S-T

段抬高呈弓背向上形，T波倒置。

5. 并发症 心肌梗死，尤其是透壁性心肌梗死，可出现严重的并发症。

（1）心力衰竭 心肌梗死后心肌收缩力明显减弱或丧失，导致心力衰竭。

（2）心脏破裂 为透壁性梗死的严重并发症，多发生在心肌梗死后1~2周内，好发部位是左心室下1/3处、室间隔和左心室乳头肌。破裂原因是梗死灶失去弹性，梗死灶中的中性粒细胞释放蛋白水解酶，使梗死灶溶解，引起心脏破裂。血液流入心包腔造成急性心包填塞而猝死。

（3）心律失常 梗死累及心脏的传导系统所致，占心肌梗死的75%~95%，严重的可导致心搏骤停和猝死。

（4）室壁瘤 常发生在梗死灶的愈合期，也可发生在急性期。原因是梗死心肌或瘢痕组织在左心室内压作用下，形成局限性向外膨出所致，多见于左心室前壁近心尖处，占心肌梗死的10%~30%。

（5）附壁血栓形成 多见于左心室，梗死波及心内膜，或室壁瘤形成处血流出现涡流等原因，形成附壁血栓。附壁血栓脱落可引起栓塞。

（6）急性心包炎 透壁性心肌梗死累及心外膜，引起急性纤维素性心包炎。

（7）心源性休克 当左心室梗死范围达40%以上，心肌收缩力明显减弱时，心输出量显著下降，即可发生心源性休克。

（三）心肌纤维化

心肌纤维化(myocardial fibrosis)是指由于冠状动脉粥样硬化性狭窄所引起的心肌纤维持续性和(或)反复加重的缺血、缺氧产生的结果。肉眼观，心脏体积增大，重量增加，所有心腔扩张，以左心室明显，心室壁厚度一般可正常。镜下观，心内膜下心肌细胞弥漫性空泡变，多灶性的陈旧性心肌梗死灶或瘢痕灶。

（四）冠状动脉性猝死

冠状动脉性猝死是心脏性猝死中最常见的一种，多见于40~50岁成年人，男性居多，猝死是指自然发生、出乎意料的突然死亡。冠状动脉性猝死可发生于某种诱因后，如饮酒、劳累、吸烟及运动后，病人突然昏倒，四肢抽搐，小便失禁，或突然发生呼吸困难，口吐白沫，迅速昏迷。可立即死亡或在数小时后死亡，有的则在夜间睡眠中死亡。

第五节 感染性心内膜炎

感染性心内膜炎(infective endocarditis)是由病原微生物直接侵袭心内膜而引起的炎症性疾病。病原微生物有细菌、真菌、立克次体等。由于感染大多由细菌引起，所以也称为细菌性心内膜炎(bacterial endocarditis)。感染性心内膜炎传统上分为急性和亚急性两类。

一、急性感染性心内膜炎

急性感染性心内膜炎(acute infective endocarditis,AIE)主要由致病力强的化脓菌,如金黄色葡萄球菌、溶血性链球菌、肺炎双球菌等引起。病原菌先在体内引起局部化脓性炎症,如化脓性骨髓炎、痈、产褥热等,当机体抵抗力下降时,细菌入血发展为败血症并侵犯心内膜。急性细菌性心内膜炎主要侵犯正常的主动脉瓣或二尖瓣,病变为心瓣膜的急性化脓性炎,瓣膜坏死脱落,溃疡形成,受损处形成体积较大的赘生物(图7-5-1),呈灰黄色或浅绿色,主要由脓性渗出物、血栓、坏死组织和大量细菌菌落混合而成(图7-5-2),易脱落形成栓子。带菌栓子可引起心、肺、脑、肾、脾等器官的败血性梗死和多发性栓塞性小脓肿。严重受累的瓣膜可发生破裂、穿孔或腱索断裂,引起急性心瓣膜功能不全。此病起病急、病程短、发展快、病情严重,病人多在数日或数周内死亡。由于抗生素的广泛应用,现在死亡率明显下降,但赘生物机化、瘢痕形成,最终可导致慢性心瓣膜病。

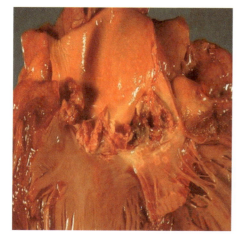

图7-5-1 急性感染性心内膜炎
注:主动脉瓣示黄色赘生物。

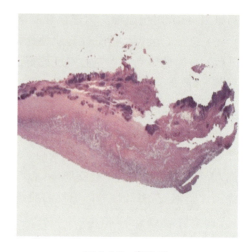

图7-5-2 赘生物
注:有纤维蛋白和血小板(淡红色),并夹杂着炎细胞和菌落(蓝色)。

二、亚急性感染性心内膜炎

亚急性感染性心内膜炎(subacute infective endocarditis,SIE)也称为亚急性细菌性心内膜炎(subacute bacterial endocarditis,SBE),临床上起病隐匿,病程较长,可迁延数月,甚至1~2年,多见于青壮年。

(一)病因和发病机制

本病通常由毒力较弱的草绿色链球菌引起(约占75%),其他如肠球菌、真菌、立克次体等也可引起本病。这些病原菌多由口腔、泌尿生殖道和胃黏膜感染灶或皮肤伤口进入血液,引起菌血症而侵犯心内膜。亚急性感染性心内膜炎常发生在已有病变的心瓣膜上,最常发生在风湿性心瓣膜病的基础上,其次是发生在先天性心脏病行修补术后。最终导致慢性心瓣膜病。

(二) 病理变化

1. 心脏 肉眼观:二尖瓣心房面、主动脉瓣心室面形成赘生物,赘生物体积较大或大小不一,单个或多个,呈息肉状、菜花状,严重时,瓣膜发生溃疡、穿孔、腱索断裂,赘生物呈污秽灰黄色,质松脆易碎,易脱落。镜下观:赘生物由血小板、纤维蛋白、细菌菌团、中性粒细胞及少量坏死组织组成。瓣膜溃疡底部见肉芽组织增生及淋巴细胞、单核细胞浸润。

2. 其他部位 赘生物脱落后成为栓子,引起动脉栓塞,引起脑、肾、脾等器官梗死,常为无菌性梗死。肾脏因微栓塞的发生引起局灶性或弥漫性肾小球肾炎;部分病人由于小动脉炎,皮肤出现红色有压痛的小结节,即 Osler 结节;由于毒素和免疫复合物的作用,引起血管炎,发生漏出性出血,表现为皮肤、黏膜及眼底出血点。

第六节 心力衰竭

心脏是血液循环系统的动力。正常时心脏不断地进行有秩序、协调的收缩与舒张相交替的节律性活动,收缩时则将心室内血液射入动脉,并在外周血管内流动,舒张时将容纳静脉血液返回心脏。从而实现心脏的泵血功能,即心泵功能。

心功能不全包括心脏泵血功能受损的代偿阶段至失代偿阶段的全过程。在机体代偿阶段时,如果代偿完全,可以不出现临床症状和体征。心力衰竭是心功能不全的失代偿阶段,病人出现心输出量减少和肺循环或体循环淤血的症状和体征。两者在本质上是相同的,只是在程度上有所差别。心力衰竭(heart failure)是机体在各种致病因素的作用下,心脏的收缩和(或)舒张功能发生障碍,使心输出量绝对或相对下降,以致不能满足机体代谢需要的病理生理过程或综合征。心功能不全和心力衰竭的发病机制都是心肌舒缩功能的障碍,发病的关键环节是心排血量的减少,所以治疗的基本原则是恢复心肌舒缩功能,保证正常的心排血量。

一、心力衰竭的病因、诱因与分类

(一) 病因

1. 心肌收缩、舒张功能障碍 心肌收缩、舒张功能障碍是引起心力衰竭的重要原因。因心肌本身的结构或代谢性损害引起受累心肌舒缩性能降低,称为心肌衰竭。常见于:①心肌病变,如心肌梗死、心肌炎、心肌病等形态结构改变;②心肌缺血缺氧,如冠状动脉粥样硬化、严重贫血、低血压、严重维生素 B_1 缺乏等引起的心肌能量代谢障碍。

2. 心脏负荷过度 心脏的负荷分为压力负荷和容量负荷。①压力负荷(后负荷)

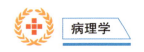

过度是指心脏在收缩时所承受的阻抗负荷增加。常见于高血压、主动脉瓣狭窄、主动脉缩窄、肺动脉高压、肺动脉瓣狭窄、血液黏性增大等。②容量负荷(前负荷)过度是指心脏舒张时所承受的容量负荷过大,即心脏舒张末期容积过度增加。常见于主(肺)动脉瓣或二(三)尖瓣关闭不全、高动力循环状态等。

(二) 诱因

心力衰竭的发生往往是在心力衰竭基本病因的基础上由某些因素诱发的,常见的诱因如下。

1. 感染 各种感染是心力衰竭最常见的诱因。如呼吸道感染、心内膜感染、泌尿道感染等。感染引起发热,使代谢率增高,从而使心肌耗氧量增加;感染使心率加快,心脏舒张期缩短,冠脉灌流量不足,心肌供血减少;内毒素等可直接损伤心肌细胞,使心肌结构进一步受损;呼吸系统感染更为多见,一方面可减少有效通气量,加重心肌细胞缺氧状态,另一方面可因缺氧造成肺小血管收缩,引起肺动脉高压,增加右心室的后负荷。

2. 心律失常 心律失常尤其是快速型心律失常可诱发和加重心力衰竭,因为心率加快,可使心肌耗氧量增大,舒张期缩短,冠脉血液灌注量减少,导致心肌处于缺血状态,舒张期缩短还可导致心室充盈不足,导致心输出量下降。快速型心律失常常引起房、室收缩不协调,导致心输出量减少而诱发心力衰竭。缓慢型心律失常,严重的心动过缓,如严重的房室传导阻滞,可引起心输出量明显下降,诱发心力衰竭的发生。

3. 酸碱平衡及水、电解质紊乱

(1) 酸中毒 主要通过干扰 Ca^{2+} 的转运,从而使心肌收缩力减弱。酸中毒时,毛细血管括约肌扩张,回心血流量减少,导致心输出量下降。

(2) 低钾血症和高钾血症 可造成心律失常,促进心力衰竭的发生。

(3) 临床上过多、过快输液 可增加血容量,加重心脏负荷,诱发心力衰竭。

4. 妊娠和分娩 妊娠期血容量增加,心率加快和心搏出量增大可使心脏前、后负荷增加;分娩时由于产妇精神紧张,交感-肾上腺髓质系统兴奋,可使心率加快,增加心肌耗氧量;外周小血管收缩和静脉回心血流增加,可使心脏前、后负荷均增加,从而诱发心力衰竭。

5. 其他因素 体力劳动超负荷、情绪激动、出血和贫血、外伤、手术、洋地黄类药物应用过量、甲状腺功能亢进、饮酒过量和气候的急剧变化等均可成为心力衰竭的诱因。

(三) 分类

1. 根据心力衰竭的发生部位分类

(1) 左心衰竭 左心衰竭是心力衰竭中最常见、最重要的类型,多见于冠心病、高血压病、二尖瓣或主动脉瓣关闭不全等。左心衰竭时,机体的主要变化是左心室泵血功能下降,出现肺循环淤血,严重时可出现肺水肿。

(2) 右心衰竭 右心衰竭多发生于肺心病、肺动脉及肺动脉瓣狭窄等。右心衰竭时,机体的主要变化是右心室泵血功能下降,不能有效地将血液排至肺循环,体循环出现淤血,甚至全身水肿。

（3）全心衰竭　全心衰竭多见于严重的心肌炎、心肌病、风湿病、严重的贫血、肺动脉高压等。同时或相继侵犯左、右心，诱发心力衰竭。

2．根据心力衰竭发生的速度分类

（1）急性心力衰竭　急性心力衰竭多见于急性心肌梗死、严重的心肌炎，也可由慢性心力衰竭转化而来。起病急剧，发展迅速，心排出量在短时间内大幅度下降，由于机体来不及代偿，往往出现比较明显的症状。

（2）慢性心力衰竭　慢性心力衰竭也称充血性心力衰竭，见于高血压病、心瓣膜病及肺动脉高压等。起病缓慢，机体有充分时间进行代偿。在代偿阶段，心力衰竭症状不明显，在疾病后期，心输出量不能满足机体代谢需要，于是出现心力衰竭的表现，进入失代偿期。

3．根据心力衰竭时心输出量的高低分类

（1）低心输出量心力衰竭　绝大多数心力衰竭属于此种类型。心输出量低于正常，常见于高血压、心肌病、冠心病等。

（2）高心输出量心力衰竭　心力衰竭时心输出量较发病前有所下降，但其值仍属正常，甚至高于正常，所以称为高心输出量心力衰竭。常见于甲状腺功能亢进症、严重贫血、妊娠等。

4．按心肌收缩与舒张的功能障碍分类

（1）收缩功能不全性心力衰竭（收缩性衰竭）　因心脏收缩功能障碍引起心力衰竭，常见于高血压性心脏病、冠心病等。

（2）舒张功能不全性心力衰竭（舒张性衰竭）　因心脏舒张功能障碍引起心力衰竭，见于缩窄性心包炎、肥厚型心肌病等。

5．根据心力衰竭病情严重程度分类

Ⅰ级：体力活动不受限制，日常活动不引起乏力、心悸、呼吸困难等症状。

Ⅱ级：体力活动轻度受限，休息时无症状，日常活动可引起上述症状，休息后很快缓解。

Ⅲ级：体力活动明显受限，休息时无症状，日常活动即可引起上述症状，休息较长时间后方可缓解。

Ⅳ级：不能从事任何活动，休息时亦有症状，体力活动后加重。

二、心力衰竭的发生机制

心力衰竭的发生机制比较复杂，尚未完全阐明。但基本机制是心肌收缩和（或）舒张功能障碍。

（一）心肌收缩能力降低

心肌收缩能力降低是心力衰竭发生的主要机制，主要包括与心肌收缩相关的蛋白质改变、心肌能量代谢障碍和心肌兴奋-收缩偶联障碍。

1．心肌收缩相关的蛋白质改变　心肌细胞死亡时，与心肌收缩相关的蛋白质即被

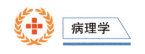

分解破坏,收缩力下降。

(1) 心肌细胞坏死　由于严重的缺血、缺氧、感染和中毒等原因,心肌细胞变性、坏死,大量收缩蛋白溶解破坏,可造成心肌收缩能力降低,常见于心肌炎、心肌病、心肌梗死等情况。

(2) 心肌细胞凋亡　心肌细胞凋亡也可造成心肌收缩有关蛋白质的丧失。缺血缺氧、压力、内分泌失调等可诱发心肌细胞凋亡。

2. 心肌能量代谢障碍　心肌舒缩是一个耗能过程,需要 ATP 提供能量。凡是干扰能量代谢的因素,都可影响心肌的收缩能力。能量代谢过程包括三个环节,即能量的生成、储存和利用。在心力衰竭发生机制中以能量的生成和利用障碍比较常见。

(1) 心肌能量生成障碍　心肌供氧不足或有氧氧化障碍时,ATP 生成减少,不能满足心肌收缩的需要,造成心肌收缩力减弱。常见原因是心肌缺血缺氧、维生素 B_1 缺乏。

(2) 心肌能量利用障碍　临床上由于能量利用障碍而发生心力衰竭的最常见原因是长期心脏负荷过重而引起的心肌肥大。实验证明,肥大的心肌粗肌丝横桥 ATP 酶的活性下降,不能有效水解 ATP,将化学能转变为机械能,供粗细肌丝滑行,从而使心肌收缩力下降。

3. 心肌兴奋-收缩偶联障碍　心肌的兴奋是电活动,而心肌收缩是机械活动,将两者偶联在一起的是钙离子,钙离子发挥了极其重要的作用。钙离子出现转运障碍,心肌出现兴奋-收缩偶联障碍,导致心肌收缩功能障碍。

(1) 肌浆网摄取、储存及释放钙减少　①心肌细胞的钙离子主要来自肌浆网的钙离子,过度肥大或衰竭的心肌细胞,肌浆网钙释放蛋白质的含量或活性降低,钙离子释放量减少;②肌浆网 Ca^{2+}-ATP 酶含量或活性降低,抑制心肌收缩性。

(2) 钙离子内流减少　心肌收缩时,除了大部分来自肌质网释放钙离子外,还有一部分钙离子是来自细胞外钙离子的内流。长期心脏负荷过重、心肌缺血缺氧时,出现细胞外钙离子内流障碍。①心肌内去甲肾上腺素合成减少及消耗增多,引起去甲肾上腺素含量下降;②过度肥大的心肌细胞 β 肾上腺素能受体密度相对减少;③心肌细胞 β 肾上腺素能受体对去甲肾上腺素的敏感性降低,导致钙离子内流受阻。

(3) 钙离子与肌钙蛋白结合障碍　心肌兴奋-收缩偶联的关键点是钙离子与肌钙蛋白结合,酸中毒时,不仅阻碍钙离子与肌钙蛋白的结合,还可使肌浆网中钙结合蛋白与钙离子亲和力增大,使心肌收缩时肌浆网不能释放足够的钙离子,使心肌收缩力明显下降。

(二) 心肌舒张功能障碍

心室收缩后,若没有正常的心室舒张,心室便没有足够的血液充盈,心输出量必然减少。心肌舒张功能障碍的机制目前尚不完全清楚,可能机制如下。

1. 钙离子复位延缓　心力衰竭时由于 ATP 供给不足,或肌浆网 Ca^{2+}-ATP 酶活性降低,使钙离子的复位(移至胞外或被重新摄入肌浆网)延缓,胞质中钙离子浓度不能迅速降到脱离肌钙蛋白的水平,可导致心肌舒张延缓。

2. 肌球-肌动蛋白复合体解离障碍 正常心肌舒张过程中需要肌球-肌动蛋白复合体解离,这个过程是一个耗能过程,当心肌缺血缺氧等原因导致 ATP 不足时,肌球-肌动蛋白复合体的解离发生困难,可造成心肌舒张功能障碍。

3. 心室舒张势能减小 心室舒张势能来自心室的收缩,收缩越好,势能越大,对心室的舒张越有利。凡能削弱心肌收缩性的病因也可通过减小舒张势能影响心室的舒张。

4. 心室顺应性降低 心室顺应性是指心室在单位压力变化下所引起的容积改变,它与心室僵硬度成反比。心肌肥大引起的室壁增厚、心肌炎、水肿和心肌间质纤维化时,心室顺应性降低,心室扩张充盈受限,可导致心排血量减少。

（三）心脏各部分舒缩活动不协调

心脏各部分的收缩或舒张活动在时间和空间上不协调,导致心泵功能紊乱而导致心输出量下降。破坏心脏舒缩活动协调性最常见的因素是各种类型的心律失常,以及心肌梗死、心肌炎、甲状腺功能亢进、高血压性心脏病等导致的心力衰竭。

三、心力衰竭时机体的代偿

心脏具有强大的适应代偿能力,在心肌病变或心脏负荷过度的初期,一般并不发生明显的心力衰竭。急性心力衰竭,发展较快,往往来不及充分代偿;慢性心力衰竭,发展缓慢,可通过机体的代偿反应,在相当长的一段时间内维持相对正常的生命活动。机体的代偿反应主要是心脏本身的代偿,以及心脏以外的代偿。心力衰竭时为防止心输出量的显著减少,机体通过各种代偿反应将心输出量维持在能基本满足机体正常活动而不出现心力衰竭临床表现时称完全代偿;心输出量仅能满足机体在安静状态下的需要,已发生轻度的心力衰竭称不完全代偿;心输出量不能满足机体安静状态下的需要,出现明显的心力衰竭表现,称失代偿。

（一）心脏本身的代偿

1. 心率加快 这是一种快速、有效的代偿反应,其机制如下。①心力衰竭时,心输出量减少,动脉血压下降,对主动脉弓和颈动脉窦压力感受器的刺激减少,经主动脉神经和窦神经传至中枢的抑制性冲动减少,使心率加快。②心力衰竭时,心室舒张末期容积和压力增高,刺激右房和腔静脉容量感受器,冲动沿迷走神经传入纤维至中枢,使迷走神经抑制,交感神经兴奋,心率增快。③缺氧刺激主动脉体和颈动脉体化学感受器,反射性地引起心率加快。

心率增快的意义:心率增快在一定范围内有代偿意义。这是因为:①心率增快可提高心输出量;②心率增快可提高舒张压,有利于冠脉的血液灌流,对维持动脉血压,保证重要器官的血液供应有积极意义。但是,心率加快的代偿作用有一定的局限性,原因:①心率增快,可使心肌耗氧量增加;②心率过快（成人超过最大有效心率）时,心脏舒张期明显缩短,影响冠脉血液灌流;③心率过快引起心室充盈时间明显缩短,充盈量减少,

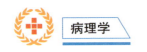

使心输出量更加减少。

2. 心脏紧张源性扩张 根据 Frank-Starling 定律,在一定范围内,心肌收缩力与心肌纤维的初长度成正比,心肌收缩的初长度增长,容积增加,心肌收缩力增强,心输出量也增大。心肌纤维收缩的最适初长度为肌小节 $2.0\sim2.2~\mu m$,此时粗、细肌丝处于最佳重叠状态,收缩时产生的收缩力最大。当心力衰竭发生时,心输出量减少,心室舒张末期容量增大,心肌通过增加心肌纤维初长度,增加心肌收缩力从而增加心输出量。这种伴有心肌收缩力增强的心腔扩大称为紧张源性扩张,紧张源性扩张是心脏对容量负荷增加所采取的重要代偿方式,当心脏容量负荷过大,心腔过度扩张,肌节的初长度超过 $2.2~\mu m$ 时,粗、细肌丝重叠部位可减少,这时心肌收缩力反而下降而失去代偿功能,同时由于室壁张力增加,心肌耗氧量增加,导致失代偿性心脏扩张,称为肌源性扩张。

3. 心肌肥大 心肌肥大是心脏长期负荷过度所形成的一种慢性代偿方式,表现为心肌体积增大、重量增加。通常认为,心肌肥大是心肌纤维增粗和加长,心肌纤维的数量并不增加。心肌肥大有以下两种方式。

(1) 向心性心肌肥大(concentric hypertrophy) 向心性心肌肥大主要是指由于长期压力负荷过重,使肌小节发生并联性增生,导致肌纤维变粗,心室壁明显增厚,但心室腔并无明显扩大。

(2) 离心性心肌肥大(eccentric hypertrophy) 离心性心肌肥大是指由于长期容量负荷过重,使肌小节发生串联性增生,导致肌纤维变长,心室腔明显扩大。心室腔增大可使收缩期室壁应力增大,进而刺激肌节并联性增生,使室壁有所增加。

心肌肥大使心脏总的收缩力增强,可在较长一段时间内维持心输出量相对稳定而不出现明显的心力衰竭症状,还可以降低室壁张力,降低心肌耗氧量,有助于减轻心脏负担,因此它是一种较为持久而有效的代偿方式。心肌肥大和其他代偿功能一样,也有一定限度,超过代偿限度会对机体造成不利影响,如心肌相对缺血、缺氧,线粒体呼吸功能受抑制等,使心肌收缩力减弱,代偿转向代偿失调,进而发生心力衰竭。

(二) 心外的代偿反应

1. 增加血容量 增加血容量是慢性心力衰竭的代偿方式。机制如下。

(1) 交感神经兴奋 心力衰竭时,有效循环血量减少,使交感神经兴奋,儿茶酚胺分泌增多,血中去甲肾上腺素浓度升高。一方面使肾血流量减少,水、钠排出减少;另一方面促进肾小管对水、钠重吸收。

(2) 肾素-血管紧张素-醛固酮系统激活 心力衰竭时,由于肾血流量降低,促进肾素分泌。肾素-血管紧张素系统被激活,醛固酮分泌增加。醛固酮增多,使远曲小管对水、钠重吸收增加。

(3) 抗利尿激素作用 心力衰竭时,抗利尿激素增加,抗利尿激素促进远曲小管和集合管对水的重吸收。

(4) 抑制水、钠重吸收的激素减少 心力衰竭时 PGE_2 和心房钠尿肽合成、分泌减少,促进水钠潴留。

上述因素导致水钠潴留,血容量增加,可使心输出量恢复正常。但血容量过多,加重心脏的负荷,可使心输出量下降而加重心力衰竭。

2. 血液重新分布　心力衰竭时,交感神经兴奋,可使皮肤、骨骼肌、腹腔器官以及肾血管收缩,血流减少,而心、脑供血量增加。这样既可防止血压下降,又可保证心、脑的血流量,对急性或轻度心力衰竭有重要的代偿意义。但这种代偿是有限的,因为:①皮肤、腹腔器官等血管的长期收缩,缺血、缺氧可影响器官的功能;②外周血管长期收缩,可使外周阻力升高,虽可防止血压下降,但却加重了衰竭心脏的后负荷,使心输出量更加减少。

3. 组织利用氧的能力增强　心力衰竭时,组织、细胞中线粒体数量增多,呼吸酶活性增强,使组织利用氧的能力增强。

4. 红细胞增多　心力衰竭导致缺氧,刺激肾脏合成促红细胞生成素,使骨髓造血功能增强,红细胞和血红蛋白增多,血液携氧能力增强,改善机体的缺氧,但红细胞过多可使血液黏稠度增加而加重心脏后负荷。

四、心力衰竭临床表现的病理生理基础

心力衰竭时,临床表现大致分为三大临床主征,即肺循环淤血、体循环淤血、心输出量减少。

(一) 肺循环淤血

肺淤血是左心衰竭时最早出现的症状。左心衰竭时左心房压力增高,肺静脉回流受阻,使肺毛细血管血压增高,出现肺淤血、肺水肿。肺淤血、肺水肿的共同表现是呼吸困难。呼吸困难是指病人主观上感到呼吸费力或"喘不过气"的感觉,实际上还伴有呼吸肌用力,呼吸频率、幅度以及呼气与吸气时间比等各种客观变化。

1. 呼吸困难　呼吸困难按照其严重程度可分为三种。

(1) 劳力性呼吸困难　劳力性呼吸困难是指病人在体力活动时出现呼吸困难,休息后呼吸困难消失,见于轻度心力衰竭病人。其发生机制如下:①体力活动时回心血量增多,加重肺淤血;②体力活动时,心率加快,耗氧量增加,舒张期缩短,左心室充盈减少,加重肺淤血;③体力活动时,需氧量增加,但因缺氧、二氧化碳潴留,刺激呼吸中枢,发生呼吸困难。

(2) 端坐呼吸　端坐呼吸(orthopnea)是指病人在安静时也感到呼吸困难,平卧时加重,故需被迫采取端坐位或半卧位以减轻呼吸困难的程度。其机制如下:①平卧位时,机体下半身的血液回流增多,加重肺淤血、水肿,而端坐位,血液由于重力作用,部分转移至腹腔和下肢,使回心血量减少,肺淤血减轻;②平卧位,特别是伴有肝肿大、腹水时,因膈位置升高,妨碍膈肌运动,胸腔容积变小,使肺活量进一步降低。端坐位膈肌下移,胸腔容积变大,肺活量增加,减轻呼吸困难;③平卧位,下肢水肿液吸收入血增多,端坐位则水肿液吸收减少,使肺淤血减轻。

(3) 夜间阵发性呼吸困难　夜间阵发性呼吸困难(paroxysmal nocturnal dyspnea)

是指病人在夜间平卧熟睡时突然因胸闷气急而惊醒,被迫坐起的症状,因坐起后有利于咳嗽和喘气。夜间阵发性呼吸困难是左心衰竭典型的临床表现,同时出现阵咳、咳粉红色泡沫痰和哮鸣音,这种情况称为心源性哮喘。其机制如下:①平卧时重力对膈肌的作用减小,使膈肌略有上移,胸廓容积减小,肺活量减小,平卧时回心血量增多,肺循环的血量增多,使肺淤血、水肿加剧;②熟睡时迷走神经紧张性相对增高,支气管平滑肌收缩,气道阻力增大;③熟睡时中枢神经系统兴奋性降低,严重肺淤血导致动脉血氧分压下降到一定程度时,可刺激呼吸中枢,使病人感到呼吸困难而惊醒。

2. 肺水肿 肺水肿是急性左心衰竭最严重的并发症,其机制如下:①左心衰竭发生肺淤血,肺毛细血管流体静压增加,导致组织液生成增多,形成肺水肿;②由于肺淤血,肺泡通气与血流比例失调,导致动脉血氧分压下降,缺氧使毛细血管通透性加大,形成肺水肿。肺泡内的水肿液可稀释并破坏肺泡表面活性物质,使肺泡表面张力加大,肺泡毛细血管内液体成分被吸入肺泡中,进一步加重肺水肿。其临床表现为突发性严重呼吸困难、端坐呼吸、咳嗽、咳粉红色泡沫痰和发绀。听诊时两肺可闻及湿啰音和哮鸣音。

(二)体循环淤血

体循环淤血出现在全心衰竭和右心衰竭时,主要表现为体循环静脉系统过度充盈、压力升高,器官充血、水肿及功能障碍。

1. 静脉淤血和静脉压升高 右心衰竭,静脉回流障碍,体循环静脉系统大量血液淤积,充盈过度,压力上升。表现为颈静脉怒张、肝颈静脉反流征阳性等。静脉淤血的原因:一是水钠潴留,血容量增加;二是右心房压升高,静脉回流受阻。

2. 肝大、肝功能损害 肝脏淤血性肿大,牵拉包膜引起肝区疼痛,按压时出现明显压痛。压迫肝脏可使颈静脉怒张更加明显,称为肝颈静脉反流征阳性。长期肝淤血可发展为淤血性肝硬化。肝功能障碍表现为黄疸和转氨酶增高。

3. 胃肠道淤血 胃肠黏膜淤血、水肿,引起消化功能障碍,表现为食欲不振、消化不良、恶心、呕吐和腹泻。

4. 心源性水肿 由于体循环静脉系统淤血,毛细血管血压增高,组织液生成过多;同时,有效循环血量减少,使醛固酮和抗利尿激素分泌增多,引起水钠潴留,导致心源性水肿。表现为皮下水肿、腹水、胸水等。皮下水肿部位以身体下垂部位为主,坐位及站立时,多见于下肢及足踝部,卧位时则以腰骶部多见,严重者可出现全身水肿。

(三)心输出量减少

心力衰竭失代偿期,由于心排血量开始明显减少,临床上可出现外周组织血液灌流不足的各种改变。

1. 皮肤苍白或发绀 由于心输血量减少和交感神经兴奋,皮肤血管收缩,血液灌流量显著减少,病人出现皮肤苍白、出冷汗,严重者肢端皮肤发绀。其发病机制是由于血流速度下降,循环时间延长,组织摄氧过多,导致血中脱氧血红蛋白浓度升高(超过50 g/L)而引起发绀。

2. 尿量减少 心力衰竭时,肾血流量减少,肾小球滤过率下降,肾小管重吸收功能增强,尿量减少。

3. 心源性休克 急性或严重的心力衰竭,心输血量急剧减少,机体来不及代偿,动脉血压下降,组织微循环灌流量显著减少,从而导致心源性休克发生。

4. 疲乏无力、失眠、嗜睡 心力衰竭时因大脑血流减少,供氧不足,导致中枢神经系统障碍,表现为头痛、失眠、烦躁不安、头晕等症状。由于心输出量减少,肌肉血流量不足,病人常感到肌无力,尤其是体力活动时更为明显。

五、心力衰竭的防治

防治心力衰竭要根据心力衰竭的类型、程度及其发展的不同阶段,有针对性地进行治疗。一般应注意以下几个原则。

1. 防治原发病及消除诱因 采取积极有效的措施防治可能导致心力衰竭发生的原发性疾病。如高血压病人经药物治疗,可使心力衰竭的发生率明显降低。消除诱因是不容忽视的治疗环节,如控制感染、避免过多劳累等。

2. 改善心脏的舒缩功能 ①改善心肌的收缩性:可选用适当的正性肌力药物,如洋地黄类药物等,增加心肌收缩性,提高心输出量。主要适用于因心肌收缩性减弱所致的心力衰竭。②改善心肌舒张性:可合理选用钙拮抗剂,以减少胞质内钙浓度,改善心肌舒张性能。主要适用于室壁顺应性降低和心室舒张不全所致的心力衰竭。

3. 减轻心脏前、后负荷,提高心输出量 ①降低心脏后负荷:适当、合理地选用动脉血管扩张药如苯肼哒嗪等,不仅可降低心脏的后负荷,还能减少心肌耗氧量。②调整心脏前负荷:前负荷过高会引起或加重心力衰竭。对水钠潴留的心力衰竭病人,应适当限制钠盐摄入,应用利尿剂等药物治疗以减轻心脏的前负荷。

4. 改善心肌的能量代谢 应用心肌能量药物如葡萄糖、肌苷等可能具有改善心肌代谢的作用。

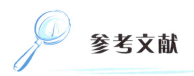

参考文献

[1] 李甘地. 病理学[M]. 北京:人民卫生出版社,2001.
[2] 唐建武. 病理学[M]. 北京:人民卫生出版社,2008.
[3] 陈杰,李甘地. 病理学[M]. 北京:人民卫生出版社,2005.

(董淑芬)

第八章 消化系统疾病

学习目标

掌握
1. 溃疡病的病理变化(肉眼观和镜下观)。
2. 病毒性肝炎的基本病理变化及临床病理类型。
3. 门脉性肝硬化的病理变化及临床病理联系。

熟悉
1. 溃疡病的病理临床联系、结局及并发症。
2. 病毒性肝炎的病因、发病机制及传染途径。
3. 门脉性肝硬化的病因、发病机制及结局。

了解
1. 溃疡病的病因及发病机制。
2. 溃疡病的诊断、治疗及护理原则。
3. 病毒性肝炎的治疗与护理原则。
4. 坏死后性肝硬化病因、发病机制、病理变化及后果。

消化系统由消化管(口腔、咽、食管、胃、肠及肛门)和消化腺(涎腺、肝、胰及消化管的黏膜腺体)组成。消化系统承担着消化、吸收、排泄、解毒和内分泌等功能,是人体易发生疾病的部位。本章着重介绍胃炎、溃疡病、肝炎、肝硬化和消化道肿瘤等消化系统的常见病和多发病。

第一节 胃 炎

胃炎(gastritis)是发生于胃黏膜的炎症性疾病,可分为急性胃炎和慢性胃炎两种。

一、急性胃炎

急性胃炎(acute gastritis)发病的原因多为生物性因素,病变范围一般比较广泛,但多局限于黏膜层。胃黏膜弥漫性充血、水肿、点状出血;严重者黏膜糜烂、坏死、广泛性出血,甚至形成溃疡和穿孔。急性胃炎可分为以下三种。

1. 急性单纯性胃炎 急性单纯性胃炎又称急性刺激性胃炎,多因食用刺激性食物、暴饮暴食或大量饮酒等所致。病变特点为胃黏膜充血、水肿,有黏液附着,可见糜烂。

2. 急性腐蚀性胃炎 急性腐蚀性胃炎多因吞服强酸、强碱或化学腐蚀剂等所致。病变特点为胃黏膜坏死,脱落形成溃疡,严重者出现穿孔。

3. 急性出血性胃炎 急性出血性胃炎多因服用刺激性药物及各种原因引起的应激反应、暴饮暴食和过度酗酒等导致。病变特点为胃黏膜广泛性出血和糜烂,或出现多个浅表性应激性溃疡。

4. 急性感染性胃炎 少见,由金黄色葡萄球菌、链球菌或大肠杆菌等化脓性菌经血道(败血症或脓毒血症)或胃外伤直接感染所致,可引起急性蜂窝织炎性胃炎。

二、慢性胃炎

慢性胃炎(chronic gastritis)是胃黏膜的慢性非特异性炎症,是胃病中最多见的,多由急性胃炎迁延不愈转变而来。

(一)常见病因

(1)幽门螺杆菌(helicobacter pylori,Hp)感染。

(2)急性胃炎反复发作、不良的饮食习惯(如喜食刺激性食物)、过量饮酒、吸烟、滥用水杨酸类药物等。

(3)自身免疫性损伤(有些病人血清胃液壁细胞抗体为阳性)。

(4)十二指肠液(含有胆酸、磷脂、胰酶及大量碱性物质)反流对胃黏膜的破坏。

(二)病理变化及类型

1. 慢性浅表性胃炎 慢性浅表性胃炎又称慢性单纯性胃炎,是最常见的一类慢性胃炎。病变主要累及胃窦部。病变呈多灶性或弥漫性。肉眼观,胃黏膜充血、水肿,有时可见点状出血或糜烂,表面有渗出物和分泌物。光镜下可见黏膜浅层即黏膜层上三分之一,呈弥漫性或灶性分布,胃黏膜充血、水肿,固有层可见淋巴细胞、浆细胞浸润。多数病人可治愈,少数可转变为慢性萎缩性胃炎。

2. 慢性萎缩性胃炎 慢性萎缩性胃炎多由慢性浅表性胃炎发展而来,胃窦部最常见。肉眼观,正常胃黏膜的橘红色消失,变为灰色或灰绿色,胃黏膜明显变薄,皱襞变平甚至消失,与周围正常胃黏膜分界清楚;黏膜下血管清晰可见。慢性萎缩性胃炎可分为A型和B型,两型的病理变化相同。

镜下病理特点如下。① 病变区胃黏膜变薄,腺体变小,数量减少,胃小凹变浅,并可有囊性扩张。② 固有膜内有大量淋巴细胞浸润,病变时间较长时可形成淋巴滤泡。③ 肠上皮化生或假幽门腺化生:在胃窦部腺上皮中出现分泌黏液的杯状细胞,有刷状缘的吸收细胞及潘氏细胞等,病变区胃黏膜上皮被肠型腺上皮替代的现象,称为肠上皮化生(图8-1-1)。伴有肠上皮化生的慢性胃炎可以发生癌变。胃体部或胃底部的腺体壁细胞和主细胞血栓,为类似幽门腺的黏液分泌细胞所取代,称假幽门腺化生。

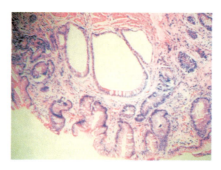

图 8-1-1　慢性萎缩性胃炎
注：病变区腺体可见囊性扩张，肠上皮化生。

3. 慢性肥厚性胃炎　病因不明。病变主要发生在胃底及胃体部。肉眼观察胃黏膜肥厚，皱襞加深变宽如脑回。镜下可见腺体肥大增生，腺管延长，有时增生的腺体可穿过黏膜肌层。黏膜表面黏液分泌增多。固有层炎细胞浸润不明显。

4. 疣状胃炎　病因不明。病变在胃窦部多见。肉眼观察胃黏膜表面可见多数中心凹陷的结节状、疣状突起，突起呈圆形或不规则形，形似"痘疹"。镜下可见病灶中心凹陷部上皮变性、坏死、脱落，并伴有炎性渗出物覆盖。

第二节　消化性溃疡病

消化性溃疡病亦称为消化性溃疡（peptic ulcer），是消化系统的常见病、多发病之一，其发病与胃液的消化作用有关。本病好发于 20～50 岁的人群，男性多于女性。据统计，十二指肠溃疡（duodenal ulcer，DU）约占溃疡病的 70%，胃溃疡（gastric ulcer，GU）约占 25%，两者并存的复合性溃疡约占 5%。主要临床表现为周期性上腹部疼痛、反酸、嗳气等。本病常反复发作，呈慢性经过。

一、病因及发病机制

消化性溃疡的病因及发病机制比较复杂，尚未完全阐明，目前认为与以下因素有关。

1. 幽门螺杆菌感染　大量研究表明，幽门螺杆菌感染与溃疡病关系十分密切。实验证明，幽门螺杆菌可以破坏胃和十二指肠黏膜防御屏障，幽门螺杆菌还可以分泌、催化游离氨生成尿素酶和裂解胃黏膜糖蛋白的蛋白酶，还能产生破坏黏膜表面上皮细胞脂膜的磷脂酶；炎症介质（白细胞三烯、趋化因子等）也可导致黏膜上皮和血管内皮损伤，从而引发炎症，诱发消化性溃疡。

2. 黏膜抗消化能力降低　正常情况下，胃和十二指肠黏膜具有抗胃液消化作用的保护机制，胃和十二指肠黏膜通过胃黏膜分泌的黏液（黏液屏障）和黏膜上皮细胞的脂蛋白（黏膜屏障）保护黏膜不被胃液所消化。当黏膜屏障因幽门螺杆菌感染、长期服用非类固醇抗炎药、吸烟、精神过度紧张、受寒和不良饮食习惯等原因造成黏液分泌减少、黏膜完整性受损、更新能力降低时，可使黏膜抗消化能力降低，导致消化性溃疡病的发生。

3. 胃液的消化作用　研究证明，消化性溃疡的发病是胃或十二指肠局部黏膜组织被胃液消化的结果。胃酸和胃蛋白酶可直接侵蚀破坏黏膜组织,胃液中的氢离子发生逆向弥散进入胃黏膜,不仅可以直接损伤血管内皮细胞,还可以促使黏膜中的肥大细胞释放组胺,导致微循环障碍,并进一步促进胃蛋白酶的分泌,加强胃液对胃黏膜的消化作用,导致溃疡形成。胃酸对胃黏膜的消化作用,只有在黏膜防御能力降低的情况下才会发挥作用。

4. 神经、内分泌功能失调 溃疡病病人常有精神过度紧张、情绪激动、睡眠不佳等不良状态。研究表明,上述症状可以导致大脑皮质功能失调,自主神经功能紊乱,迷走神经兴奋,胃酸分泌增多。这些因素与十二指肠溃疡的发生有关:十二指肠溃疡病人的胃酸分泌水平明显高于正常人。

5. 遗传因素 溃疡病呈家族性多发趋势,O型血的人发病率高于其他血型的1.5~2倍,说明本病的发生也可能与遗传因素有关。

二、病理变化

1. 肉眼观 胃溃疡多发生于胃小弯近幽门侧,尤其多见于胃窦部。溃疡常单发,呈圆形或椭圆形,直径多在2 cm以内。溃疡边缘整齐,状如刀切,底部平坦、洁净,溃疡多穿越黏膜下层,深达肌层甚至浆膜层,溃疡周围黏膜皱襞因受溃疡底部瘢痕组织的牵拉而呈放射状(图8-2-1)。由于胃的蠕动,一般溃疡的贲门侧较深,其边缘耸直;溃疡的幽门侧较浅,呈阶梯状。十二指肠溃疡多发生于球部的前、后壁,溃疡一般较胃溃疡小而浅,直径多在1 cm以内(图8-2-2)。

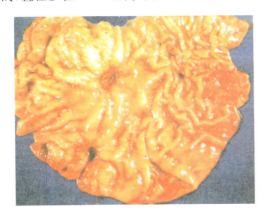

图8-2-1 胃溃疡

注:溃疡椭圆形,直径在2 cm以内,溃疡边缘整齐,周围黏膜皱襞呈放射状。

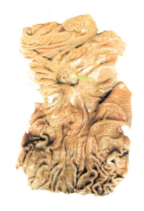

图8-2-2 十二指肠溃疡

2. 镜下观 溃疡底部自黏膜层向外由四层组织组成:最表层是炎性渗出物层,为少量的白细胞和纤维素等;第二层为坏死组织层,是黏膜坏死的细胞碎片等形成的红染无结构组织;第三层为肉芽组织层;最下层由肉芽组织移行为瘢痕组织层,主要由纤维细胞和胶原纤维构成(图8-2-3)。瘢痕底部还可见增殖性动脉内膜炎,由于小动脉受炎性刺激而发生,其管壁增厚,管腔狭窄或有血栓形成,导致局部血供不足,妨碍组织再生,使溃疡不易愈合。溃疡底部的神经节细胞及神经纤维常发生变性和断裂,甚至有的神经纤维断端呈小球状增生,这种变化可能是引起疼痛的原因之一。

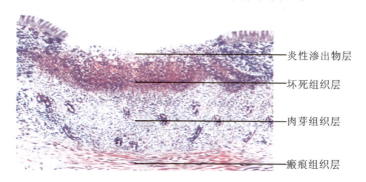

图 8-2-3 胃溃疡

注:溃疡深达肌层,底部由内向外分为四层;胃溃疡的病变与十二指肠的病变大致相同。

三、结局及并发症

(一)愈合

溃疡表层渗出物及坏死组织逐渐被吸收、排除,由底部和两侧长出肉芽组织填充缺损,形成瘢痕,周围黏膜上皮再生覆盖溃疡面而愈合。

(二)并发症

1. 出血 出血为最常见的合并症,发病率可达10%～35%。由于溃疡底部小血管破裂,溃疡表面有少量出血,病人大便潜血试验常为阳性。若溃疡底部较大血管破裂则可发生大出血,临床表现为呕血及柏油样便,严重者可发生失血性休克。

2. 穿孔 穿孔见于约5%的病人,由溃疡穿透胃壁或十二指肠壁引起,十二指肠前壁较薄,溃疡更易发生穿孔。急性穿孔时,胃或十二指肠内容物漏入腹腔,可引起急性弥漫性腹膜炎。位于后壁的溃疡如穿透较慢,穿孔前已与邻近器官粘连,称为穿透性溃疡,可形成局限性腹膜炎。

3. 幽门梗阻 约见于3%的病人,多位于幽门管的溃疡充血、水肿,或炎症刺激幽门括约肌的痉挛,瘢痕收缩致幽门狭窄而发生梗阻。临床上病人出现胃内容物潴留、反复呕吐,严重者可引起水、电解质失衡和代谢性碱中毒等。

4. 癌变 不到1%的胃溃疡发生癌变,多发生在病程较长、经久不愈的病人。十二指肠溃疡几乎不发生癌变。

四、临床病理联系

1. 上腹部周期性疼痛 主要临床表现是周期性上腹部疼痛,这种疼痛与进食有较明显的关系。胃溃疡与十二指肠溃疡病人的疼痛规律有所不同。胃溃疡的疼痛常在餐后1h左右发生,是由于进食后胃酸分泌增加,刺激溃疡局部的神经末梢所致。而十二指肠溃疡的疼痛则是由于迷走神经兴奋性增高,刺激胃酸分泌增多所致。可引起疼痛,疼痛多在夜间或饥饿时发生,进餐后,食物中和稀释了胃酸,疼痛可缓解。

2. 反酸、呕吐 反酸或呕吐是由于胃酸刺激引起幽门括约肌痉挛及胃逆蠕动,使胃内容物向上反流,或由于幽门部梗阻所致。

3. 嗳气 嗳气及上腹部饱胀感则因胃排空困难,消化不良,滞留在胃内的食物发酵等原因引起。

第三节 病毒性肝炎

病毒性肝炎(viral hepatitis)是由一组肝炎病毒引起的以肝实质细胞变性、坏死为主要病变的一种传染病。肝炎在我国的发病率较高且有不断升高的趋势,世界各地均有发病和流行,各种年龄及不同性别均可发病。

一、病因及发病机制

目前已证实引起病毒性肝炎的肝炎病毒有甲型(HAV)、乙型(HBV)、丙型(HCV)、丁型(HDV)、戊型(HEV)及庚型(HGV)六种,各型病毒的特性见表8-3-1。病毒性肝炎的发病机制比较复杂,至今尚未完全阐明,取决于多种因素,尤其是与机体的免疫状态有密切关系。各型肝炎病毒及其相应肝炎的特点见表8-3-1。

表 8-3-1 各型肝炎病毒及其相应肝炎的特点

病毒类型	HAV	HBV	HCV	HDV	HEV	HGV
病毒性质	RNA	DNA	RNA	缺陷病毒	RNA	RNA
传播途径	肠道	密接/输血/注射	同 HBV	同 HBV	肠道	输血注射
潜伏期/周	2~6	4~26	2~26	4~27	2~8	不详
转成慢性	无	5%~10%	>70%	<5%	无	无
暴发	0.1%~0.4%	<1%	极少	可	可	不详
与肝癌的关系	无	有	有	有	无	无

1. 甲型肝炎病毒 甲型肝炎病毒(HAV)是一种 RNA 病毒,可引起甲型肝炎。其特点为经消化道感染,潜伏期短,可散发或造成流行。甲型肝炎病毒并不直接损伤细胞,可能通过细胞免疫机制而导致肝细胞损伤。甲型肝炎病毒一般不引起携带者状态。甲型肝炎通常急性起病,大多数可痊愈,极少发生暴发性肝炎。

2. 乙型肝炎病毒 乙型肝炎病毒(HBV)是一种 DNA 病毒,在机体缺乏有效的免疫反应的情况下表现为携带者状态。HBV 在中国是慢性肝炎的主要致病原,可最终导致肝硬化。它也可引起急性乙型肝炎、暴发性肝炎和无症状携带者状态。HBV 主要经血流、血液污染的物品、吸毒或密切接触传播。检验病人血液中的乙型病毒性肝炎表面抗原（HBsAg）及其抗体（HBsAb）、乙型病毒性肝炎 e 抗原（HBeAg）及其抗体（HBeAb）和乙型病毒性肝炎核心抗体（HBcAb）对诊断乙型病毒性肝炎具有重要意义。

3. 丙型肝炎病毒 丙型肝炎病毒（HCV）是一种单链 RNA 病毒，有 6 个主要的基因型。其传播途径主要是注射或输血。HCV 病毒可直接破坏肝细胞。丙型肝炎病毒感染者约 3/4 可演变成慢性肝炎。其中 20% 可进展为肝硬化，部分可发生肝细胞性肝癌。

4. 丁型肝炎病毒 丁型肝炎病毒（HDV）为一种复制缺陷型 RNA 病毒，它必须依赖 HBV 复合感染才能复制。约 90% 病人可恢复，仅少数演变成慢性 HBV/HDV 复合性慢性肝炎，少数可发生暴发肝炎。

5. 戊型肝炎病毒 戊型肝炎病毒（HEV）是一种单链 RNA 病毒，戊型肝炎主要通过消化道传播，易在雨季和洪水过后暴发流行，多见于秋、冬季（10—11 月）。大多数病例预后良好，但在孕妇中死亡率可达 20%。

6. 庚型肝炎病毒 庚型肝炎病毒（HGV）是一种单链 RNA 病毒，主要见于透析的病人，主要通过污染的血液或血制品传播，也可能经性传播，部分病人可变成慢性。

二、基本病理变化

病毒性肝炎属于变质为主的炎症，各型病变基本相同，都以肝细胞的变性、坏死为主，同时伴有不同程度的炎细胞浸润、肝细胞再生和间质纤维组织增生。

（一）肝细胞变性坏死

1. 肝细胞变性

（1）细胞水肿　最常见的病变。光镜下，肝细胞水肿明显，胞质半透明，呈疏松网状，称为胞质疏松化。进一步发展，肝细胞体积增大，由多角形变为圆球形，胞质几乎完全透明，称气球样变性（图 8-3-1）。

（2）胞质嗜酸性　一般仅累及单个或数个肝细胞，散在于肝小叶内。光镜下，病变肝细胞由于胞质水分脱失浓缩使肝细胞体积变小，胞质嗜酸性增强，红染。细胞核染色亦较深。

2. 肝细胞坏死

（1）嗜酸性坏死　由胞质嗜酸性发展而来，胞质进一步浓缩，胞核也浓缩消失，最终整个细胞形成深红色均一浓染的圆形小体，称嗜酸性小体，为单个肝细胞的死亡，属于凋亡。

（2）溶解性坏死　由严重的细胞水肿发展而来，根据肝细胞坏死的程度、分布特点可分为如下几种。

① 点状坏死（spotty necrosis）　单个或数个相邻肝细胞的坏死，坏死处伴以炎细胞浸润，常见于急性普通型肝炎。

② 碎片状坏死（piecemeal necrosis）　肝小叶周边界板处肝细胞的灶性坏死和崩

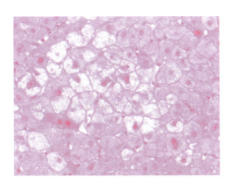

图 8-3-1 肝细胞气球样变性

注：图中央可见胞质明显疏松化，并可见气球样变性的肝细胞。

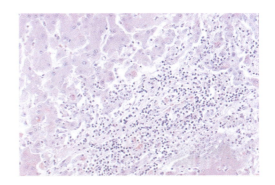

图 8-3-2 碎片状坏死

注：肝小叶周边界板处肝细胞发生灶性坏死和崩解，并有炎细胞浸润。

解，常见于慢性肝炎（图 8-3-2）。

③ 桥接坏死（bridging necrosis） 中央静脉与汇管区之间、两个汇管区之间或两个中央静脉之间出现相互连接的肝细胞坏死带，常见于中度与重度慢性肝炎（图 8-3-3）。

④ 大片坏死（massive necrosis） 几乎累及整个肝小叶的大范围肝细胞的坏死，常见于重型肝炎（图 8-3-4）。

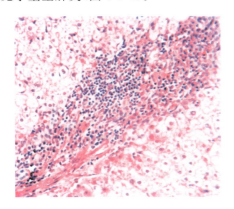

图 8-3-3 桥接坏死

注：图中见长条形肝细胞坏死带，穿插在肝小叶之间；坏死区有大量炎细胞浸润和纤维细胞增生。

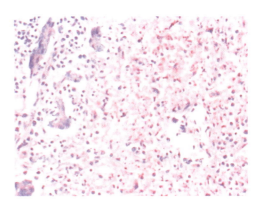

图 8-3-4 肝细胞大片状坏死

注：病变累及整个肝小叶大面积的肝细胞，肝细胞溶解消失，左上角为门管区。

（二）炎细胞浸润

病毒性肝炎时，在汇管区和肝小叶内的坏死区有数量不等的炎细胞浸润，主要为淋巴细胞和单核细胞，也可见少量中性粒细胞和浆细胞。

（三）肝细胞再生

在坏死的肝细胞周围常出现肝细胞再生，通过直接或间接分裂再生而修复。再生的肝细胞体积较大，胞质丰富，核大，深染，可有双核。如肝组织坏死严重，网状支架塌陷,则再生的肝细胞因失去支架不能排列为条索状,而呈团块状,称为结节状再生。

（四）间质反应性增生和小胆管增生

间质反应性增生包括如下两种。①Kupffer细胞增生:Kupffer细胞为肝内游走的吞噬细胞,吞噬坏死组织碎片或色素颗粒等,参与炎症反应。②肝间质内的间叶细胞和成纤维细胞增生,间叶细胞分化为组织细胞,参与炎症反应。后期的成纤维细胞增生参与修复,纤维组织大量增生,可发展为肝纤维化及肝硬化。慢性且坏死较严重的病人,在汇管区或大片坏死灶内,可见小胆管增生。

三、临床病理类型

病毒性肝炎除按病原学进行分类外,还可根据病程、病变程度和临床表现的不同进行如下临床病理分类。

（一）病毒性肝炎

1. 急性肝炎 急性肝炎是病毒性肝炎中最常见的类型。临床上可根据病人是否出现黄疸,分为黄疸型和无黄疸型。我国以无黄疸型急性肝炎居多,且多属于乙型肝炎。黄疸型急性肝炎病变略重,多见于甲型病毒性肝炎,黄疸型和无黄疸型急性肝炎病变基本相同。

（1）病理变化 肉眼观,肝脏体积增大,被膜紧张,质软,表面光滑,颜色变浅或变黄。镜下观,肝细胞广泛变性,以细胞水肿为主,坏死轻微,嗜酸性小体并不常见。汇管区及肝小叶内有少量炎细胞浸润。黄疸型急性肝炎病人坏死灶稍多、稍重,毛细胆管腔内有胆栓形成。

（2）临床病理联系

① 由于肝细胞弥漫性水肿、炎细胞浸润造成肝体积增大、被膜紧张,刺激神经末梢引起肝区疼痛及叩击痛。

② 肝细胞损伤,胆汁分泌受阻造成食欲下降、厌油、呕吐等症状。

③ 肝细胞坏死后细胞内酶释放入血,引起血清谷丙转氨酶等升高及其他肝功能异常。

④ 肝细胞变性坏死严重时,可影响胆红素代谢,出现黄疸。

（3）结局 多数病人在半年内可治愈,甲型肝炎预后最好,99%可痊愈,但乙型和丙型病毒性肝炎恢复较慢,其中5%～10%乙型肝炎、70%丙型肝炎转为慢性。

2. 慢性肝炎 病毒性肝炎病程持续半年以上者即为慢性肝炎。

（1）病理变化 根据炎症、坏死、纤维化程度将慢性肝炎分为轻度、中度、重度慢性肝炎三种类型。

① 轻度慢性肝炎 病变以点状坏死为主,偶见轻度碎片状坏死,汇管区慢性炎细胞浸润,周围有少量纤维组织增生,肝小叶结构完整。

② 中度慢性肝炎 肝细胞变性、坏死明显,有中度碎片状坏死和特征性的桥接坏死。肝小叶内有纤维间隔形成,但小叶结构大部分完整。

③ 重度慢性肝炎　肝细胞坏死严重,坏死面积广泛,有重度碎片状坏死及大范围桥接坏死。坏死区可见肝细胞不规则再生,纤维间隔将肝小叶结构重新分割。

轻度的慢性肝炎可以痊愈或病变相对静止,如果病变持续发展,晚期逐步转变为肝硬化。如在慢性肝炎的基础上,出现坏死面积扩大成为大片坏死,即转变为重型肝炎。

毛玻璃样肝细胞:HE染色光镜下,在乙型肝炎表面抗原携带者和慢性肝炎病人的肝组织常可见部分肝细胞胞质内充满嗜酸性细颗粒物质,胞质不透明如毛玻璃状,称毛玻璃样肝细胞。

（2）临床病理联系　慢性病毒性肝炎病人除有肝大及疼痛等临床表现外,还可伴有脾大。实验室检查:谷丙转氨酶、胆红素、丙种球蛋白浓度可出现不同程度升高,白蛋白浓度降低或A/G异常,凝血酶原活动度下降等。

（二）重型病毒性肝炎

重型病毒性肝炎相对少见,肝实质损害严重,临床经过凶险,死亡率高,是病毒性肝炎中最严重的一种类型,简称重型肝炎。根据临床经过和病理变化分为急性重型肝炎和亚急性重型肝炎两种类型。

1. 急性重型肝炎　起病急,病情重,进展迅速,病程短,死亡率高,故临床上又称为暴发型、电击型或恶性肝炎。

（1）病理变化　肉眼观,肝体积显著缩小,尤以左叶为重,重量可减轻至600～800 g(正常成人1300～1500 g),质地柔软,被膜皱缩,切面呈黄色(淤胆)或红褐色(出血),部分区域呈红、黄相间的斑纹状,故又称为急性黄色或红色肝萎缩(图8-3-5)。镜下观,肝组织呈大片坏死,坏死面积超过肝实质的2/3。坏死区域多从肝小叶中央向四周迅速发展,仅在小叶周边部残留少数变性的肝细胞,坏死区域仅残留网状支架,肝窦明显扩张充血,甚至出血,坏死区和汇管区内有大量炎细胞浸润,以淋巴细胞和巨噬细胞浸润为主,Kupffer细胞肥大增生,吞噬活跃。急性重型肝炎时,肝细胞再生现象不明显(图8-3-5)。

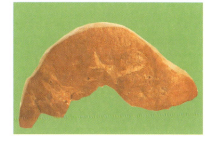

图8-3-5　急性重型肝炎(急性黄色肝萎缩)

注:肝脏体积缩小,质地柔软,切面红褐色。

（2）临床病理联系　肝细胞大量且迅速出现溶解性坏死,可导致以下情况。

① 胆红素大量入血引起肝细胞性黄疸。

② 凝血因子合成障碍导致出血倾向,如皮肤或黏膜淤点、淤斑等。

③ 肝功能衰竭,各种代谢产物的解毒功能障碍导致肝性脑病,严重者出现胆红素代谢障碍及血循环障碍等,可诱发肾功能衰竭(肝肾综合征),表现为少尿、氮质血症和尿毒症等。

（3）结局　本型肝炎预后极差,死亡率高,大多数在短期内死亡。死亡原因主要为肝功能衰竭,其次为消化道大出血、急性肾衰竭、DIC等。少数迁延可演变为亚急性重型肝炎。

2. 亚急性重型肝炎 大多数由急性重型肝炎转变而来,少数病例由急性肝炎恶化而致,或起始病变就较为缓和呈亚急性经过。病程较急性重型肝炎长,可长达数月。

(1) 病理变化 肉眼观,肝体积缩小,重量减轻,被膜皱缩不平,质地软硬程度不一,病程较长者可见大小不一的结节,质地略硬。切面呈红褐色或土黄色,如因胆汁淤积可呈黄绿色,称为亚急性黄色肝萎缩。镜下观,既有较大范围的肝细胞坏死,又有肝细胞结节状再生。坏死区及汇管区有大量炎细胞浸润及纤维组织增生。肝小叶周边有小胆管增生,可出现胆汁淤积形成胆栓。

(2) 临床病理联系 因肝细胞有较大范围的坏死,故在临床上病人表现为较重的肝功能不全,实验室检查多项指标异常。

(3) 结局 如治疗及时且得当,病变可停止发展并有治愈的可能。多数常继续发展而转变为坏死后性肝硬化,病人可死于肝功能衰竭。

第四节 肝 硬 化

肝硬化(liver cirrhosis)是由肝细胞弥漫性变性、坏死,继而出现纤维组织增生和肝细胞结节状再生,这三种病变反复交错进行而导致的肝脏变形、变硬,肝小叶结构和血液循环途径逐渐被改建的一种常见的慢性肝脏疾病。肝硬化病程较长,早期可无明显症状,后期可出现不同程度的门脉高压和肝功能障碍,对人体危害较大。

由于引起肝硬化的病因及发病机制较为复杂,至今尚无统一的分类方法。按照病因不同,可分为肝炎后性肝硬化、酒精性肝硬化、胆汁性肝硬化、寄生虫性肝硬化、淤血性肝硬化等。按形态不同可分为大结节型肝硬化、小结节型肝硬化、大小结节混合型肝硬化及不全分割型肝硬化,这是国际上依据形态的分类法。我国常采用的是结合病因、病变特点以及临床表现的综合分类方法,分为门脉性、坏死后性、胆汁性、淤血性、寄生虫性肝硬化等,其中门脉性肝硬化最为常见,其次为坏死后性肝硬化。门脉性肝硬化相当于国际分类中的小结节型。坏死后性相当于大结节型及大小结节混合型。本节主要介绍这两种常见类型的肝硬化。

一、门脉性肝硬化

(一) 病因及发病机制

肝硬化的病因较多,演变机制也不相同,很多不同的因素均可引起肝细胞的损伤进而导致肝硬化。常见的因素有几下几种。

1. 病毒性肝炎 慢性病毒性肝炎是我国肝硬化最常见的原因,尤其是乙型和丙型病毒性肝炎,肝硬化病人的肝细胞 HBsAg 常为阳性,其阳性率高达 76.7%。

2. 慢性酒精中毒 长期酗酒是引起肝硬化的另一个重要因素,在欧美国家更为突出。由于酒精在体内代谢过程中产生的乙醛对肝细胞有直接损害作用,故可导致脂肪肝、酒精性肝炎和酒精性肝硬化。

3. 营养不良　大量实验研究表明,饲喂不含胆碱或蛋氨酸等营养物质的食物,可使肝脏合成磷脂发生障碍,然后经脂肪肝发展成肝硬化。

4. 有毒物质的损伤作用　许多毒性物质和一些药物,如四氯化碳、氯仿、辛可芬、磷、砷等长期作用对肝脏有损伤,可引起肝硬化。

上述各种病因或因素长期作用均以不同机制造成肝细胞弥漫性变性、坏死及炎症反应,反复发作,在坏死基础上发生纤维组织增生。再生的肝细胞不能沿着原有的网状支架排列,而是形成不规则的再生肝细胞结节。增生的纤维有两种来源:一是肝细胞坏死后,原有的网状支架塌陷、聚集、胶原化,称为无细胞硬化,或由储脂细胞转变为肌成纤维细胞样细胞产生胶原纤维。二是来源于成纤维细胞,汇管区的成纤维细胞增生并分泌胶原纤维。增生的纤维组织一方面逐渐穿插分割肝小叶,另一方面与肝小叶内的胶原纤维连接成纤维间隔包绕再生的肝细胞团,形成假小叶。肝细胞的坏死和再生反复进行,最终形成肝广泛的纤维化和弥漫全肝的假小叶,导致肝小叶结构和血液循环途径被改建,肝脏变硬、变形而导致肝硬化。

(二)病理变化

1. 肉眼观　在肝硬化早期,肝体积正常或稍增大,重量增加,质地正常或稍变硬。晚期肝体积明显缩小,重量减轻,可降至 1 000 g 以下,硬度增加,表面呈颗粒状或小结节状,结节大小较为一致,直径多在 0.1~0.5 cm 之间,一般不超过 1 cm。切面见弥漫分布于全肝的无数圆形或类圆形岛屿状小结节,大小与表面结节一致,呈黄褐色(脂肪变性)或黄绿色(淤胆)。结节周围由灰白色的纤维组织条索包绕,纤维间隔较窄,厚薄比较均匀(图 8-4-1)。

2. 镜下观　正常肝小叶结构被破坏,被假小叶所取代。假小叶是指由广泛增生的纤维组织分割原有的肝小叶并包绕成大小不等的圆形或类圆形的肝细胞团(图 8-4-2)。假小叶内的肝细胞排列紊乱,可有变性、坏死及再生的肝细胞,再生的肝细胞体积较大,核大、染色较深,或有双核。假小叶中央静脉缺如、偏位或两个以上。增生的纤维结缔组织常压迫、破坏细小胆管引起淤胆,并见到小胆管增生。包绕在肝小叶周围的纤维间隔一般较薄,宽窄比较均匀一致,其中有少量淋巴细胞及单核细胞等浸润。

(三)临床病理联系

1. 门脉高压症　由于肝内假小叶形成,导致肝内血管系统被重新改建引起门脉压力增高,其发生机制主要如下。① 窦性阻塞:肝内广泛的结缔组织增生,肝血窦闭塞或窦周纤维化,可使门静脉循环受阻,称为窦性阻塞。② 窦后性阻塞:假小叶及纤维结缔组织压迫小叶下静脉,可使肝窦内血液流出受阻,继而阻碍门静脉血液流入肝血窦,称为窦后性阻塞。③ 窦前性阻塞:肝动脉小分支与门静脉小分支在汇入肝窦前形成异常吻合,使压力高的动脉血流入门静脉,使门静脉压力增高。

门静脉高压可使门静脉所属的胃、肠、脾等器官的静脉血回流受阻,临床上可出现

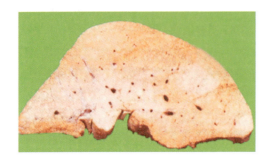

图 8-4-1　门脉性型肝硬化

注：肝体积缩小，质地变硬，表面呈颗粒状。切面见弥漫分布的类圆形岛屿状小结节，结节周围纤维间隔较窄，厚薄比较均匀。

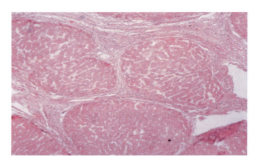

图 8-4-2　门脉性肝硬化（镜下观）

注：纤维组织分割原来的肝小叶并包绕圆形、类圆形肝细胞团形成假小叶，假小叶内肝细胞排列紊乱，中央静脉偏位或缺如。

一系列症状和体征，主要有以下临床表现。

（1）慢性淤血性脾大　由于脾静脉回流受阻，脾因慢性淤血及结缔组织增生而肿大。脾大，重量一般增加到 400～500 g（正常 140～180 g），少数可达 1000 g。肝硬化病人中有 70%～85% 出现脾大。脾大可伴有功能亢进，血细胞破坏增多，病人表现为贫血及出血倾向。

（2）胃肠道淤血、水肿　门静脉压力增高，胃肠静脉回流受阻可使胃肠壁发生淤血、水肿，导致病人食欲缺乏、腹胀、消化不良等。

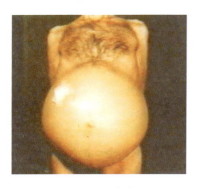

图 8-4-3　腹水

（3）腹水　多发生于肝硬化晚期，为淡黄色、透明的漏出液（图 8-4-3）。病人腹水形成的原因主要如下。

① 门静脉压升高使肠及肠系膜等处血管淤血水肿，毛细血管内流体静压升高，血管壁通透性增加，导致水、电解质及血浆蛋白等液体漏入腹腔。② 肝细胞受损后，合成白蛋白功能降低，导致低蛋白血症，使血浆胶体渗透压下降。③ 肝功能障碍，肝灭活醛固酮和抗利尿激素的能力减弱，造成水钠潴留，促使腹水形成。

（4）侧支循环形成　门静脉压升高时主要侧支循环和合并症如下。① 食管下段静脉丛曲张：门静脉血经胃冠状静脉、食管静脉丛、奇静脉入上腔静脉，导致胃底与食管下段静脉丛曲张（图 8-4-4）。食管下段静脉丛曲张、破裂引起大呕血是肝硬化病人常见的死因之一。② 直肠静脉丛曲张：门静脉血经肠系膜下静脉、直肠静脉丛、髂内静脉进入下腔静脉，引起直肠静脉丛曲张，形成痔核，破裂后可导致便血（图 8-4-4）。③ 脐周、腹壁浅静脉曲张：门静脉血经附脐静脉、脐周静脉网，向上经胸、腹壁静脉进入上腔静脉，向下经腹壁静脉进入下腔静脉，引起脐周浅静脉高度扩张，可出现"海蛇头"现象（图 8-4-4）。

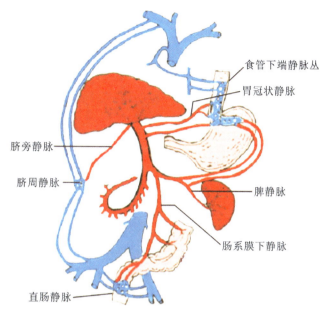

图 8-4-4　肝硬化时侧支循环模式图

2. 肝功能不全　由于肝细胞长期反复受破坏,再生的肝细胞不能完全代偿可引起肝功能障碍。主要表现如下。

(1) 对激素的灭活作用减弱　由于肝对雌激素灭活作用减弱,导致体内雌激素水平升高,病人面、颈、胸、前臂及手背等处体表的小动脉末梢扩张形成蜘蛛状血管痣;病人手掌大、小鱼际处常发红,加压后退色称为肝掌。此外,男性病人可出现乳腺发育、睾丸萎缩,女性病人可出现月经不调、不孕等。

(2) 出血倾向　由于肝合成凝血酶原、纤维蛋白原等凝血物质减少,以及脾功能亢进使血小板破坏,病人可有鼻出血、牙龈出血、皮肤黏膜淤点、淤斑等出血倾向。

(3) 黄疸　主要因肝细胞受损和胆汁淤积所致,半数以上病人可出现轻度黄疸,表现为皮肤、黏膜、巩膜的黄染现象。

(4) 蛋白质合成障碍　肝细胞受损后,合成蛋白质的功能下降,血浆白蛋白含量减少。同时由于从胃肠道吸收的一些抗原性物质不经肝细胞处理,直接经过侧支循环而进入体循环,刺激免疫系统合成球蛋白增多,可出现白蛋白和球蛋白比值下降甚至倒置。

(5) 肝性脑病(肝昏迷)　肝功能不全的严重后果出现在肝硬化的晚期,也是肝硬化病人死因之一。

(四) 结局

肝硬化是一种肝的慢性进行性疾病,在早期如能及时消除病因,病变可相对稳定甚至减轻,肝功能可有所改善,虽然肝组织结构难以恢复到正常状态,但由于肝有巨大的代偿能力,经适合的治疗仍可使病变处于相对稳定或停止发展的状态。晚期肝硬化预后不良,可引起一系列合并症,造成死亡的主要原因有食管静脉曲张破裂大出血、肝性脑病、合并严重感染、肝癌等。

二、坏死后性肝硬化

坏死后性肝硬化(postnecrotic cirrhosis)是在肝实质发生大片坏死的基础上形成的相当于大结节型肝硬化和大小结节混合型肝硬化。

(一)病因

坏死后性肝硬化多由亚急性重型肝炎迁延而来,少数慢性肝炎反复发作并且坏死严重,继而肝细胞结节状再生和纤维组织增生,发展为坏死后性肝硬化;某些药物或化学物质也可引起肝细胞严重而广泛性坏死,形成坏死后性肝硬化。

(二)病理变化

肉眼观,肝脏体积缩小,以左叶为重,与门脉性肝硬化的不同之处是肝脏变形明显,结节大小悬殊,直径在0.5～1 cm之间,最大结节直径可达5～6 cm。切面见结节周围的纤维间隔明显增宽,并且宽窄不一(图8-4-5)。镜下观,由于肝细胞坏死范围大小不等,形状不规则,以致形成的假小叶大小不等、形状极不一致,可呈圆形及类圆形,或呈半月形及地图状。小叶间的纤维间隔较宽阔且厚薄不均,其中有较多炎细胞浸润,小胆管增生均较门脉性肝硬化明显(图8-4-6)。

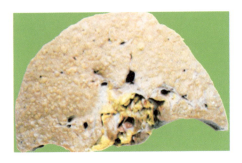

图 8-4-5 坏死后性肝硬化(肉眼观)

注:肝脏缩小,质地变硬,切面见大小不等的结节,结节间隔较宽。

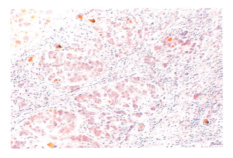

图 8-4-6 坏死后性肝硬化(镜下观)

注:假小叶大小悬殊,纤维间隔较宽,胆管增生,炎细胞浸润明显。

(三)结局

坏死后性肝硬化一般病程较短,发展快,由于肝细胞坏死较严重,故肝功能障碍较门脉性肝硬化重,而且出现较早,而门脉高压症状较轻且出现较晚,预后较差。癌变率较门脉性肝硬化高。

三、胆汁性肝硬化

胆汁性肝硬化(biliary cirrhosis)是因胆道阻塞,胆汁淤积而引起的肝硬化,较少见。根据病因不同,可分为原发性与继发性两类。

原发性胆汁性肝硬化在我国更为少见,病因不明,可能与自身免疫反应有关。其病变特点为肝内较小的胆管出现进行性破坏性炎症刺激,导致纤维组织增生,最终导致肝硬化。

继发性胆汁性肝硬化常见的原因与长期肝外胆道的阻塞和压迫及胆道上行性感染因素有关。长期胆道阻塞,胆汁淤积,可使肝细胞变性、坏死,继发结缔组织增生而导致肝硬化。其病变特点为胆汁淤积,肝细胞坏死,结缔组织增生引起肝硬化。

病理改变:肉眼观,肝脏缩小但不如前两型的明显,质地中等硬度,表面光滑呈细小结节或无明显结节,颜色呈深绿色或绿褐色。镜下观,原发性胆汁性肝硬化早期小叶间胆管上皮细胞水肿、坏死,周围有淋巴细胞浸润,最后由小胆管破坏而致结缔组织增生并伸入肝小叶内,假小叶呈不完全分割型。继发性胆汁性肝硬化肝细胞明显淤胆而变性、坏死。坏死肝细胞肿大,胞质疏松呈网状,核消失,称网状或羽毛状坏死。假小叶周围结缔组织的分隔包绕不完全。

第五节　消化系统肿瘤

一、食管癌

食管癌(carcinoma of esophagus)是食管黏膜上皮或腺体发生的恶性肿瘤,以40岁以上男性发病较多,早期常缺乏明显症状,中、晚期以进行性吞咽困难为主要临床表现。

(一)病因

尚未完全明了,相关因素如下。

1. 饮食习惯　食物过热、过硬、粗糙,以及饮酒和吸烟等对食管上皮的刺激与食管癌的发生相关。此外,食物中硝酸盐、亚硝酸盐和二级胺含量增多,导致致癌物亚硝胺合成增多也是引起食管癌的重要因素。

2. 环境因素　我国食管癌高发区地质土壤中所含微量元素与非高发区不同。例如,钼的硝酸盐还原酶的成分,可降低植物中硝酸盐的含量,缺钼可使农作物中硝酸盐的含量增高。

3. 遗传因素　我国汉族人食管癌高发区主要有北方的太行山区及南方的潮汕与闽南地区。在高发区中,食管癌的家族聚集现象较为明显。最新的分子生物学研究揭示了潮汕食管癌高危人群与河南食管癌高危人群有密切的血缘关系,提示食管癌发病可能与遗传易感性有一定的关系。

4. 其他　近年来,人乳头状瘤病毒(HPV)感染被认为是引起食管癌重要的相关因素。食物中缺乏维生素 B_2、维生素 A 及锌也可能是诱发因素。

（二）病理变化

食管癌好发于三个生理性狭窄部，食管中段最多见，下段次之，上段较少。可分为早期癌和中、晚期癌。

1. 早期癌 早期食管癌病变较局限，仅累及黏膜层或黏膜下层，未侵及肌层，无淋巴结转移。临床症状不明显。

肉眼观，癌变处黏膜轻度糜烂或表面呈颗粒状、微小乳头状。钡餐检查见食管黏膜基本正常或局部轻度僵硬。

2. 中、晚期癌 中、晚期食管癌出现吞咽困难等临床症状。

（1）肉眼观 可分四种类型。

① 髓质型 最多见，癌组织在食管壁内呈浸润性生长，累及食管全周或大部，管壁增厚，管腔变小，质地软，色灰白，似脑髓。

② 蕈伞型 癌呈扁圆形肿块状，向腔内突起。肿瘤侵犯食管管周的部分或大部。

③ 溃疡型 肿瘤表面有较深溃疡，溃疡深达肌层，周边隆起，底部不平，多浸润食管管周的一部分。

④ 缩窄型 癌组织质硬，多浸润食管全周，管壁形成环形狭窄，狭窄上端食管明显扩张，可在早期出现梗阻（图8-5-1）。

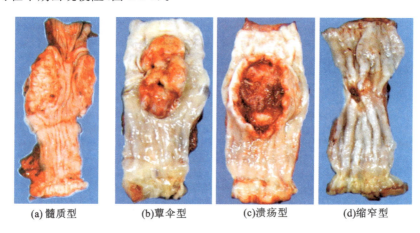

(a)髓质型　　(b)蕈伞型　　(c)溃疡型　　(d)缩窄型

图 8-5-1　中、晚期食管肉眼观

（2）镜下观 食管癌组织学类型以鳞状细胞癌最常见，达90%，腺癌次之，未分化癌较少见，恶性程度高。

（三）扩散和转移

1. 直接蔓延 癌组织穿透食管壁向周围组织及器官浸润。依所发生的部位不同，其累及的范围及器官亦不同。食管上段癌可侵及喉、气管和颈部软组织；中段癌可侵及支气管、肺；下段癌可侵及贲门、膈肌和心包等处。受浸润器官可发生相应的合并症，如大出血、化脓性炎及脓肿、食管-支气管瘘等。

2. 转移

(1) 淋巴道转移　淋巴道转移常见,与食管淋巴引流途径一致。上段癌可转移至颈部及上纵隔淋巴结;中段癌可转移至食管旁及肺门淋巴结;下段癌可转移至食管旁、贲门和腹腔上部淋巴结。

(2) 血道转移　晚期病人的转移方式,常转移至肝、肺。

(四) 临床病理联系

早期食管癌症状不明显,无肿块形成,部分病人可表现为咽下哽噎感,胸骨后和剑突下食物滞留感、烧灼感,咽喉部干燥和紧缩感。中、晚期病人表现为进行性吞咽困难及食物反流,甚至不能进食,最终导致病人恶病质使全身衰竭死亡。

二、胃癌

胃癌(carcinoma of stomach)是胃黏膜上皮和腺上皮发生的恶性肿瘤,好发于40～60岁,男多于女。好发于胃窦部小弯侧。

(一) 病因

胃癌的发病原因和机制尚未完全阐明,可能与下列因素相关。

(1) 胃癌的发生有一定的地理分布特点,如日本、智利、哥伦比亚、哥斯达黎加、匈牙利等国家发病率较高。我国的某些地区胃癌发病率高于美国和西欧4～6倍。可能与地域、生活饮食习惯以及环境因素有关。

(2) 高盐饮食、熏制食品,含亚硝酸盐、防腐剂的食物,被真菌污染的食物,均与胃癌发生呈不同程度的相关性。

(3) 遗传因素及吸烟等生活习惯可能与胃癌发生有一定的关系。

(4) 胃黏膜病变,如胃溃疡、萎缩性胃炎、肠上皮化生、胃息肉症等,可恶变为癌。

(5) 幽门螺杆菌感染可能与胃癌的发生有关。

(二) 病理变化和类型

胃癌好发于胃窦部小弯侧,其次为贲门部。依据癌组织侵及深度,可将胃癌分为早期胃癌和进展期胃癌。

1. 早期胃癌　癌组织只限于黏膜层或黏膜下层,未达到肌层的胃癌,不论其范围大小,是否有淋巴结转移均称为早期胃癌。若直径小于0.5 cm者称为微小癌。直径0.6～1.0 cm者称小胃癌。内镜检查时,在病变处钳取活组织检查确诊为癌,但手术切除标本经节段性连续切片均未发现癌,称为一点癌。镜下见早期胃癌以原位癌及高分化管状腺癌多见,其次为乳头状腺癌,最少见者为未分化癌。早期胃癌大体分为以下三种类型。

(1) 隆起型　肿瘤从黏膜面明显隆起或呈息肉状。此型较少。

(2) 表浅型　肿瘤呈扁平状,稍隆起于黏膜表面。

(3) 凹陷型　溃疡周边黏膜的早期癌,此型最多见。

2. 进展期胃癌（中晚期胃癌） 癌组织侵达肌层或全层，称为进展期胃癌。侵犯越深，预后越差，转移的可能性越大。

（1）肉眼观 进展期胃癌通常分为三种类型（图8-5-2）。

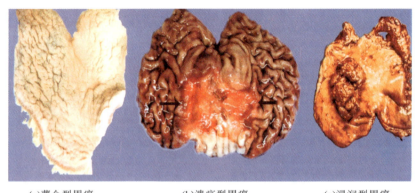

(a)蕈伞型胃癌　　　(b)溃疡型胃癌　　　(c)浸润型胃癌

图8-5-2 胃癌大体类型

① 蕈伞型或息肉型（fungating or polypoid type） 呈蕈伞状或息肉状，病变向黏膜表面生长，突入胃腔内。

② 溃疡型（ulcerative type） 病变处组织坏死脱落形成溃疡，溃疡一般较大，边界不清，边缘隆起呈火山口状，质脆，易出血，需与慢性消化性溃疡相鉴别。

③ 浸润型（infiltrating type） 癌组织在胃壁内呈局限性或弥漫性浸润生长，与周围组织无明显界限。如呈弥漫性浸润则胃壁增厚、变硬，皱襞大多消失，状如皮革，称为革囊胃。

当癌细胞分泌大量黏液时，癌组织肉眼观呈半透明的胶冻状，称为胶样癌，其肉眼观形态可表现为上述三种类型中的任何一种。

（2）镜下观 胃癌的组织学类型主要是腺癌，分为乳头状腺癌或管状腺癌、黏液腺癌、印戒细胞癌和未分化癌等。少数也可为腺棘皮癌或鳞状细胞癌。

（三）扩散途径

1. 直接蔓延 癌组织浸润到浆膜层后可直接扩散至邻近器官和组织，可侵犯食管、肝和大网膜等。

2. 转移

（1）淋巴道转移是其主要转移途径。依淋巴回流顺序，由近及远、由浅及深发生淋巴结转移。首先转移到局部淋巴结，最常见于幽门下胃小弯的局部淋巴结。进一步转移至腹主动脉旁淋巴结、肝门或肠系膜根部淋巴结。晚期可经胸导管转移至左锁骨上淋巴结。

（2）血道转移多发生在胃癌晚期，常经门静脉转移到肝，其次为肺、骨及脑等器官。

（3）种植性转移是指胃癌特别是黏液腺癌或印戒细胞癌浸透浆膜后脱落腹腔，似播种样种植于大网膜及盆腔器官的腹膜等处。女性常在双侧卵巢形成转移性黏液癌，称 Krukenberg 瘤。

（四）临床病理联系

早期胃癌多无明显临床症状。进展期胃癌可出现食欲不振、消瘦、无力、呕血、便血、贫血、上腹部肿块等。癌组织浸润破坏，常出现上腹部疼痛逐渐加重。贲门癌可导致吞咽困难。幽门癌可引起幽门梗阻。癌浸透浆膜引起穿孔可导致弥漫性腹膜炎，晚期出现恶病质。近年来由于胃镜活检的推广应用，早期胃癌的发现和诊断率有了明显提高，术后五年存活率高达 80%～90%。不同肉眼类型的中晚期胃癌在 X 线钡餐检查时可呈不同的征象，如溃疡型表现为龛影，息肉型表现为充盈缺损等。

三、大肠癌

大肠癌(carcinoma of the large intestine)包括结肠癌和直肠癌(colorectal cancer)，是大肠黏膜上皮和腺体发生的恶性肿瘤。大肠癌是世界第三大常见恶性肿瘤，在我国目前已是名列第五位。发病率呈上升趋势，城市高于农村，男性多于女性，可能与生活水平提高、饮食结构发生改变密切相关。

（一）病因及发病机制

大肠癌病因尚未完全明确，目前认为与饮食因素和遗传因素有密切关系。

（1）饮食因素　高脂肪、高蛋白质、高盐和低纤维饮食习惯不利于规律排便，延长了肠黏膜与食物中可能含有的致癌物质的接触时间，可引发大肠癌。

（2）遗传因素　遗传因素的调查证明，家族性腺瘤性息肉发生癌变的可能性极高，其次为遗传性非息肉病性大肠癌。

（3）某些癌前病变或慢性疾病　与大肠癌关系密切，如肿瘤性息肉、慢性溃疡性结肠炎、肠血吸虫病及 Crohn 病等可通过黏膜上皮异常增生而发生癌变。

（二）病理变化

大肠癌好发部位为直肠，其次为乙状结肠、盲肠、升结肠、降结肠和横结肠。癌组织限于黏膜下层，无淋巴结转移称为早期大肠癌。侵犯肌层者称为进展期大肠癌。

（1）肉眼观　大肠癌可分四种类型。

① 隆起型　肿瘤呈息肉状或盘状向腔内、腔外生长，好发于右半结肠，可伴浅表溃疡，常继发感染、出血、坏死及溃疡形成。

② 溃疡型　较多见，肿瘤表面形成溃疡，形如火山口状。

③ 浸润型　肿瘤在肠壁深层浸润生长，常累及肠管全周，致肠壁增厚、狭窄、变硬。

④ 胶样型　肿瘤外观及切面均呈半透明胶冻状，好发于右侧结肠和直肠。预后较差。

（2）镜下观　组织学上主要可将其分为乳头状腺癌、管状腺癌、未分化癌、黏液腺癌或印戒细胞癌、腺鳞癌、鳞状细胞癌。

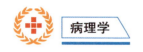

（三）扩散和转移

1. 直接蔓延 癌侵及浆膜后可直接累及相邻组织和器官，如腹膜、前列腺、膀胱等。

2. 转移

（1）淋巴道转移 先转移至癌所在部位的局部淋巴结，再至远隔淋巴结，偶尔可侵入胸导管达锁骨上淋巴结。

（2）血道转移 晚期易通过门静脉转移至肝，也可经体循环到肺、脑等处。

（3）种植性转移 癌组织穿透肠壁后脱落，种植在腹腔内形成种植性转移。

（四）临床病理联系

早期多无明显症状，以后出现排便习惯与粪便形状的变化，以便血最多见，还可出现腹部疼痛、腹部肿块，后期出现贫血、消瘦、腹水及恶病质。

1. 右侧大肠癌 因右侧大肠肠腔较宽，往往不出现肠梗阻症状，但肿块一般体积较大，常在右下腹触及肿块。因癌组织质脆，易破溃、出血及继发感染，病人常有贫血和由感染及毒素吸收引起的中毒表现。

2. 左侧大肠癌 左侧大肠肠腔较小，且肿瘤多为环状生长，故易发生肠狭窄，引起急性或慢性肠梗阻，出现腹痛、腹胀、便秘和肠蠕动等表现，肿瘤破溃出血时大便可带鲜血。

大肠癌细胞可产生癌胚抗原（CEA），并可在病人血清中检出。但胃、肝、胰等发生的肿瘤也可产生 CEA，所以它不能作为确诊大肠癌的依据，但检测病人血清 CEA 水平的动态变化可以作为大肠癌手术后提示肿瘤复发或转移的指标之一。

四、原发性肝癌

原发性肝癌（primary carcinoma of liver）是由肝细胞或肝内胆管上皮细胞发生的恶性肿瘤，简称为肝癌。发病年龄多在中年及中年以上，男多于女。血中甲胎蛋白（AFP）测定和影像学检查可提高早期肝癌的检出率。

（一）病因

病因尚不清楚，相关因素如下。

1. 病毒性肝炎 流行病学及病理学资料均表明乙型肝炎与肝癌有密切关系，其次为丙型肝炎。肝癌病例 HBsAg 阳性率可高达 81.82%，在 HBV 阳性的肝癌病人中可见 HBV 基因整合到肝癌细胞 DNA 中，因此认为 HBV 是肝癌发生的重要因素。近年来发现丙型肝炎也与肝癌发生有关，HCV 感染也被认为可能是肝癌发生的病原因素之一，在日本已发现有 70% 的肝癌病人 HCV 抗体阳性。

2. 肝硬化 据统计，一般经 7 年左右肝硬化可发展为肝癌，其中以坏死后性肝硬化为最多，肝炎后肝硬化次之，在我国尤为明显。

3. 霉菌及其毒素 黄曲霉菌、青霉菌、亚硝胺类化合物等都可引起原发性肝癌。

在肝癌高发区，食物被黄曲霉菌污染的情况往往比较严重，食物中含亚硝胺类化合物往往较高。

4. 亚硝胺类化合物　从肝癌高发区南非居民的食物中已分离出二甲基亚硝胺。此类化合物也可引起其他类型的肿瘤，如食管癌。

（二）病理变化

1. 肉眼观　早期肝癌也称小肝癌，是指单个癌结节直径在 3 cm 以下或结节数目不超过 2 个，合计最大直径在 3 cm 以下，病人常无临床症状的肿瘤。多呈球形，边界清楚，切面均匀一致，无出血及坏死。晚期肝癌肝脏体积明显增大，重量显著增加（常达 2000～3000 g），可将其分为如下三种类型。

（1）巨块型　肿瘤体积巨大，圆形，直径常大于 15 cm，多位于肝右叶内。中心部常有出血、坏死。瘤体周围常有多少不一的卫星状癌结节。本型不合并或合并轻度肝硬化（图 8-5-3）。

（2）多结节型　最多见，肿瘤结节多个散在，圆形或椭圆形，大小不等，有的相互融合形成较大的结节。本型常合并有肝硬化。

（3）弥漫型　癌组织在肝内弥漫分布，无明显的结节形成。常发生在肝硬化基础上，形态上与肝硬化易混淆。此型少见。

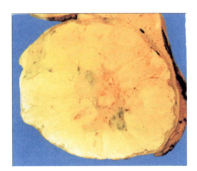

图 8-5-3　巨块型肝癌

2. 镜下观　原发性肝癌有以下三种组织类型。

（1）肝细胞癌　发生于肝细胞，最多见。分化程度差异较大。分化较高者癌细胞类似于肝细胞，分泌胆汁，癌细胞排列呈巢状，血管多，间质少。分化低者异型性明显。癌细胞大小不一，形态各异。

（2）胆管细胞癌　发生于肝内胆管上皮的恶性肿瘤。癌细胞呈腺管状排列，可分泌黏液，癌组织间质较多。一般不并发肝硬化。

（3）混合细胞型癌　癌组织中具有肝细胞癌及胆管细胞癌两种成分，最少见。

（三）扩散

肝癌首先在肝内直接蔓延和转移。肝外转移常通过淋巴道转移至肝门淋巴结、上腹部淋巴结和腹膜后淋巴结。晚期可通过肝静脉转移到肺、肾上腺、脑及骨等处。侵入到肝表面的癌细胞脱落后可种植到腹膜和卵巢表面，形成种植性转移。

（四）临床病理联系

早期无明显表现。临床上病人除有肝硬化症状外，还可出现进行性消瘦、肝区疼痛、肝迅速增大等表现。

五、胰腺癌

胰腺癌（carcinoma of pancreas）较为少见，是发生在胰腺外分泌腺体的恶性肿瘤。病人年龄多在 40～70 岁之间，男性多于女性。近年来，胰腺癌发病有增高趋势并且预

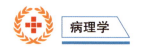

后极差而被称为新的"癌中之王"。

1. 病因 目前,胰腺癌的病因及发病机制尚不十分清楚,最近的研究表明,吸烟是胰腺癌发病最主要的环境因素。此外,饮酒、糖尿病、慢性胰腺炎及高脂肪、高胆固醇饮食也可增加患胰腺癌的风险。

2. 病理变化 胰腺癌可发生于胰腺的头、体、尾部或累及整个胰腺,但以胰头部最多。肉眼观,肿瘤呈圆形或卵圆形,呈硬性结节突出于胰腺表面。边界有的分明,有的弥漫浸润与邻近胰腺组织难以分辨。癌周组织常见硬化,以致全腺变硬,甚至剖腹探查时很难与慢性胰腺炎相鉴别。镜下,常见类型有导管腺癌、未分化癌、黏液癌、实性癌等,鳞状细胞癌或腺鳞癌少见。

3. 扩散及转移 胰头癌早期可直接蔓延到邻近组织。经门静脉肝内转移最为常见,尤以体尾部癌为甚。远位转移至肺、骨等处。

4. 临床病理联系 胰头癌的主要症状是无痛性、逐渐加重的黄疸。胰体尾部癌常因癌组织侵入门静脉而产生腹水,压迫脾静脉发生脾肿大,侵入腹腔神经丛而发生深部疼痛。如不能早期发现、早期诊断和早期治疗,则预后不佳,多在一年内死亡。

第六节 肝性脑病

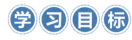

掌握
肝性脑病的概念、分类和分期。

熟悉
肝性脑病的原因和诱因。

了解
1. 肝性脑病的分类及防治原则。
2. 肝性脑病的护理。
3. 肝性脑病的发生机制。

一、肝性脑病的概念、分类和临床分期

(一)肝性脑病的概念

各种病因可以导致肝功能障碍甚至肝功能不全。肝功能不全的晚期,往往发展至肝功能衰竭。肝功能衰竭的病人在临床上常会出现一系列神经精神症状,最后部分病人病情进一步加重进入昏迷状态。这种在严重肝病时所继发的神经精神综合征称为肝性脑病(hepatic encephalopathy,HE)。

（二）肝性脑病的分类

肝性脑病按照病因不同，分为内源性和外源性两类。

1. 内源性肝性脑病　内源性肝性脑病的病因常为病毒性暴发性肝炎、晚期肝癌等，这类疾病因肝细胞严重坏死，残存的肝细胞不能代偿，导致体内代谢失衡或代谢毒物不能被有效清除，进而导致中枢神经系统的功能紊乱。内源性肝性脑病常为急性病程，没有明显的诱因，血氨可不增高。

2. 外源性肝性脑病　外源性肝性脑病常继发于严重慢性肝病（如门脉性肝硬化、晚期肝癌）和（或）门-体静脉分流术（即侧支循环）、晚期血吸虫性肝硬化等。此型肝性脑病常有明显的诱因，血氨往往增高。如去除诱因，脑病可获得改善，但受到诱因的作用又可复发。外源性肝性脑病，由于门腔静脉间有手术分流或自然形成的侧支循环，使门静脉中的毒性物质未经肝脏处理而进入体循环，导致中枢神经系统的功能紊乱。

肝性脑病若根据临床表现可分为急性和慢性肝性脑病。急性肝性脑病起病急骤、病情凶险，常在数日内死亡，内源性肝性脑病多表现为此种类型。慢性肝性脑病病情进展缓慢，往往在诱因作用下，病情急剧加重，进入昏迷。去除诱因，常可改善。此型相当于外源性肝性脑病。

（三）肝性脑病的临床分期

肝性脑病在临床上按神经精神症状的轻重分为四期。

一期（前驱期）：有轻微的性格和行为改变，可表现为欣快、反应迟缓、易激惹、健忘、注意力不集中及睡眠节律的变化，有轻度的扑翼样震颤等。

二期（昏迷前期）：较一期症状加重，可表现为精神错乱、睡眠障碍、定向理解力减退及行为异常、经常出现扑翼样震颤等。

三期（昏睡期）：有明显的精神错乱、昏睡等症状。

四期（昏迷期）：肝性昏迷，神志丧失，不能唤醒，进入昏迷状态，没有扑翼样震颤等。

需要指出的是，肝性脑病病人的临床表现常重叠出现，各期之间并无明确的界限，分期的目的只是便于对其进行早期诊断与治疗。

二、肝性脑病的发病机制

肝性脑病的发病机制尚不完全清楚，目前的几种学说都有其根据，而且与其相适应的防治原则，临床上证明均有效。因此，虽然每一学说都有一定的片面性，但在临床实践中都有重要的理论意义。一般情况下，肝性脑病时脑内并无明显的特异性结构变化，一般认为，主要是由于脑组织的功能和代谢障碍所引起。现将肝性脑病发病机制的几种学说简述如下。

（一）氨中毒学说

临床上约80%的肝性脑病病人的血液及脑脊液中氨水平升高，而且采用各种降血氨的治疗措施有效。19世纪末人们发现给门体分流术后的狗喂饲肉食，可诱发肝性脑

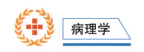

病。肝硬化病人如高蛋白质饮食或摄入较多含氮物质,易诱发肝性脑病,当限制蛋白质饮食后,病情即见好转。这些均是氨中毒学说的根据。

正常人血氨的生成和清除之间维持着动态平衡,一般不超过 59 $\mu mol/L$(100 $\mu g/dL$)。当血氨的生成增多而清除不足时,可使血氨增高。增多的血氨通过血脑屏障进入脑内,使脑组织代谢和功能障碍,导致肝性脑病。

1. 血氨增高的原因

(1) 尿素合成减少,氨清除不足　肝性脑病时血氨增高的主要原因是由于肝脏鸟氨酸循环障碍。正常情况下,体内产生的氨一般均在肝脏经鸟氨酸循环,合成无毒的尿素,进而通过肾排出体外。肝脏生成 1.0 mol 的尿素能清除 2.0 mol 的氨,同时消耗 3.0 mol 的 ATP。此外,氨基甲酰磷酸合成酶、鸟氨酸氨基甲酰转移酶等参与尿素的合成。

肝功能严重障碍时,一方面由于代谢障碍,供给鸟氨酸循环的 ATP 不足,另一方面,参与鸟氨酸循环的酶系统严重受损可导致氨合成尿素明显减少,以致血氨增高。此外,肝硬化晚期,门脉高压及门-体侧支循环形成的病人,来自肠道的氨绕过肝直接进入体循环也可使血氨升高。

(2) 氨产生增多　血氨主要来源于肠道产氨,氨的生成取决于细菌酶的作用,氨的吸收则取决于肠道内的 pH 值。另外,肾脏和肌肉也能少量产氨。

正常情况下,人体每天肠道产氨约 4 g,经门静脉入肝后,经鸟氨酸循环转变为尿素而被解毒。具体地说,蛋白质的分解产物氨基酸,在肠道内经肠道细菌分泌的氨基酸氧化酶分解产生氨;血液中的尿素约 25% 经胃肠黏膜血管弥散到肠腔内,经细菌尿素酶的作用而形成氨,后者再经门静脉重新吸收。肠内氨的吸收取决于肠内容物的 pH 值。pH 值大于 6 时,生成的 NH_3 大量吸收,血氨升高;pH 值小于 6 时,以 NH_4^+ 形式随粪便排出体外,血氨降低。肝功能障碍时引起血氨增高,原因如下。① 肠道内含氮成分增多:肝硬化时,由于门静脉回流受阻,门脉高压所致消化道淤血、水肿,致使肠道细菌生长活跃,分泌的氨基酸氧化酶及尿素酶增多,使氨生成增多。加上消化液分泌减少,食物的消化、吸收及排空发生障碍,特别是在高蛋白质饮食或上消化道出血后,肠内积存的蛋白质等含氮成分增多。② 尿素的肠肝循环增加:慢性肝病晚期伴有肾功能不全时,引起氮质血症,血液中的尿素等非蛋白氮含量增高,因而弥散到肠腔的尿素大大增加。③ 肾脏产氨增加:正常时,肾脏也可产生少量氨。临床上肝硬化腹水病人发生呼吸性碱中毒时,或以排钾利尿剂利尿时,可使肾小管上皮细胞排钾增加,氢离子排出减少,尿液酸度降低,因而氨弥散入血增加。④ 肌肉产氨增加:肝性脑病出现躁动不安、震颤等肌肉活动增强的症状,导致肌肉中的腺苷酸分解代谢增强,使肌肉产氨增多。

2. 氨对中枢神经系统的毒性作用　当血液 pH 值在正常范围(pH 值 7.35~7.45)时,氨在血中主要(99%)以 NH_4^+ 的形式存在,NH_4^+ 不易通过血脑屏障。当血液 pH 值增高时,NH_3 增多,NH_3 为脂溶性,容易透过血脑屏障进入脑内,引起脑功能障碍。此外,进入脑内的氨量也与血脑屏障的通透性有关。例如,血氨虽不高,但如血脑屏障通透性增高,则进入脑内的氨也可增多。

血氨对中枢神经系统的影响主要有如下几点。

(1) 干扰脑细胞能量代谢。一般认为,进入脑内的氨与 α-酮戊二酸结合生成谷氨酸,α-酮戊二酸是三羧酸循环的重要中间产物,一方面影响了细胞内糖的有氧代谢,另一方面导致 ATP 生成减少,使脑细胞产能减少。同时,大量的氨又与谷氨酸结合,生成谷氨酰胺,这一过程又消耗了大量 ATP,即进入脑内的氨使 ATP 的产生减少而消耗增多,干扰了脑细胞的能量代谢,导致脑细胞完成各种功能所需的能量严重不足,从而不能维持中枢神经系统的兴奋活动,进而发生昏迷。

(2) 由于进入脑内的氨增高,影响脑内神经递质的平衡。脑内存在兴奋性与抑制性两种神经递质,两者保持平衡。进入脑内的氨,与谷氨酸结合生成谷氨酰胺增多,谷氨酸被消耗,使中枢兴奋性递质谷氨酸减少,而中枢抑制性递质谷氨酰胺增多;此外,氨能抑制丙酮酸脱羧酶的活性,使乙酰辅酶 A 生成减少,结果导致兴奋性神经递质乙酰胆碱合成减少。值得一提的是,肝性脑病初期,谷氨酸的减少,使谷氨酸脱羧酶催化生成的抑制性递质 γ-氨基丁酸(GABA)减少,病人出现躁动、精神错乱等兴奋性症状。晚期,由于高浓度氨可抑制 γ-氨基丁酸转氨酶的活性,导致 γ-氨基丁酸代谢转化为琥珀酸的过程发生障碍,使脑内 γ-氨基丁酸含量增加,病人则出现神经抑制症状。

(3) 氨对神经细胞膜有直接的抑制作用。有报道,氨与钾离子竞争通过细胞膜上的钠泵进入细胞内,造成细胞内的钾离子减少,细胞缺钾。氨也可干扰神经细胞膜 Na^+-K^+-ATP 酶活性,这些作用均可影响 Na^+、K^+ 在神经细胞膜内、外的正常分布,从而干扰神经兴奋及传导活动,导致昏迷。

(二) 假性神经递质学说

正常时,脑干网状结构中的神经递质种类较多,其中主要的有去甲肾上腺素和多巴胺等。去甲肾上腺素和多巴胺等神经递质,在维持脑干网状结构上行激动系统的唤醒功能中具有重要作用。该学说认为,当这些真性神经递质被假性神经递质所取代时,大脑皮质将从兴奋转入抑制状态,产生昏睡等情况。

1. 假性神经递质的生成　正常情况下,食物中的蛋白质,经消化后在肠道内分解为多种氨基酸。其中,芳香族氨基酸中的苯丙氨酸与酪氨酸一部分被直接吸收入血,在肝脏代谢脱氨或通过血脑屏障被脑细胞摄取生成多巴胺和去甲肾上腺素,另一部分未被吸收的,在肠道内经细菌脱羧酶的作用,分别生成苯乙胺和酪胺。这些胺类,大部分在肝脏经单胺氧化酶的作用氧化解毒,也有极少量经血进入中枢神经系统。

当肝功能严重障碍或门-体分流形成时,肝脏的解毒功能低下,或经侧支循环绕过肝脏直接进入人体循环,大量的苯乙胺和酪胺透过血脑屏障进入脑内,在 β-羟化酶的作用下分别生成苯乙醇胺和羟苯乙醇胺。这两种物质在化学结构上与去甲肾上腺素和多巴胺十分相似,可被脑干网状结构中的肾上腺素能神经元摄取、储存和释放,但其对突触后膜的生理效应很低,仅相当于去甲肾上腺素的 1/10 左右。不能完成真性神经递质功能的苯乙醇胺和羟苯乙醇胺称为假性神经递质。

2. 假性神经递质的作用机制 当苯乙醇胺和羟苯乙醇胺在神经突触堆积至一定程度时,则排挤或取代正常神经递质,致使神经传导发生障碍,兴奋冲动不能传至大脑皮层,大脑因此产生抑制而出现意识障碍、昏迷。

假性神经递质学说的根据之一是临床应用左旋多巴可以明显改善肝性脑病的病情。去甲肾上腺素和多巴胺不能通过血脑屏障,而其前体左旋多巴却可进入脑内,在脑内转变成去甲肾上腺素和多巴胺,与假性神经递质竞争,使神经传导功能恢复,促进病人的苏醒。

(三)血浆氨基酸失衡学说

肝性脑病病人,常可见血浆氨基酸失衡,即芳香族氨基酸(AAA)增多,而支链氨基酸(BCAA)减少。正常人血浆 BCAA/AAA 接近 3~3.5,而肝性脑病病人该比例明显降低,为 0.6~1.2。

1. 血浆氨基酸不平衡的原因 芳香族氨基酸主要在肝脏降解,肝脏功能严重障碍时肝细胞灭活胰岛素和胰高血糖素的功能降低,使两者浓度均增高,但以胰高血糖素的增多更为显著,使组织中的蛋白质分解代谢增强,致使大量芳香族氨基酸由肝和肌肉释放入血。支链氨基酸的代谢主要在骨骼肌中进行,胰岛素可促进肌肉组织摄取和利用支链氨基酸。肝功能严重障碍时,血中胰岛素水平增高,支链氨基酸进入肌肉组织增多,因而使其血中含量减少。

2. 芳香族氨基酸与肝性昏迷 在生理情况下,芳香族氨基酸与支链氨基酸同属电中性氨基酸,借同一载体转运系通过血脑屏障被脑细胞摄取。当血浆 AAA 显著增高或 BCAA 降低时,使得 AAA 大量入脑,其中主要以苯丙氨酸、酪氨酸和色氨酸进入脑内增多。脑中苯丙氨酸增多时可抑制酪氨酸羟化酶的活性,使酪氨酸不能按正常途径羟化成多巴,转而在芳香族氨基酸脱羧酶的作用下生成酪胺,酪胺进一步经 β-羟化酶作用生成羟苯乙醇胺,而苯丙氨酸也可在芳香族氨基酸脱羧酶的作用下生成苯乙胺,经 β-羟化酶作用生成苯乙醇胺,因而,苯丙氨酸和酪氨酸大量进入脑内的结果是使脑内假性神经递质羟苯乙醇胺和苯乙醇胺增多,而使正常神经递质的合成减少,最终导致肝性脑病的发生。氨基酸失衡学说实际上是假性神经递质学说的补充和发展。

(四)γ-氨基丁酸学说

γ-氨基丁酸(GABA)是哺乳动物中枢神经系统最主要的抑制性神经递质。血中 GABA 主要来源于肠道,在肝脏进行进一步代谢。由于血脑屏障酶转运系统能使 GABA 变为丁酸而失活,故血中的 GABA 不能或只能极缓慢地通过血脑屏障。

肝功能障碍时,一方面,对来自肠道细菌产生的 GABA 摄取和灭活降低,可使血液中 GABA 浓度升高;另一方面,由于血脑屏障的通透性改变,致使血液中的 GABA 可以大量进入脑内,抑制中枢神经系统功能,引发肝性脑病,血中 GABA 浓度与肝性脑病病人的昏迷程度相平行。

(五)其他毒物在肝性脑病发病中的作用

各种蛋白质、脂肪的代谢产物如硫醇、脂肪酸、酚等,在肝性脑病的发病中可能也有一定作用。含硫的蛋氨酸经肠道细菌作用后,可产生毒性较强的一些含硫化合物,肝功能严重障碍时不被肝脏解毒,产生毒性作用。如通过呼吸系统从呼吸道排出,气味难闻,临床上称为肝臭。该学说认为,尽管以上每种物质均有神经毒性,但在肝功能障碍时这些物质所达到的水平自身不足以引起肝性脑病,可能在血浆和脑组织中处于低水平时联合氨的协同作用,引起肝性脑病。

三、肝性脑病的诱因

肝性脑病的发生常需某种诱因的作用。这些诱因加重了脑性毒素的潴留与蓄积,促进了神经毒物间的相互协同作用,使血脑屏障的通透性增高,脑的敏感性增强。常见诱因如下。

1. 消化道出血 最常见的诱因。肝硬化病人常伴有食管下端静脉曲张,当食入粗糙食物或腹压升高时,曲张的静脉易破裂,大量血液进入消化道,血液中的蛋白质在肠道细菌作用下,生成大量氨、硫醇等毒物。此外,出血还可造成循环血量减少和血压下降,使肝、脑、肾等重要器官灌流不足,导致缺血、缺氧,从而促进脑病的发生。

2. 感染 严重感染可使全身组织分解代谢增强,体内产氨增多,血浆氨基酸失衡。此外,细菌、毒素可直接损害肝脏功能,使氨合成尿素减少;感染还可使血脑屏障通透性增高和脑对氨等毒性物质的敏感性增高而诱发肝性脑病。

3. 电解质和酸碱平衡紊乱 不恰当地使用排钾利尿剂、进食减少、呕吐等因素均可引起低钾性碱中毒;血氨含量增多、感染发热可引起呼吸加深加快,导致呼吸性碱中毒。碱中毒有利于 NH_4^+ 转化为 NH_3,且对肾小管上皮细胞产生的氨以铵盐形式排出减少。

4. 氮质血症 肝性脑病病人常伴有肾功能衰竭,因此,其体内蓄积的大量有毒代谢产物不能经肾脏排出,可加重肝性脑病的病情。

5. 其他 止痛、镇静、麻醉剂使用不当,放腹水过多、过快、便秘、呕吐、腹泻、过度利尿,低血糖、摄入过量蛋白质或铵盐饮食,酒精中毒等均可诱发肝性脑病。

四、肝性脑病的防治原则

肝性脑病是肝功能不全发展至晚期失代偿阶段的最终临床表现,死亡率高。根据肝性脑病的诱因和发病机制,在防治上应采取综合性措施,其中去除诱因和防治并发症尤为重要。

(一)消除诱因

谨防诱因的出现,无论对尚未发生肝性脑病的肝功能严重障碍的病人,抑或是已经发生肝性脑病的病例,都是十分重要的。主要措施如下:① 严格限制蛋白质摄入量,减少氮负荷,在限制蛋白质的同时可增加葡萄糖和维生素等营养物质;② 严禁病人吃粗糙食物,防止消化道出血;③ 慎用镇静剂、利尿剂和麻醉剂,警惕药物蓄积的可能;④ 防止便秘,以减少肠道有毒物质进入体内;⑤ 大量放腹水、低血钾等可诱发肝性脑病,应注意预防。

(二) 降低血氨

(1) 口服乳果糖等来控制肠道产氨。乳果糖可在肠道细菌作用下形成乳酸和少量醋酸,抑制肠道细菌的产氨作用,降低肠道 pH 值,从而减少氨的吸收,还可吸引血中氨向肠道扩散,以利排出。这样既可降血氨,又可清除氨。

(2) 用谷氨酸、精氨酸等药物来降低血氨。谷氨酸的作用在于可结合氨生成谷氨酰胺;精氨酸的作用则在于维持鸟氨酸循环,促进尿素合成。

(3) 纠正水、电解质和酸碱平衡紊乱,特别是要注意纠正碱中毒。

(4) 口服新霉素,以抑制肠道细菌,减少产氨。

(三) 其他治疗措施

(1) 可口服或静脉注射以支链氨基酸为主的氨基酸混合液,通过恢复血氨基酸平衡来治疗肝性脑病。

(2) 可给予左旋多巴,使其与脑内假性神经递质竞争,增强正常神经递质的功能,促进病人清醒。

(3) 临床上也配合采取一些保护脑细胞功能、维持呼吸道通畅、防止脑水肿等措施。

五、肝性脑病的护理

(1) **饮食护理**　意识障碍期病人应禁食动物性蛋白质,以植物性蛋白质为好,尽量少给予脂肪类物质。食物配制应注意含有丰富的维生素,但不宜用维生素 B_6。因维生素 B_6 可使多巴在周围神经处转为多巴胺,影响多巴进入脑组织。

(2) **休息和防护**　对肝性脑病病人要有专人进行看护,床上要安床挡,躁动者还要用约束带,以保证病人的安全。采取舒适体位并定时变换,防止产生压疮。

(3) **做好口腔护理**　保持呼吸道通畅,防治口腔、呼吸道、泌尿系统感染。

(4) **吸氧**　必要时头置冰帽、降低颅内温度,减少脑细胞耗氧,保护细胞功能。

(5) **建立静脉通路**　及时合理用药 注意严格控制液体输入速度,防止稀释性低钾及低钠血症、心力衰竭、肺水肿以及脑水肿的发生。

(6) 保持大便通畅。

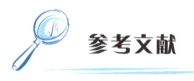

参考文献

[1] 吴继峰. 病理学[M]. 北京:人民卫生出版社,2010.

[2] 张惠铭,王建中,相霞. 病理学[M]. 武汉:华中科技大学出版社,2012.

(潘　琦)

第九章 泌尿系统

学习目标

了解

肾小球肾炎和肾盂肾炎的病因、发病机制及护理,尿毒症的机制,肾衰竭、尿毒症的防治与护理。

熟悉

肾小球肾炎和肾盂肾炎的病理临床联系、肾衰竭的病因与机制、尿毒症的主要临床表现。

掌握

肾小球肾炎和肾盂肾炎的病变、肾衰竭时机体功能与代谢的变化。

泌尿系统由肾脏、输尿管、膀胱和尿道四部分组成。肾脏是最重要的器官,具有重要的生理功能。肾脏通过产生尿液,排泄体内的代谢产物和毒物,调节水、电解质及酸碱平衡,维持机体内环境的相对稳定,并具有内分泌功能。近年来,肾脏病的发病率和死亡率越来越高,据 2007 年 2 月 20 日国际肾脏病学会(ISN)的新闻公告:目前世界上超过 5 亿人患有不同的肾脏疾病,每年有超过一百万人死于与慢性肾脏病关联的心脑血管疾病。我国慢性肾脏病形势严峻,据初步调查,40 岁以上的成年人中,有 8%~9% 的人群患肾脏疾病。目前肾脏疾病已经是威胁人类健康和生命的第四大杀手,四大杀手的排名是心脑血管疾病、恶性肿瘤、糖尿病、肾脏病。2006 年国际肾脏病学会(ISN)和国际肾脏基金联合会(IFKF)联合提议,将每年 3 月份的第二个星期四定为"世界肾脏病日"。中华医学会肾脏病学分会也于 2006 年 3 月 9 日在北京召开了"世界肾脏病日"新闻发布会,向全体民众发出了"关爱健康,呵护肾脏"的倡议书。

第一节　泌尿系统解剖学、组织学和生理学知识概要

泌尿系统的基础医学知识,特别是肾脏的基础医学知识非常复杂,可以说,不能很透彻地理解、掌握这些相关知识,就学不好肾脏疾病的防治。

一、肾脏的解剖学和组织学

肾脏可分为外围的肾皮质和中心的肾髓质。肾皮质是泌尿、分泌和再吸收的地方,

髓质位于皮质的深部,由排尿的管道构成(图 9-1-1)。肾皮质内最基本的结构和功能单位叫肾单位,每个肾脏约有 150 万个肾单位,肾单位是由肾小球和肾小管组成。肾小球的结构(图 9-1-2,图 9-1-3):一条微细的入球微动脉入球后分成 5~8 支,继而形成 5~8 团毛细血管,毛细血管团相互连接盘曲堆成一个球,最后毛细血管又汇成一条出球动脉走出肾小球。整个血管球的外面有一个被囊包绕,血管球滤出的原尿进入囊内,流向与囊相连接的肾小管过滤膜由毛细血管内皮细胞、毛细血管基底膜和足细胞的裂孔膜组成。当血液流经肾小球时,血浆中除大分子物质(血细胞和蛋白质等)外,还有葡萄糖、电解质和水等小分子物质。这些小分子物质均可通过这三层膜而进入球囊腔变成原尿(图 9-1-4,图 9-1-5)。肾小管连接球囊的一端,是一条密闭的管道系统,管道壁由上皮细胞构成,刚刚流出小球的一段为近端小管,后面的成为远端小管,然后接集合管(排尿管道)。肾小管的上皮细胞有重吸收和分泌的功能。

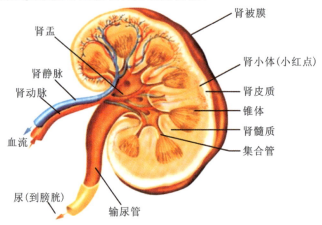

图 9-1-1　左肾矢状切面大体解剖学结构

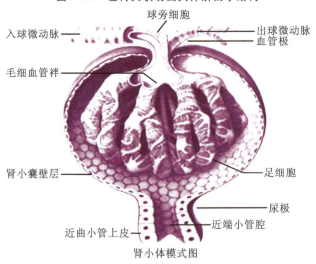

图 9-1-2　正常肾小球模式图

第九章 泌尿系统

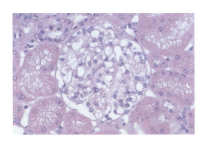

图 9-1-3　正常肾小球组织学切片观察

注：图中央是一个肾小球的横断面。中间是很多毛细血管的管腔。图中的细胞包括毛细血管内皮细胞、毛细血管外皮细胞(即球囊脏层上皮细胞，或称足细胞)和系膜区的系膜细胞，光学显微镜下不容易区别这些细胞。包绕小球周围的是球囊，囊壁附有扁平的壁层上皮细胞，左下角的空区显示的是球囊腔，血液中的某些成分通过毛细血管壁进入这里形成原尿。肾小球周围是肾小管的横断面。

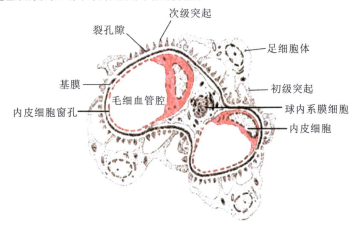

图 9-1-4　过滤膜立体模式图

注：两个毛细血管由中间的系膜组织连接。过滤膜位于毛细血管壁，由毛细血管内皮细胞、毛细血管基底膜和足突细胞构成。

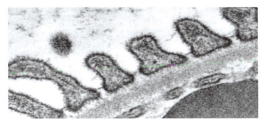

图 9-1-5　肾小球毛细血管基底膜及其内外关系(电镜图)

注：图上方排列的是足细胞的突起(简称足突)，足突附着在基底膜(均质、灰色)上，每个足突间有裂孔；基底膜内侧附着的是扁平状毛细血管内皮细胞及其连接部，右下角是毛细血管管腔内的血液。

二、肾脏的生理功能

1. 尿液的生成　人体在食物消化过程中及体内糖、脂肪和蛋白质代谢过程中所产生的大量酸性物质和少量碱性物质首先释放入血液,然后排出体外。肾小球滤液中含有多种电解质,当进入肾小管后,大部分钠、钾、钙、镁、碳酸氢离子、氯离子及磷酸根离子等被重吸收。按人体的需要,由神经内分泌及体液因素调节吸收量。肾脏调节酸碱平衡反应缓慢,但能充分调节血浆 pH 的变化。

2. 内分泌功能 肾脏能产生某些激素类的生理活性物质,主要有血管活性物质,促红细胞生成素及 1,25-二羟基维生素 D_3 等。

(1) 血管活性物质 包括肾素、缓激肽释放酶、激肽系统及前列腺素等。95% 的肾素来自于肾小球旁器,后者是合成、储存、释放肾素的场所。肾素可转化为血管紧张素 Ⅰ、Ⅱ、Ⅲ。90% 激肽释放酶来自近端小管细胞,肾脏中亦存在激肽释放酶,可使激肽失活,因此激肽是一种起局部作用的组织激素。前列腺素(PG)具有很强的扩血管效应,对血压和体液的调节起重要作用,同时可引起利尿排钠,使动脉压下降。

(2) 促红细胞生成素(EPO) 90% 的 EPO 由肾脏产生,约 10% 在肝、脾等脏器产生。EPO 是一种糖蛋白,其定向与红系祖细胞的特殊受体结合,可加速骨髓幼红细胞成熟、释放,并促使骨髓网织红细胞进入血液循环,使红细胞生成增加。

(3) 1,25-二羟基维生素 D_3 主要生理作用为促进肠道对钙磷的吸收,促进骨中钙磷吸收及骨盐沉积。同时肾脏可灭活胃泌素、胰岛素、甲状旁腺素等。肾功能不全,胃泌素灭活减少,胃泌素升高,可诱发消化性溃疡。

3. 调节水盐代谢和酸碱平衡 水盐代谢和酸碱平衡是通过肾小管和集合管再吸收,以及肾小管和集合管的分泌与排泄作用完成的。① H^+ 的分泌:在远端小管进行,每排出一个 H^+,重吸收一个 Na^+,即排氢保钠,又称排酸保碱。② 氨(NH_3)的分泌:氨是蛋白质代谢产物,分泌至小管腔,也属于排酸保碱作用。③ K^+ 的分泌:在远端和集合管上皮细胞进行,每排出一个 K^+,重吸收一个 Na^+,即排钾保钠,又称钠钾交换。④ 分泌肾素和血管紧张素(由球旁细胞分泌),调节血压。

泌尿系统疾病包括肾脏本身和尿路的各种疾病。这些疾病常是局部本身原发的病变,也可以是由全身或其他系统疾病的影响而继发的病变。常见的类型有炎症、肿瘤、代谢性疾病、尿路梗阻、血管性疾病和先天畸形等。肾脏疾病可根据病变主要累及的部位分为肾小球疾病、肾小管疾病、间质疾病和肾血管疾病。由于肾脏对维持人体内环境的稳定起主要作用,其病变易导致肾功能障碍和内环境紊乱,严重者出现肾功能衰竭而危及生命。本章主要介绍常见的肾小球肾炎和肾盂肾炎。

第二节 肾小球肾炎

肾小球肾炎(glomerulonephritis,GN)简称肾炎,是发生于双侧肾脏肾小球的变态反应性疾病。其临床表现主要为蛋白尿、血尿、水肿和高血压等。肾炎可分为原发性和继发性两种。原发性肾小球肾炎是指原发于肾脏的独立性疾病,肾为唯一或主要受累的脏器。继发性肾小球肾炎则是由其他疾病引起的肾小球损伤、炎症,如系统性红斑狼疮、过敏性紫癜、原发性高血压、糖尿病等。通常所说的肾炎是指原发性肾小球肾炎,这也是本节讨论的主要内容。

一、病因和发病机制

肾小球肾炎的发病原因医学界不清楚,一般认为可能是肾小球基膜合成的遗传性缺陷引起的。这种病有一个特点,就是有明显的家庭史,往往在一家几代的家庭成员中,有的人发生血尿,血尿是遗传性肾小球肾炎最常见的表现,以青年男性多见。

(一)循环免疫复合物沉积性肾炎

循环免疫复合物沉积性肾炎是由内源性抗原(非肾脏本身的成分)或外源性抗原(如细菌、病毒、异种蛋白、药物等)刺激机体产生相应抗体,抗原和抗体在血液中结合形成免疫复合物,免疫复合物随血液流经肾脏时沉积在肾小球内,导致肾小球的炎症。免疫复合物可沉积在肾小球不同部位,用免疫荧光法检查,显示免疫复合物沿血管壁、基底膜或在系膜区出现不连续的颗粒状荧光图像(图9-2-1)。

(二)原位免疫复合物性肾炎

原位免疫复合物性肾炎是指肾小球内本身固有的或外来植入小球内的抗原成分刺激机体产生了抗体,当抗体流经肾小球时,和肾小球原位的抗原发生反应,形成免疫复合物,从而导致的肾小球炎症。这一过程称为原位免疫复合物形成。由于抗原性质的不同所引起的抗体反应不同,从而引起不同类型的肾炎。引起原位免疫复合物形成的抗原主要有两种类型。

1. 肾小球基底膜抗原 肾小球基底膜在感染或某些因素作用下,结构发生改变而产生了抗原性,刺激机体产生抗自身基底膜的抗体;或某些细菌、病毒等物质与肾小球基底膜有共同抗原性,刺激机体产生的抗体可与肾小球基底膜起交叉反应。由抗肾小球基底膜的抗体导致的肾炎称为抗肾小球基底膜性肾炎。用免疫荧光法检查可见免疫复合物沿肾小球毛细血管基底膜沉积呈连续的线形荧光(图9-2-2)。

2. 植入性抗原 一些内源性或外源性非肾性物质可首先与肾小球成分结合,形成植入性抗原,然后刺激机体产生相应抗体,抗体与植入性抗原在肾小球原位形成免疫复合物,引起肾小球肾炎。此类肾炎称为抗植入性抗原肾小球肾炎,较为常见。用免疫荧光法检查显示免疫复合物在肾小球内呈不连续的颗粒状荧光。

(三)免疫复合物形成和沉积导致肾小球炎症的机制

肾炎的发病机制较为复杂,一般来说,免疫复合物通过血液循环沉积在肾小球内或在肾小球原位形成复合物不会直接引起肾小球损伤,主要是通过各种炎症介质的释放,导致炎症的发生。其中激活补体(complement)系统产生多种生物活性物质,这些活性物质在肾炎的发生中起着重要作用。例如:补体成分C5b9能攻击复合物使细胞溶解破坏;补体成分C3a、C4a与C5a可致肥大细胞脱颗粒释放组胺,使血管通透性增高;

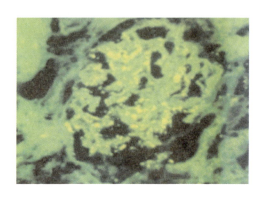

图 9-2-1 循环免疫复合物沉积性肾炎（免疫荧光）

注：图中黄色部分即为免疫复合物，呈颗粒状，沉积在肾小球内。

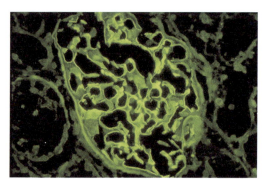

图 9-2-2 原位免疫复合物性肾炎（免疫荧光）

注：图中可见免疫复合物沿肾小球毛细血管基底膜沉积，呈连续的线形荧光。

C5a 等又是阳性趋化物质，吸引中性粒细胞，中性粒细胞崩解释放出溶酶体酶，进而损伤毛细血管内皮和基底膜；基底膜受损伤暴露胶原纤维，使血小板积聚，激活凝血系统，从而引起毛细血管微血栓形成和毛细血管通透性增高，导致渗出性病变和内皮细胞、系膜细胞、上皮细胞增生等一系列炎症改变。

二、肾小球肾炎的分类

肾小球肾炎的分类较为复杂，各种不同的分类法也有很大的差异。从病因的角度可以分为原发性肾小球肾炎和继发性肾小球肾炎两大类；根据病变累及的范围可以分为弥漫性和局灶性两大类；根据临床上发病速度分为急性肾小球肾炎、慢性肾小球肾炎等。原发性肾小球肾炎的病理形态学分型更为复杂。本着简洁和适用的原则，本章对临床上最常见的发病类型，从病因病机、病理变化、临床病理联系和临床诊治护理原则几个方面加以介绍。

三、常见肾小球肾炎类型

（一）毛细血管内增生性肾小球肾炎

由于该型肾炎发病急骤，病变弥漫，又称为急性弥漫性毛细血管内增生性肾小球肾炎（acute diffuse endocapillary proliferative glomerulonephritis），其病变特点是肾小球毛细血管内皮细胞和系膜细胞的增生，相当于按临床分类的急性肾小球肾炎。该型肾炎多发生于儿童（成人也可发生），是临床上最为常见的肾炎类型，预后较好。本病的发生与 A 组乙型溶血性链球菌感染引发的变态反应有关，多数病人发病 1~3 周前有扁桃体炎、咽喉炎、皮肤化脓等链球菌感染史，所以又称为链球菌感染后性肾小球肾炎。除链球菌外，其他细菌、病毒或寄生虫感染也可以引起本型肾小球肾炎。其发生机制是链球菌或其他病原体的抗原成分使机体产生相应的抗体，抗原、抗体在血液循环中形成复合物,并沉积在肾小球内,引起肾小球肾炎,因此属于循环免疫复合物型肾炎。

1. 病理变化

（1）肉眼观　双侧肾轻到中度肿大,包膜紧张,表面充血,称为大红肾,有时表面及切面有散在的粟粒大小出血点,称为蚤咬肾(图9-2-3)。

（2）镜下观　病变累及双侧肾的大多数肾小球。病变特点是肾小球毛细血管内皮细胞和系膜细胞肿胀增生以及中性粒细胞、单核细胞浸润,因而表现为肾小球的体积增大,肾小球内细胞数目增多(图9-2-4)。以上病变使毛细血管腔狭窄或闭塞,肾小球内血流减少,严重者毛细血管壁发生纤维素样坏死和微血栓形成,血管破裂引起出血。

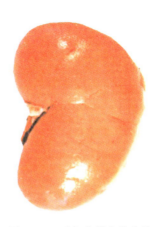

图9-2-3　毛细血管内增生性肾小球肾炎

注:大红肾,显示肾肿大,颜色红,表面可见小的出血点。

（3）免疫荧光检查　免疫荧光检查显示沿肾小球基底膜和系膜区有散在的IgG和补体C3的沉积,呈颗粒状荧光。

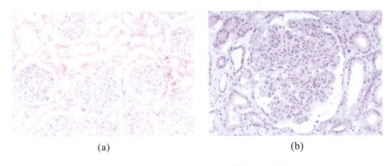

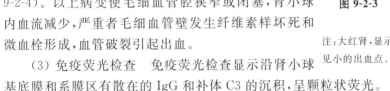

图9-2-4　毛细血管内增生性肾小球肾炎

注:(a)肾小球弥漫性病变,体积肿大,肾小球内细胞增多;(b)高倍镜观察,肾小球体积增大,肾小球内细胞数量增多,伴有中性粒细胞和单核细胞浸润,而毛细血管管腔受增生的细胞压迫而显得狭窄。

2. 临床病理联系　本型肾炎起病急,主要临床表现如下。

（1）尿的变化　①血尿、蛋白尿、管型尿:这是由于炎症致肾小球毛细血管损伤,通透性增加,红细胞和蛋白质渗出至原尿内所致。②少尿甚至无尿:由于肾小球内细胞肿胀增生,压迫毛细血管,致管腔狭窄、肾血流减少、肾小球滤过率降低,而肾小管重吸收无明显障碍,导致少尿甚至无尿。少尿或无尿造成体内水钠潴留。

（2）水肿　病人常显轻度或中度水肿,往往最先出现于组织疏松的部位,如眼睑。发生水肿的主要原因是水钠潴留和变态反应引起的毛细血管通透性增加。

（3）高血压　病人常有轻度或中度高血压。主要原因可能与水钠潴留引起的血容量增加有关,其血浆肾素水平一般不升高。该病起病急,并有血尿、蛋白尿、水肿和高血压症状,故被称为急性肾炎综合征。

3. 预后　本型肾炎多数预后良好,80%～90%的病人在数周或数月内痊愈。不到

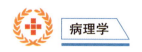

1%的病人症状无改善,转化为新月体性肾小球肾炎。另外,1%~2%病变进展缓慢,转化为慢性肾炎。成人病人预后较差,15%~50%转为慢性肾炎。

4. 急性肾小球肾炎的治疗和护理

(1) 治疗原则 ①卧床休息,急性期必须卧床休息4~6周,待尿改变、水肿、血压等恢复好转后逐步增加室内活动,避免剧烈活动。②对症治疗,如限制盐、水、蛋白质摄入,利尿,降压。

(2) 护理措施 ①管理病人的休息。②管理病人的饮食,给予高糖、高维生素、少量蛋白质的低盐饮食,病情好转时可逐渐恢复正常饮食。③严密观察病情,如注意尿量变化及体重变化,观察水肿情况,每天测血压等。如有病情加重或特殊问题发生,立即报告医生紧急处理。

(二) 新月体性肾小球肾炎

新月体性肾小球肾炎(diffuse crescentic glomerulonephritis)起病急,进展快,病情重,临床上称为急进性或快速进行性肾小球肾炎(rapidly progressive glomerulonephritis,RPGN),如果不及时治疗,病人可于数周或数月内死亡。表现为血尿、蛋白尿及进行性肾功能减退的临床综合征,是肾小球肾炎中最严重的类型,肾活检病理通常表现为新月体肾炎。急进性肾小球肾炎的发生率占肾穿刺病人的2%,人群发生率为7/(100万),是肾脏科常见的急危重症。该病起病急骤,病情发展迅速,若未及时治疗,90%以上的病人可于6个月内死亡或依赖透析生存。所以,需要根据肾脏病理早期明确诊断,并针对不同的病因采取及时正确的治疗措施,以改善病人的预后。

1. 病理变化

(1) 肉眼观 双侧肾脏弥漫性肿大,颜色苍白,皮质表面可见点状出血,切面皮质增厚。

(2) 镜下观 以大部分肾小球内有新月体形成为特征。肾小球球囊的壁层上皮细胞显著增生,从肾小球横切面上看,在肾小球球囊壁增生的上皮细胞团形成新生的弯月的形状,即为新月体(图9-2-5),或围绕肾小球球囊壁一周呈环状分布,即环形体。新月体或环形体内含有渗出的红细胞和纤维蛋白以及少量中性粒细胞和单核细胞等成分,最后,新月体或环状体逐渐变成纤维细胞和胶原纤维。

(3) 免疫荧光检查 根据发病机制的不同,肾小球内有颗粒状荧光或线形荧光。

2. 临床病理联系 急进性肾小球肾炎病人可见于任何年龄,但有青年和中、老年两个发病高峰,男女比例为2∶1。该病可呈急性起病,多数病人在发热或上呼吸道感染后出现急性肾炎综合征,即水肿、尿少、血尿、蛋白尿、高血压等。发病时病人全身症状较重,如疲乏、无力、精神萎靡,体重下降,可伴发热、腹痛。病情发展很快,起病数天内即出现少尿及进行性肾功能衰竭。部分病人起病相对隐袭缓慢,病情逐渐加重。

3. 预后 此型肾炎病变广泛,发展迅速,预后较差,如不及时采取措施,多数病人往往于数周至数月内死于肾功能衰竭或尿毒症。从病理变化上分析,发生新月体的肾小球数目越多,预后越不好。

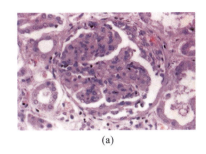
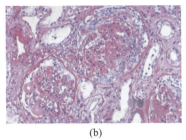

图 9-2-5　新月体性肾小球肾炎

注：(a) PAS 染色，可见肾小球右上方肾小球球囊壁层上皮细胞增生形成新月状图形，即新月体；(b) 图右上方的肾小球壁层上皮细胞增生，形成环形体。新月体和环形体压迫肾小球血管丛，使整个肾小球逐渐发生缺血纤维化及玻璃样变性而丧失功能。

4. 急进性肾炎的护理　急进性肾炎由于发病急、进展快、病情重，护理工作非常重要。护理原则包括如下几个方面。

（1）减轻病人的焦虑心情，强调人体自身抗病能力的重要性，使之建立信心，配合治疗，必要时遵医嘱使用抗焦虑药物。

（2）为了明确诊断，做好肾穿刺诊断的解释工作，从而消除病人对肾穿刺术的害怕心理。

（3）严密观察病情变化，及时准备应对病人发生肾功能衰竭的处理措施。

（三）膜性肾小球肾炎

膜性肾小球肾炎(membranous glomerulonephritis, MG)临床上以大量蛋白尿或肾病综合征为主要表现，病理上以肾小球毛细血管基底膜均匀一致增厚、有弥漫性上皮下免疫复合物沉积为特点，不伴有明显细胞增殖的一组疾病。临床以肾病综合征(NS)或无症状性蛋白尿为主要表现。MG 可见于任何年龄，但以成年人多见，平均发病年龄为 35 岁左右，男女比例为 2∶1。

1. 病理变化

（1）肉眼观　早期双侧肾肿大，颜色苍白，称为"大白肾"（图 9-2-6）。

（2）镜下观　随着病变的进展出现典型的病理改变，即肾小球毛细血管基底膜呈弥漫性增厚，但肾小球内却无明显增生和渗出现象（图 9-2-7）。晚期肾小球毛细血管基底膜极度增厚，毛细血管管腔逐渐由狭窄发展到闭塞。

（3）免疫荧光检查　肾小球毛细血管基底膜外侧有免疫复合物沉积，呈典型的颗粒状荧光。

2. 临床病理联系　膜性肾小球肾炎是引起肾病综合征最常见的原因之一，主要表现为"三高一低"。

（1）高度蛋白尿　由于肾小球基底膜严重损伤，通透性显著增加，大量蛋白质包括大分子球蛋白都可由肾小球滤过至球囊腔引起严重的非选择性蛋白尿。

（2）低蛋白血症　由于大量蛋白质由尿中排出，血浆蛋白质浓度降低，引起低蛋白

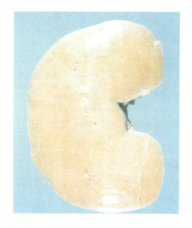

图 9-2-6　膜性肾小球肾炎（大白肾）
注：图示肾脏肿大，颜色苍白，称大白肾。

血症。

（3）高度水肿　由于低蛋白血症，血浆胶体渗透压降低，血管内液体渗入组织间隙，引起水肿。同时由于血容量减少，肾小球血流量减少和肾小球滤过率下降，醛固酮和抗利尿激素分泌增加，引起水钠潴留，进一步加重水肿。水肿往往为全身性的，眼睑和身体下垂部分最明显，严重者可有胸水和腹水。

（4）高胆固醇血症　原因尚不清楚，可能与低蛋白血症刺激肝合成各种血浆蛋白包括脂蛋白增多有关。上述"三高一低"称为肾病综合征。

3. 预后　膜性肾小球肾炎起病缓慢，病程较长，病变轻者，症状可消退或部分缓解，多数则反复发作，对糖皮质激素的抗免疫治疗效果不显著。发展到晚期，大量肾单位纤维化，可导致肾功能衰竭和尿毒症。

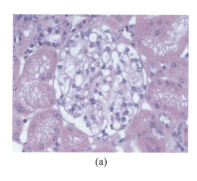
(a)

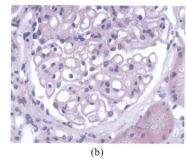
(b)

图 9-2-7　膜性肾小球肾炎
注：(a) 正常肾小球，毛细血管壁薄；(b) 膜性肾小球肾炎，可见毛细血管基底膜弥漫增厚，血管腔狭窄，而未见小球内细胞的明显增生。肾小球因缺血而发生纤维化及玻璃样变性，而使功能丧失。

4. 膜性肾小球肾炎的护理　在疾病发展过程中病人可能会出现水肿、药物反应、感染等症状，应针对性地进行护理：①水肿，这是由于低蛋白血症造成血浆胶体渗透压降低所致，需要补充优质蛋白质，限制盐和水的摄入量，钠每天不能超过 3 g；②使用激素类药物、细胞毒类药物、利尿药等时，应注意这些药物用后的反应；③注意预防感染。

（四）硬化性肾小球肾炎

硬化性肾小球肾炎（sclerosing glomerulonephritis）不是一个独立的肾小球肾炎病理类型，而是许多类型肾小球肾炎的终末阶段。病变特点是大量肾小球硬化，肾小管萎缩、消失，间质纤维化。起始病变的类型多不能辨认。发展至硬化性肾小球肾炎的病人多为成年人，预后较差，晚期常发展为慢性肾功能衰竭、尿毒症。硬化性肾小球肾炎常由不同类型肾炎发展而来。但有相当数量的病人起病隐匿，没有急性肾炎或其他类型肾炎的病史,发现时已达晚期。

1. 病理变化

(1) 肉眼观　两侧肾脏对称性固缩,表面呈微小颗粒状,故称之为颗粒性固缩肾(granular nephrosclerosis)。切面观,皮质变薄,皮质与髓质分界不清(图9-2-8)。

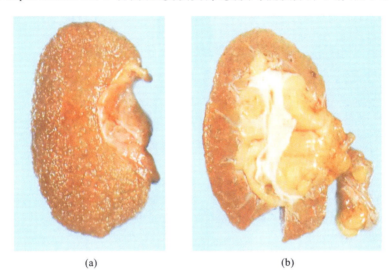

图 9-2-8　硬化性肾小球肾炎肉眼观

注:(a) 肾脏体积缩小,质地变硬,表面呈弥漫的细颗粒状;(b) 切面图,可见肾皮质萎缩变薄,皮质、髓质界限不清,肾盂周围脂肪组织增多。

(2) 镜下观　光镜下大量肾小球硬化、玻璃样变性(超过全部肾小球的50%)。肾小球中央部分变为无细胞、嗜伊红性、PAS阳性之玻璃样小体,周围部分纤维化。少数肾小球结构残存。硬化肾小球所属肾小管萎缩、消失,使玻璃样变性的肾小球相互靠拢集中。残留肾单位常呈代偿性肥大,肾小球体积增大,肾小管扩张。间质纤维组织增生并有大量淋巴细胞、浆细胞浸润。间质内小动脉硬化,管壁增厚,管腔狭窄(图9-2-9)。

2. 临床病理联系　硬化性肾小球肾炎由不同类型肾炎发展而来,因此早期临床表现一般具有原肾小球肾炎的特点,如从膜性增生性肾炎转变而来的病例,临床上长期表现为肾病综合征。硬化性肾小球肾炎晚期临床表现则基本相同,表现为慢性肾炎综合征,出现多尿、夜尿、低比重尿、高血压、贫血、氮质血症和尿毒症等。

(1) 尿的变化　由于大量肾单位被破坏,功能丧失,血液只能大量快速地通过残留的肾单位使滤过率增加,造成原尿增多,原尿通过肾小管的速度也随之加快,而肾小管的重吸收功能并未相应提高,尿浓缩功能降低,从而出现多尿、夜尿,尿比重降低,尿比重常为1.010左右。由于残留的肾单位结构和功能相对正常,血浆蛋白漏出不多,因而蛋白尿、血尿、管型尿都不如早期那样明显,水肿也很轻微。

(2) 高血压　由于大量肾单位纤维化无血液流通,肾组织严重缺血,肾素分泌增加,使血管紧张素增多,病人往往有明显的高血压。高血压可促使动脉硬化,进一步加

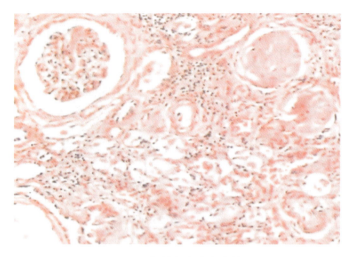

图 9-2-9 硬化性肾小球肾炎镜下观

注:大量肾小球纤维化和玻璃样变性(右上角是两个玻璃样变性的肾小球靠在一起),其所属肾小管萎缩消失(图中间部分);残留的或病变轻的一些肾单位常发生代偿性肥大(图片左上角);肾间质纤维组织增生,并有淋巴细胞浸润。

重肾缺血,因此病人血压持续在较高水平。

(3) 贫血 由于肾组织大量破坏,红细胞生成素分泌减少,同时体内大量代谢产物堆积,也抑制骨髓的造血功能,故病人常有贫血。

(4) 氮质血症(azotemia) 随着病变发展,残存的肾单位越来越少,病人体内代谢产物大量堆积,造成血中非蛋白氮(NPN)排出受阻而高于正常值,称为氮质血症。体内代谢产物大量堆积可造成自体中毒,最后发展为尿毒症。尿毒症(uremia)是肾功能衰竭的最终阶段,全身各个系统会出现一系列病理改变和相应的临床体征。

3. 预后 硬化性肾小球肾炎的病程长短不一,部分病变发展缓慢,病程可达数年或数十年之久。早期进行合理治疗可控制疾病发展。如果病变发展到晚期,预后极差:肾功能衰竭→尿毒症、高血压→心力衰竭和脑出血以及机体抵抗力降低→继发感染→死亡。目前维持生命的治疗方法是血液透析和异体肾移植。

4. 慢性硬化性肾小球肾炎的治疗与护理 本病的治疗原则是防止和延缓肾功能进行性恶化,改善临床症状及防止严重并发症的发生。具体措施如下。

(1) 避免体力活动,防止感染,避免使用对肾脏有损害的药物。

(2) 低蛋白低磷饮食,选择优质蛋白质食物。

(3) 对水肿和高血压的病人要限制钠盐的摄入,小于 3 g/d。

(4) 利尿、降压和抗凝治疗。

本病的护理措施如下。

(1) 保证病人的休息,制定合理的饮食,给予病人心理精神方面的支持。

(2) 密切观察病情,观察尿、水肿、高血压及贫血的变化,观察尿毒症引起的循环系统、呼吸系统、消化系统和神经系统等的症状和体征。

（五）IgA 肾病

IgA 肾病是一种原发性免疫复合物性肾炎。由于机体产生的免疫球蛋白主要是 IgA 和抗原结合形成复合物后沉积在系膜区而激发炎症，故称 IgA 肾病（免疫球蛋白 A 肾病）。1968 年 Berger 首先描述本病，故又称为 Berger 病。此外，又被称为 IgA-IgG 系膜沉积性肾炎和 IgA 系膜性肾炎等。IgA 肾病也可解释为肾活检免疫荧光检查肾小球系膜区有大量颗粒状 IgA 沉积为特征的原发性肾小球疾病（图 9-2-10）。

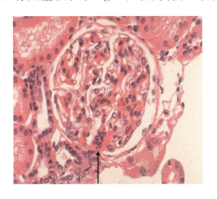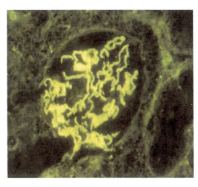

图 9-2-10　IgA 肾病镜下和免疫荧光

注：左图可见肾小球毛细血管系膜区增大，系膜细胞增多（箭头所示）；右图免疫荧光染色显示系膜区内可见颗粒状抗原抗体复合物沉积。

荧光技术检查发现系膜区有颗粒状荧光（IgA）。临床症状主要为反复发作的血尿、腰痛、高血压，晚期发生肾功能衰竭。为了学习的方便，现将五种类型的肾炎从病名、临床表现、光镜变化、免疫荧光、发病机制、预后等方面进行总结（表 9-2-1）。

表 9-2-1　五种常见肾小球肾炎特点的比较

类型	毛细血管内增生性肾小球肾炎	新月体性肾小球肾炎	膜性肾小球肾炎	硬化性肾小球肾炎	IgA 肾病
临床表现	急性肾炎综合征，儿童多见	快速进行性肾炎综合征，成人多见	肾病综合征，成人多见	慢性肾炎综合征，成人多见	反复发作的血尿、腰痛、高血压，青年、儿童多见
光镜	内皮细胞和系膜细胞肿胀增生，中性粒细胞浸润，红细胞漏出	肾球囊壁层上皮细胞增生形成新月体，毛细血管丛受压、萎缩、纤维化和玻璃样变性	基底膜增厚，银染基底膜呈梳齿状改变	肾小球萎缩、纤维化、玻璃样变性，残存肾单位代偿性肥大	系膜细胞过度增生，系膜区扩大压迫血管致肾小球缺血纤维化

续表

类型	毛细血管内增生性肾小球肾炎	新月体性肾小球肾炎	膜性肾小球肾炎	硬化性肾小球肾炎	IgA肾病
免疫荧光	颗粒状荧光	线性或颗粒状荧光	颗粒状荧光	—	系膜区有颗粒状荧光(IgA)
发病机制	免疫复合物形成	抗基底膜抗体或免疫复合物形成	免疫复合物	各型肾炎后期的变化	免疫复合物
预后	绝大多数儿童痊愈	很差,常发生急性肾功能衰竭	大多数发展为慢性肾炎	预后较差,大多数发展为尿毒症	晚期发生肾功能衰竭

第三节 肾盂肾炎

肾盂肾炎(pyelonephritis)是一种由细菌感染引起的肾盂、肾间质和肾小管的化脓性炎症,是肾脏最常见的疾病之一。肾盂肾炎可发生于任何年龄,多见于女性,其发病率为男性的9～10倍。肾盂肾炎分为急性和慢性两种。

一、病因和发病机制

肾盂肾炎是细菌直接感染引起的化脓性炎症。可引起肾盂肾炎的细菌种类很多,但以革兰氏阴性菌多见,以大肠杆菌最常见。肾盂肾炎的感染途径主要有两种。

1. 上行性感染 上行性感染是最常见的感染途径,下泌尿道感染如尿道炎、膀胱炎时,病原菌从尿道、膀胱通过输尿管管腔或输尿管周围的淋巴管上行到肾盂、肾盏和肾间质引起化脓性炎症,主要的致病菌是大肠杆菌。病变可累及一侧或双侧肾脏。上行性感染引起的肾盂肾炎常有一定的诱因,常见的诱因如下。

(1) 尿路完全或不完全阻塞 阻塞引起的尿液潴留,减少了尿液对尿道的冲洗作用,又给细菌生长繁殖提供了良好的培养基,从而引起肾盂肾炎。引起阻塞的原因很多,如泌尿道结石、尿道炎或尿道损伤后的瘢痕收缩、前列腺肥大以及肿瘤的压迫等。

(2) 医源性因素 导尿、膀胱镜检查和其他尿道手术,有时可将细菌带入膀胱,并损伤黏膜,导致细菌感染诱发肾盂肾炎。在护理工作中应注意严格灭菌和掌握操作规程。

(3) 尿液反流 当膀胱发育不良或输尿管畸形、下尿道梗阻等造成排尿不畅时,尿液从膀胱输尿管反流,有利于细菌侵入肾组织而引发感染。女性尿道短,上行感染机会较多。此外,妊娠子宫压迫输尿管可引起不完全梗阻;黄体酮可使输尿管的张力降低,蠕动减弱容易引起尿潴留,可诱发感染,故女性肾盂肾炎发病率远比男性的高。

2. 医源性感染 医源性感染为少见的感染途径。当病人患败血症或感染性心内膜炎时,细菌进入血液,形成细菌性栓子堵塞在肾小球或肾小管周围的毛细血管之间,从而引起肾脏出现化脓性炎症。病原菌以金黄色葡萄球菌为多见,这种肾盂肾炎常是全身脓毒血症的一部分,两侧肾脏可同时受累。

二、肾盂肾炎的类型

(一) 急性肾盂肾炎

急性肾盂肾炎(acute pyelonephritis)是细菌感染引起的以肾盂、肾间质和肾小管为主的急性化脓性炎症。

1. 病理变化

(1) 肉眼观 病变为单侧或双侧。肉眼可见肾脏肿大、表面充血,有散在的大小不等的脓肿,呈黄色或黄白色(图 9-3-1)。切面观,髓质内可见黄色条纹向皮质伸展,皮质和髓质内可见脓肿形成。肾盂黏膜充血、水肿,可有散在的小出血点,黏膜表面被脓性渗出物覆盖。

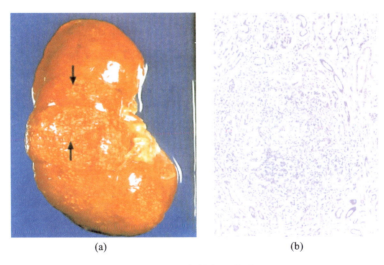

(a) (b)

图 9-3-1 急性肾盂肾炎

注:(a) 肉眼观,右肾肿大,颜色发红,表面可见很多散布的黄色小脓肿;(b) 镜下观,肾间质内可见一处化脓病灶,内含大量中性粒细胞,图左侧的肾小管内也充满中性粒细胞。

(2) 镜下观 肾组织呈化脓性炎症改变或脓肿形成。由于感染途径不同,病变发展稍有不同。上行性感染引起者首先累及肾盂,可见肾盂黏膜充血、水肿,并有大量中性粒细胞浸润。以后炎症沿肾小管及其周围组织扩散,在肾间质引起大量中性粒细胞浸润,并可形成大小不等的脓肿。肾小管腔内充满脓细胞和细菌;血源性感染首先累及肾小球或肾小管周围的间质,肾组织内出现多数散在的小脓肿,病变逐渐扩大,破坏邻近组织,并可侵入肾小管,进而蔓延到肾盂,引起肾盂肾炎。

2. 合并症

(1) 急性坏死性肾乳头炎　病变可为单侧或双侧,表现为肾乳头部呈缺血性凝固性坏死。

(2) 肾盂积脓　在严重尿路阻塞特别是高位完全性尿路阻塞时,脓性渗出物不能排出,淤积充满肾盂,引起肾盂积脓。

(3) 肾周围脓肿　肾组织内的化脓性炎症可穿过肾包膜扩展到肾周围的组织中,引起肾周围脓肿。

3. 临床病理联系　急性肾盂肾炎起病急,症状明显,病人常出现如下表现。

(1) 全身表现　病人常出现发热、寒战、外周血中性粒细胞增多等急性炎症的全身性反应。

(2) 局部表现　由于肾肿大使肾被膜紧张,并因炎症累及肾周围组织可出现腰部酸痛和肾区叩击痛。

(3) 尿和肾功能的变化　肾盂和肾间质的化脓性炎症可引起尿的变化,表现为脓尿、蛋白尿、管型尿、菌尿、血尿等。由于膀胱和尿道急性炎症的刺激可出现尿频、尿急、尿痛等膀胱刺激征。早期肾单位波及较少或病变较轻,故一般肾功能无明显变化。

(二) 慢性肾盂肾炎

本病可由急性肾盂肾炎演变而来,有的病变一开始即呈慢性经过。慢性肾盂肾炎的发生可能与下列因素有关。①尿路梗阻未解除或治疗不彻底:病变迁延,反复发作而转为慢性。②反流性肾病:具有先天性膀胱输尿管发育不良,尿液反流而反复感染。

1. 病理变化

(1) 肉眼观　一侧或双侧肾体积缩小,表面有大小不规则凹陷的瘢痕。切面可见皮髓质界限不清,肾乳头部萎缩。肾盂、肾盏因瘢痕收缩而变形。肾盂黏膜增厚、粗糙(图 9-3-2)。

(2) 镜下观　肾内病变分布不规则,病变以肾间质和肾小管为主。间质出现纤维化及大量淋巴细胞、浆细胞、单核细胞浸润。部分肾小管萎缩纤维化,另外,有的肾小管扩张,腔内可出现红染的胶样管型,上皮细胞受压呈扁平状,形似甲状腺滤泡。早期肾小球无明显改变,中后期由于间质纤维化,使一些肾小球出现特征性改变,即肾小球球囊周围纤维化和球囊壁呈同心层状纤维化,最终肾小球纤维化和玻璃样变性。肾盂黏膜由于纤维组织增生而变厚,并可见大量淋巴细胞、单核细胞及浆细胞等浸润(图 9-3-3)。

2. 临床病理联系　由于慢性肾盂肾炎病变首先累及肾小管,故肾小管功能障碍出现较早。由于肾小管浓缩功能降低,病人可出现多尿和夜尿。远端肾小管受累使钠、钾和重碳酸盐丧失过多,病人可出现低钠、低钾和酸中毒。随着肾组织发生纤维化和血管硬化,肾组织缺血,使肾素-血管紧张素活性增强而引起高血压。病变晚期,因肾单位大

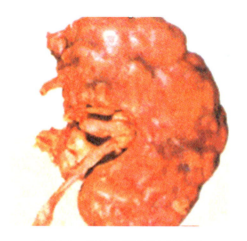

图 9-3-2　慢性肾盂肾炎(肉眼观)

注:肾脏体积缩小,质地变硬,表面可见许多较大的凹陷性瘢痕,此特点可与慢性肾小球肾炎相区别。

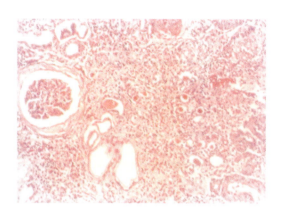

图 9-3-3　慢性肾盂肾炎(镜下观)

注:图中可见肾间质内纤维组织增生,弥漫性炎细胞浸润,部分肾小管腔内可见胶样管型,类似甲状腺组织。肾小球囊壁发生纤维化,导致玻璃样变性。

量破坏,出现慢性肾功能衰竭的一系列表现。肾盂 X 线造影可见肾盂、肾盏因瘢痕收缩而变形。

3. 结局　慢性肾盂肾炎病程长,如能去除诱因,合理治疗可控制病变发展,健康区域的肾组织通过代偿维持相对正常功能。当病变广泛累及两肾,肾组织大量被破坏时,最终可导致高血压和慢性肾功能衰竭等严重后果。

第四节　肾盂肾炎的诊治与护理

1. 急性肾盂肾炎　急性肾盂肾炎是细菌感染所致的急性化脓性炎症,其诊断、治疗及护理不难,给予相应抗生素治疗和相应症状的辅助治疗,大多数病人能够完全治愈。

2. 慢性肾盂肾炎

(1) 急性发作期应卧床休息,按急性肾盂肾炎的方法治疗,恢复期可逐步增加活动。

(2) 平时生活中要及时排尿,尤其在性生活后,女性病人应及时排尿,以冲去进入尿道与膀胱内可能存在的细菌。

(3) 多饮水,多生尿有利于尿道清洁。

(4) 遵医嘱坚持服药对慢性肾盂肾炎的治疗至关重要,避免使用肾脏功能损害的药物,如链霉素、庆大霉素、离子型造影剂等。

(5) 慢性肾盂肾炎发展成肾功能衰竭时,则按照肾功能衰竭处理。

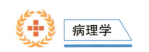

第五节　肾功能衰竭

一、急性肾功能衰竭

急性肾功能衰竭（acute renal failure，ARF）是指各种原因引起的肾脏泌尿功能在短期内急剧降低，导致机体内环境出现迅速而严重紊乱的病理过程。

（一）急性肾功能衰竭的病因与分类

1. 根据病变部位和发病环节分类

1）肾前性急性肾功能衰竭　肾前性急性肾功能衰竭是由于血容量不足或心功能不全致使肾血灌流量不足，肾小球滤过率降低所致。常见于大量失血、失液、烧伤、创伤、感染等原因引起的各型休克的早期及急性心力衰竭。此病因无器质性病变，一旦肾灌流量恢复，肾功能即可恢复正常，故又称为功能性急性肾功能衰竭。

2）肾性急性肾功能衰竭　肾性急性肾功能衰竭是指肾脏器质性病变引起的急性肾功能衰竭，又称器质性急性肾功能衰竭。常见于以下情况。

（1）肾小球、肾间质、肾血管病变　如急性肾小球肾炎、肾盂肾炎、系统性红斑狼疮性恶性高血压等引起弥漫性肾实质损害，可使大量的肾小球功能丧失。

（2）急性肾小管坏死　多由于肾小管持续性缺血或中毒性损害，使大量肾小管功能丧失。①肾小管持续性缺血：各种休克的早期未及时抢救造成严重持续的肾缺血，进一步引起肾小管变性、坏死，此时功能性急性肾功能衰竭可转变为器质性急性肾功能衰竭。②中毒性损害：各种毒物，包括药物（新霉素、卡那霉素、多黏菌素、先锋霉素、磺胺类药物等）、生物毒素（蛇毒、毒蕈碱等）、重金属（铅、砷、汞等）、有机物（四氯化碳、氯仿、甲醇、酚等），以及内源性物质（血红蛋白、肌红蛋白、内毒素等）均可损伤肾小管，引起肾小管上皮细胞变性、坏死。

3）肾后性急性肾功能衰竭　由于结石、肿瘤或前列腺肥大致使尿路发生急性梗阻，导致少尿和血尿素氮（Bun）升高。常见于尿路结石、盆腔肿瘤压迫输尿管和前列腺增生引起的急性尿路梗阻等。尿路梗阻，肾小球滤过压下降，肾小球滤过率降低可引起肾功能衰竭。

2. 根据临床表现分类

（1）休克型急性肾功能衰竭　各种病因引起的休克均可导致急性肾功能衰竭。常见的病因有出血、水电解质平衡失调、心源性循环衰竭等。

（2）感染型急性肾功能衰竭　细菌、病毒等的感染都可并发急性肾功能衰竭。易发生急性肾功能衰竭的病毒感染主要有病毒性肺炎、脑炎、肝炎和流行性出血热等。细菌性感染特别是革兰氏阴性感染容易引起急性肾功能衰竭。

（3）挤压型急性肾功能衰竭　挤压型急性肾功能衰竭是由于严重挤压伤引起的急

性肾功能衰竭。其致病因素及临床过程极为复杂。它是临床上常见和重要的一种类型。

（4）溶血型急性肾功能衰竭　血型不配合的输血、大量输库存血、机械性溶血都可并发急性肾功能衰竭。主要发病原理是弥散性血管内凝血。

（5）中毒型急性肾功能衰竭　引起急性肾功能衰竭的毒物种类很多，可归纳为以下四类。①重金属化合物，如汞等。②有机化合物，如DDT、敌敌畏等。③生物毒素，如蛇毒和毒蕈素等。④肾毒性药物，如肾毒性抗生素。

（二）急性肾功能衰竭的发病机制

引起肾缺血、缺氧、中毒的因素都是急性肾功能衰竭的因素。此外，挤压伤、烧伤及严重肌病，可因血红蛋白及肌红蛋白堵塞肾小管，而发生急性肾小管坏死和急性肾功能衰竭。

1. 肾小球的因素

（1）肾血流量减少　①肾血流灌注压降低。当全身血压降低到50～70 mmHg时，肾脏血流量减少，肾血流灌注压降低，因而肾小球的滤过率降低。②肾血管收缩。当全身有效循环血量减少、肾缺血时，激活肾素-血管紧张素系统和交感-肾上腺髓质系统，可使肾小球入球小动脉痉挛，导致肾小球滤过率降低，尿量减少。

（2）肾小球病变　急性肾小球肾炎病人，免疫反应使肾小球血管内皮细胞和血管系膜细胞增生，增生的细胞压迫毛细血管，造成肾小球缺血，可使肾小球滤过率减少。

2. 肾小管的因素　急性肾缺血或毒性物质的作用可导致肾小管上皮细胞变性、坏死，可导致如下后果。①肾小管阻塞：急性肾小管坏死时，脱落的上皮细胞碎片、肌红蛋白、血红蛋白等形成的管型堵塞肾小管管腔，妨碍原尿通过，形成少尿。药物结晶、弥散性血管内凝血时微血栓形成也是造成肾小管阻塞的原因。②原尿回漏肾间质：肾小管上皮细胞变性、坏死，基底膜断裂，管腔中的尿液漏入肾间质导致尿量减少和肾间质水肿。肾间质水肿压迫其他肾小管，妨碍原尿通过，进而引起肾小球球囊内压力增高，可导致肾小球滤过率进一步减少。

（三）急性肾功能衰竭时机体功能与代谢的变化

急性肾功能衰竭在临床上可分为少尿型和非少尿型。

1. 少尿型急性肾功能衰竭　少尿型急性肾功能衰竭较为常见，按其发展过程，可分为少尿期、多尿期、恢复期三个阶段，每个阶段有其不同的特点。

1）少尿期　少尿期是病情最危重的阶段。表现为少尿、无尿，伴电解质严重紊乱。此期持续数日到数周，时间愈长，预后愈差。

（1）尿液的改变　①少尿和无尿：尿量迅速减少，可出现少尿（尿量少于400 mL/d）、无尿（尿量少于100 mL/d）。少尿和无尿与肾血流量减少、肾小球滤过率降低、肾小管阻塞及原尿回漏等因素有关。②低比重尿：尿比重低，常为1.010～1.012。与肾脏的浓缩与稀释功能障碍有关。③高尿钠：尿钠含量高（高于40 mmol/L），这是由于肾小管对钠的重吸收发生障碍所致。④血尿、蛋白尿、管型尿：因为肾小球过滤障碍和

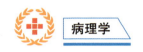

肾小管损伤,尿中出现红细胞、蛋白质、白细胞等。

(2) **代谢性酸中毒** 病人有无力、嗜睡甚至昏迷等表现,血液 pH 值降低,这是由于肾脏排酸保碱功能障碍,酸性代谢产物滞留于体内所致。

(3) **高钾血症** 血钾升高可抑制心脏,引起心律不齐,甚至心跳停止,这是急性肾功能衰竭病人在少尿期最危险的并发症,是导致死亡的主要原因。引起血钾升高的原因如下:①肾排钾减少;②组织细胞损伤、缺氧、酸中毒时细胞内钾释放到细胞外;③输入库存血、使用保钾利尿药、摄入过多的钾。

(4) **氮质血症** 指血液中非蛋白氮(包括尿素、尿酸、肌酐等)含量增加。严重者常有食欲不振、恶心、呕吐、精神淡漠、嗜睡、惊厥,甚至昏迷等表现。这是由于肾排出含氮代谢产物不足,造成血中非蛋白氮含量增高,引起的自身中毒现象。

(5) **水中毒** 这是由于急性肾功能衰竭病人调节水钠代谢的功能减弱或丧失,肾排尿量显著减少,加上输液不当,未严格控制水的摄入,造成输液过多,使水潴留,引起稀释性低钠血症,水向细胞内转移所致。严重时,病人可出现脑水肿、肺水肿和心力衰竭。

2) **多尿期** 少尿期后,尿量逐渐增多,当增多至 400 mL/d 以上时,标志着已进入多尿期,这是肾功能好转的表现。以后尿量可增多至 3 000 mL/d 以上。多尿期早期,肾功能尚未完全恢复,氮质血症、高钾血症和酸中毒并不能得到改善,病人仍未脱离危险期。此期由于水、电解质大量排出,如不及时补充,则可发生脱水、低钾血症和低钠血症。因此,在多尿期仍应控制和调整摄入的水和电解质的量。此期持续 1~2 周即可进入恢复期。

3) **恢复期** 病程 1 个月后,血中尿素氮逐渐恢复正常,尿量和尿液成分也逐渐恢复正常,即进入恢复期。本期由于肾小管上皮功能逐渐恢复正常,水、电解质和酸碱平衡紊乱得到纠正。但肾功能完全恢复正常需数月或更长时间,以肾小管浓缩功能恢复最慢。少数病人因肾小管上皮和基底膜破坏严重,再生修复不全,可逐渐转变为慢性肾功能不全。

2. 非少尿型急性肾功能衰竭 非少尿型急性肾功能衰竭病人的尿量仍可维持在 400~1 000 mL/d,临床症状一般较轻,病程较短,并发症少,病死率低,预后较好。肾小球的滤过率下降不如少尿型病人严重,肾小管损伤也较轻。主要表现为尿液浓缩功能障碍,尿液渗透压较低。因此,尿量即使正常或增多,仍然不能充分排出溶质,各种代谢产物仍在体内潴留,因而导致氮质血症和代谢性酸中毒。非少尿型急性肾功能衰竭的病人由于尿量减少不明显,容易被忽视而漏诊,应加以注意。

(四) **急性肾功能衰竭的防治与护理原则**

1. 积极控制原发病因、去除加重急性肾损伤的可逆因素 急性肾损伤首先要纠正可逆的病因。对于各种严重外伤、心力衰竭、急性失血等都应进行相应的治疗,包括扩容,纠正血容量不足、休克和控制感染等。停用影响肾灌注或肾毒性药物。注意调整药物剂量,如有可能检测血清药物浓度。

2. 维持机体的水、电解质和酸碱平衡

（1）维持体液平衡　在少尿期，病人容易出现水负荷过多，极易导致肺水肿。严重者还可出现脑水肿。应密切观察病人的体重、血压和心肺症状与体征变化，严格计算病人24 h液体出入量。补液时遵循"量入为出"的原则。每日补液量＝显性失液量＋不显性失液量－内生水量。如出现急性心力衰竭则最有效的治疗措施是尽早进行透析治疗。

（2）纠正高钾血症　当血钾超过6.0 mmol/L，应密切检测心率和心电图，并紧急处理：10％葡萄糖酸钙缓慢静注；11.2％乳酸钠静脉注射，伴代谢性酸中毒者可给予5％的碳酸氢钠静脉滴注；25％葡萄糖200 mL加普通胰岛素静脉滴注；应用口服降钾树脂类药物或呋塞米等排钾利尿剂促进尿钾排泄。如以上措施无效，应尽早进行透析治疗。

（3）纠正代谢性酸中毒　如HCO_3^-浓度低于15 mmol/L，可根据情况选用5％碳酸氢钠静脉点滴，对于严重酸中毒病人，应立即开始透析治疗。

（4）其他电解质紊乱　如果体重增加，钠应限制，若钠正常，水不应限制。如出现定向力障碍、抽搐、昏迷等水中毒症状，可给予高渗盐水滴注或透析治疗。对于无症状性低钙血症，不需要处理。纠正酸中毒后，常因血中游离钙浓度降低，导致手足抽搐，可给予10％葡萄糖酸钙稀释后静脉注射。

3. 控制感染　一旦出现感染迹象，应积极使用有效抗生素治疗，可根据细菌培养和药物敏感试验选用对肾无毒性或毒性低的药物，并按eGFR调整剂量。

4. 血液净化治疗　血液净化在急性肾衰竭的救治中起到关键的作用，常用模式有血液透析、血液过滤和腹膜透析三大基本类型。对纠正氮质血症、心力衰竭、严重酸中毒及脑病等症状均有较好的效果，近年来连续性肾脏替代疗法（CRRT）的应用，使其死亡率大大下降。

5. 恢复期治疗　多尿开始时由于肾小球滤过率尚未完全恢复，仍应注意维持水、电解质和酸碱平衡，控制氮质血症，治疗原发病和防止各种并发症。大量利尿后要防止脱水及电解质的丢失，要及时补充。根据肾功能恢复情况逐渐减少透析次数直至停止透析。

二、慢性肾功能衰竭

慢性肾功能衰竭（chronic renal failure，CRF）是指各种原因造成慢性进行性肾实质损害，致使肾脏明显萎缩，不能维持基本功能，最终导致机体内环境严重紊乱以及肾脏内分泌功能障碍的病理过程。

（一）慢性肾功能衰竭的原因

（1）肾脏疾病，如慢性肾小球肾炎、慢性肾盂肾炎、肾肿瘤、肾结核、系统性红斑狼疮等都是慢性肾功能衰竭的原因，其中慢性肾小球肾炎引起的慢性肾功能衰竭最为常见，占50％～60％。

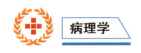

(2) 肾血管疾病，如高血压肾病、糖尿病肾病所致的肾小动脉硬化症。

(3) 尿路慢性梗阻，如尿路结石、肿瘤、前列腺肥大等。

(二) 慢性肾功能衰竭的发病过程及发病机制

1. 发病过程　慢性肾功能衰竭的病程进展较为缓慢，表现为进行性加重。根据肾功能损伤的程度可分为代偿期与失代偿期。

1) 代偿期　由于肾脏具有强大的代偿能力，在慢性肾病的开始阶段，肾实质破坏较轻，健存肾单位发挥代偿功能，肾脏泌尿功能基本正常，尚可维持内环境的稳定，肾小球滤过率(GFR)≥正常值的1/2时，血尿素氮和肌酐不升高、体内代谢平衡，病人无临床症状。

2) 失代偿期　如果肾实质进一步损害，健存的肾单位逐渐减少，不能维持机体内环境的稳定，则可进入失代偿期。这时病人可出现肾功能不全、肾功能衰竭，直至发生尿毒症。

(1) 肾功能不全期　肾功能进一步受损，代偿能力下降，不能维持机体内环境的稳定，肾小球滤过率(GFR)小于正常值的50%，血肌酐(Scr)水平上升至177 μmol/L (2 mg/dL)以上，血尿素氮(BUN)水平升高至7.0 mmol/L(20 mg/dL)，这时病人表现为乏力、食欲不振、多尿、夜尿、轻度氮质血症和贫血等。

(2) 肾功能衰竭期　肾功能显著恶化，失去代偿能力，内环境明显紊乱。当内生肌酐清除率(Ccr)下降到20 mL/min以下，BUN水平介于17.9~21.4 mmol/L(50~60 mg/dL)，Scr升至442 μmol/L(5 mg/dL)以上时，就可导致较严重的氮质血症，病人表现为疲乏、恶心、呕吐、腹泻、多尿、夜尿、酸中毒、水钠潴留、严重贫血等。

(3) 尿毒症终末期　进入肾功能衰竭晚期，Ccr在10 mL/min以下，Scr升至707 μmol/L以上。病人有严重的水、电解质和酸碱平衡紊乱和多系统功能障碍，出现一系列尿毒症中毒症状。

2. 发病机制　慢性肾功能衰竭的发病机制目前尚不十分清楚。现介绍两种学说。

(1) 健存肾单位学说　慢性肾疾病逐渐发展，大量肾单位不断遭到破坏而出现功能丧失，而残存的部分肾单位轻度受损或仍属正常时，这部分肾单位称为健存肾单位。当健存肾单位数目逐渐减少，肾功能日趋下降，无法维持正常的泌尿功能时，内环境开始紊乱，临床上将出现一系列症状。

(2) 矫枉失衡学说　慢性肾病晚期，随着健存肾单位数目逐渐减少，肾脏排泄功能下降，体内某些溶质增多，机体通过代偿活动来校正这些溶质，以使其恢复正常。这种代偿机制主要是机体通过分泌某些调节因子(如激素)调节肾单位活动，促进蓄积的溶质排泄而实现的。但是，这种适应性分泌却又引起了新的失衡及不良影响，反而可加重内环境紊乱。

(三) 机体功能与代谢的变化

1. 尿液的变化

(1) 多尿　在慢性肾功能衰竭早期、中期，24 h尿量超过2 000 mL，表现为多尿。

产生多尿的机制为:健存肾单位代偿性过度过滤,滤过的原尿量超过正常量,且原尿在肾小管的流速增快,肾小管上皮细胞来不及重吸收。

(2) 少尿　慢性肾功能衰竭晚期健存肾单位极度减少,尽管单个残存的肾单位生成尿液仍多,每日的终尿量仍少于 400 mL。

(3) 夜尿　正常人每日尿量约为 1 500 mL,白天的尿量占总尿量的 2/3。慢性肾功能衰竭的病人早期即有夜间尿量增多的症状,一般夜间尿量大于 750 mL,或接近甚至超过白天尿量,称为夜尿。

(4) 尿渗透压的变化　在慢性肾功能衰竭早期,肾脏浓缩能力下降而稀释功能正常,因而出现低渗尿(正常尿比重为 1.001~1.035,此时最高只能达到 1.020,为低渗尿)。随着病情的发展,肾浓缩和稀释功能均丧失,终尿渗透压接近血浆的渗透压,尿比重为 1.008~1.012,尿渗透压为 266~300 nmol/L,称为等渗尿。

(5) 尿液成分的变化　慢性肾功能衰竭时可出现轻中度蛋白尿、血尿和管型尿。其原因为,很多肾疾病可使肾小球过滤膜通透性增强,致使肾小球滤出蛋白增加,也使尿中出现红细胞和白细胞。肾小管上皮细胞受损可形成颗粒管型。

2. 水、电解质、酸碱平衡紊乱

(1) 水代谢紊乱　正常人肾脏具有强大的浓缩和稀释功能,其尿量的多少可适应入水量的改变。而慢性肾功能衰竭时肾小球对水代谢调节能力下降,使机体不能适应水负荷的突然变化,摄水增多可发生水潴留,甚至水中毒,限制摄水时则发生脱水,严重时血压下降。

(2) 钠代谢紊乱　肾脏对钠的调节功能减退。如钠摄入过多,超过健存肾单位的排钠能力,可导致水钠潴留。当限制钠摄入时,又可引起低钠血症。

(3) 钾代谢紊乱　慢性肾功能衰竭的早期,血钾可长期维持在正常范围。慢性肾功能衰竭晚期,由于少尿、酸中毒、感染、长期使用保钾性利尿剂等,可引起高钾血症。

(4) 钙磷代谢障碍　慢性肾功能衰竭时,往往伴有血磷升高、血钙降低。

(5) 代谢性酸中毒　肾脏的排酸保碱功能受到严重损害可导致代谢性酸中毒。

3. 氮质血症　血中非蛋白氮浓度超过正常时称为氮质血症。非蛋白氮物质包括尿素、肌酐、尿酸等,其中以尿素为主,故临床上以血浆尿素氮(BUN)作为氮质血症的指标。

4. 肾性高血压　因肾实质病变引起的血压升高称为肾性高血压。其发病机制可能有如下几个因素。

(1) 肾素　血管紧张素-醛固酮系统(RAAS)活性增强,血管紧张素Ⅱ生成增多,血管收缩,外周阻力增加,血压增高;另外,醛固酮生成增多,水钠潴留,血容量增多,血压增高。

(2) 水钠潴留　健存肾单位减少,肾脏泌尿功能下降,导致水钠潴留,血容量增多,血压增高。

(3) 肾脏分泌降压物质减少　当肾实质破坏时,前列腺素 E_2、前列腺素 A_2 等降压

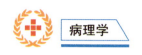

物质分泌减少。

5. 肾性贫血　慢性肾功能衰竭时，多伴有贫血。其发生机制是：红细胞生成素分泌减少，使骨髓造血功能障碍；毒性物质蓄积抑制骨髓造血和引起溶血。

6. 出血倾向　约20%的慢性肾功能衰竭病人在疾病过程中可伴有出血倾向，主要表现为皮下淤斑和黏膜出血，如鼻出血、胃肠道出血等。

7. 肾性骨营养不良　慢性肾功能衰竭可导致钙磷代谢障碍、继发性甲状旁腺功能亢进、维生素D_3活化障碍以及酸中毒等，由此而引起的骨病称为肾性骨营养不良或肾性骨病。肾性骨营养不良包括儿童的肾性佝偻病和成人的骨质软化、纤维性骨炎、骨质疏松、铝性骨病等。

三、尿毒症

尿毒症(uremia)是指急性和慢性肾功能衰竭发展到严重阶段，代谢终产物和内源性毒物在体内蓄积，水、电解质及酸碱平衡紊乱，以及某些内分泌功能失调，从而引起的一系列自身中毒症状。尿毒症是慢性肾功能衰竭进入终末阶段时出现的一系列临床表现所组成的综合征。

（一）尿毒症的发病机制

尿毒症的发病机制尚不完全清楚。目前认为，它与蛋白质代谢终末产物和内源性毒物在体内潴留有关。研究发现，尿毒症病人血浆中有200多种代谢产物和毒性物质，其中有一部分可引起尿毒症症状，称为尿毒症毒素。目前受到重视的毒性物质如下。

1. 大分子毒性物质　引起尿毒症的大分子毒性物质有甲状旁腺素、促胃液素、胰岛素等激素。其中甲状旁腺素的毒性作用最明显。甲状旁腺素分泌过多，可导致肾性骨营养不良、皮肤瘙痒、贫血、周围神经受损、心肌损害等。

2. 中分子毒性物质　这类毒性物质包括正常代谢产物、多肽及细胞或细菌裂解产物等。高浓度的中分子毒性物质可引起神经系统病变、运动失调、嗜睡等。此外，对白细胞的免疫及吞噬功能也有抑制作用。

3. 低分子毒性物质　这类物质主要有尿素、胍类、酚类及胺类等物质。尿素的刺激作用可导致心包炎、胸膜炎等，尿素的代谢产物氰酸盐可影响神经中枢的整合功能。血液中尿素浓度过高可引起头痛、恶心、呕吐、出血倾向等症状。胍类物质（如甲基胍、胍基琥珀酸等）可引起厌食、恶心、呕吐、抽搐、出血、溶血等症状。胺类物质（如脂肪族胺、芳香胺、多胺等）可引起肌肉阵发性痉挛、扑翼样震颤、恶心、呕吐等症状，以及促进脑水肿的发生。

（二）主要临床表现

1. 神经系统　尿毒症病人神经系统的症状最明显，主要表现为尿毒症性脑病和外周神经病变。

（1）尿毒症性脑病　在尿毒症早期，病人往往有头昏、头痛、乏力、理解力及记忆力减退等症状。随着病情的加重可出现烦躁不安、肌肉颤动、抽搐；最后可发展到表情淡漠、嗜睡和昏迷。

(2) 外周神经病变　尿毒症病人血液中甲状旁腺素、胍类物质增多，导致外周神经脱髓鞘和轴索变性。病人可出现肢体麻木、刺痛、痛觉过敏甚至麻痹。

2. 消化系统　消化系统症状出现最早、最突出，可出现食欲不振、恶心、呕吐、口腔溃疡、消化道黏膜出血等。其发生与消化道排出尿素增多有关。

3. 心血管系统　尿毒症病人由于肾性高血压、酸中毒、高钾血症、水钠潴留、贫血及毒性物质等的作用，可发生心力衰竭、心律失常和心肌受损等，尿毒症病人因心血管并发症而死亡的可达50%。尿素刺激还可导致无菌性心包炎。尿毒症心包炎是CRF晚期的常见并发症，以往认为尿毒症病人并发心包炎是病变加重生命垂危的标志。

4. 呼吸系统　酸中毒可使呼吸加深、加快，严重时呼吸中枢抑制，可出现深而慢的呼吸。潴留的尿素经气管呼出可引起喉炎、气管炎、支气管炎、肺炎等，毒性物质刺激胸膜可引起纤维蛋白性胸膜炎。尿素经唾液酶分解为氨，表现为病人呼出的气体有氨味。

5. 皮肤　皮肤瘙痒是病人常见的症状。其机制为甲状旁腺素和毒性物质在体内蓄积所致。尿素沉积于皮肤，刺激神经末梢，可引起皮肤瘙痒。尿素随汗液排出可在汗腺开口处形成白色结晶，即为尿素霜。

6. 免疫系统　由于免疫功能低下，所以60%以上尿毒症病人常有严重感染，此为主要死因。

(三) 慢性肾功能衰竭与尿毒症防治与护理原则

慢性肾功能不全进展至尿毒症期时需要肾脏替代治疗。经常会有些病人已经进入尿毒症期了，但却一直拖延，不愿意接受透析治疗，总担心透析副作用、费用，等等。很多病人还会寄希望于中医中药治疗能"治愈"尿毒症，摆脱透析。其实，透析就是代替肾脏工作，当病人进入尿毒症期时，病人肾脏应该损坏了90%以上，如果这时一直拖延而不采取替代治疗，那么毒素存留体内，对身体其他脏器也会带来不可逆性损害，如心脏、消化系统、骨骼、血液系统等。而尿毒症是药物治疗不可能治愈的疾病，不存在所谓的能治愈尿毒症的"灵丹妙药"。因此尿毒症病人应该毫不犹豫地及时采取肾脏替代治疗，即透析治疗。

病情相对稳定的尿毒症病人，虽然也需要尽快开始肾脏替代治疗，但尚无急诊透析指征。此类病人在药物治疗、饮食控制的同时，需要积极做好透析前准备工作。比如由医护人员进行透析前相关内容的宣教，使病人充分了解肾脏替代治疗的必要性及局限性，结合自身条件、家庭环境、工作情况、经济状况等选择合适的透析方式（血液透析或腹膜透析）；拟行血液透析的病人，需提前1~3个月行造瘘手术，联系好长期透析治疗的血透中心等。而准备腹膜透析的病人，需要提前2~4周做好腹膜透析管的置入术。

1. 尿毒症急症　尿毒症时肾脏排钾能力下降，此时易于出现高钾血症，尤其是当钾摄入过多、酸中毒、感染、创伤、消化道出血等情况发生时，更易出现高钾血症。严重高钾血症（血清钾大于6.5 mmol/L）可能导致心跳骤停，危及生命，需及时抢救：①常用10%葡萄糖酸钙10~20 mL加入等量高渗葡萄糖中，缓慢静脉推注，时间不少于

5 min。如注射 5 min 后心律失常无改善或虽有效但很快又再发,可再次注射;②乳酸钠或碳酸氢钠可促进钾离子进入细胞内,拮抗钾对心脏的抑制,增加尿钾排出;③葡萄糖和胰岛素联合应用(4 g 葡萄糖:1 U 胰岛素)可促进钾向细胞内转移;④口服或注射排钾利尿剂(呋塞米、托拉塞米等)促进肾脏排钾;⑤口服阳离子交换树脂,促进钾从肠道排泄;⑥高钾非常严重(大于 6.5 mmol/L)而上述处理效果不佳时,可行血液透析治疗降低血钾。心力衰竭肺水肿尿毒症病人,肾脏调节水钠平衡的功能减退甚至丧失,尿量减少,容易形成容量负荷过重,严重时发生心力衰竭、肺水肿而危及生命。其预防及治疗措施包括:①控制水的摄入,使入水量少于出水量,必要时予利尿剂;②血液透析超滤脱水治疗;③强心、扩血管等治疗。代谢性酸中毒血液 pH＜7.2,二氧化碳结合力＜13 mmol/L,有代谢性酸中毒的临床表现(食欲不振、呕吐、虚弱无力、呼吸深长等)时的处理措施:①静脉补充碳酸氢钠,可用 5％碳酸氢钠溶液静滴;②血液透析纠正酸碱平衡紊乱。毒素水平高,血肌酐≥707 μmol/L,尿素氮≥28.6 mmol/L,尿毒症症状明显时,需要急诊血液透析清除毒素;出现心包炎、消化道出血等严重并发症时。以上情况需要紧急透析治疗时,需要经中心静脉插管建立血流通路,初次透析病人可能发生透析失衡综合征,因此首次透析时间较短,一般在 2 h 左右。

2. 血液透析　血液透析:将病人的血液经血管通路引入透析机,在透析机中透过透析膜与透析液之间进行物质交换,再把经过净化的血液回输至体内,以达到排出废物,纠正电解质、酸碱平衡的目的。如能长期坚持合理的透析,不少病人能存活 10～20 年。

血液透析由于需借助血透机,病人须每周到医院 2 次至 3 次,每次大约 4 h,其优点在于每次血液透析后体内积存的废物较少,每周都有固定的时间回到医院进行治疗,如有病情变化,可得到及时的处理,透析过程中有专业医疗人员操作,无需自己动手。

缺点也很明显:每次需要扎针;贫血比较严重;透析前后血压会受到影响,对心血管病人和糖尿病病人较不利;需要严格控制饮食;透析前较易产生不适;无法任意更改透析时间;感染乙型肝炎和丙型肝炎的风险大大增加。

3. 腹膜透析　把一种被称为"腹透液"的特制液体通过一条"腹透管"灌进腹腔,这时候腹膜的一侧是含有代谢废物和多余水分的血液,另一侧是干净的腹透液,血液里的代谢废物和多余水分就会透过腹膜跑到腹透液里。保留 3～4 h 后(夜间可保留 8～10 h),把这些含有废物的腹透液从腹腔里放出来,再灌进去新的腹透液。这样每天更换 3～4 次,就可不断地排出体内的毒素和多余的水分了。病人及其家属经过教育、培训,掌握腹膜透析操作后,可自行在家中进行腹膜透析。若借助全自动腹膜透析机,每日夜晚在睡眠中执行透析即可,白天的时间可以正常地工作、学习。

1) 腹膜透析的优点

(1) 能保护残余肾功能　腹膜透析是最接近生理状态的治疗方案,腹膜透析过程中没有血流动力学、体液容量和生化的骤变,从而减少了因内环境不稳定而产生的透析并发症,如心血管病变、高血压、低血压、心律失常等。治疗过程中不会造成肾脏缺血,有利于保护残余肾功能。

（2）适用范围广　腹膜透析心血管的稳定性好，是伴有严重心血管疾病、脑血管疾病、糖尿病以及老年病人首选的透析方式；腹膜透析的饮食限制较少，病人营养状态较好，对儿童的生长发育影响少，且免除血液透析穿刺的痛苦；腹膜透析不需要动-静脉瘘，避免了糖尿病病人因周围血管病变而导致的动-静脉瘘闭塞。

（3）透析效率高　对中分子毒素物质、β_2微球蛋白及磷的清除较好，故腹膜透析能改善尿毒症的症状，对贫血、神经病变的改善优于血液透析。

（4）发生乙型和丙型病毒性肝炎感染的机会少。

（5）长期透析发生透析骨病的程度亦优于血液透析。

（6）可在家中进行透析，不用去医院，不影响工作、学习和旅游，治疗费用较低，生活质量高。

2）腹膜透析的缺点　腹膜透析需要在腹腔内置入腹透管，且透析过程中存在频繁的更换腹透液等操作，如果病人或家属没有严格掌握好无菌操作，容易感染，导致腹膜炎。但随着腹膜透析装置的改进，腹膜透析专科医生、护士对病人的教育和培训的加强，生活、居住卫生条件的改善，腹膜透析感染的发生率已经大大地降低了。

腹膜透析用于维持尿毒症病人的生命有30余年的历史。目前在中国香港及一些欧洲国家，尿毒症病人中的80％在腹膜透析治疗下生活、工作和学习。

但是，无论血液透析还是腹膜透析，都只能代替肾脏的清除代谢废物，维持水、电解质和酸碱平衡的作用，而无法替代肾脏的另外一个重要功能，即内分泌功能，比如EPO、活性维生素D_3等的产生。因此进行血液透析或腹膜透析的病人，仍然需要视病情进行EPO、骨化三醇等药物治疗。

肾移植是尿毒症病人最合理、最有效的治疗方法，但由于供体的缺乏，肾移植无法发挥其应有的治疗作用。目前全国每年接受肾移植者仅有5000多例，大约每150个等待的病人，只有一人可能得到肾移植的机会，而供体短缺已成为限制器官移植的一个瓶颈。因此绝大多数尿毒症病人需要长期进行透析治疗。机构统计数据显示，我国在治透析的病人约为10万人，血液透析病人约占90％，腹膜透析病人仅占10％。

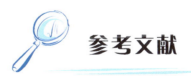

参考文献

[1] 金惠铭,王建枝.病理生理学[M].7版.北京:人民卫生出版社,2010.
[2] 吴伟康,赵卫星.病理学[M].2版.北京:人民卫生出版社,2010.
[3] 张建中.病理学[M].北京:高等教育出版社,2010.
[4] 张立克.病理学[M].北京:人民卫生出版社,2007.

（宋　斌）

第十章

生殖系统和乳腺疾病

学习目标

掌握

慢性子宫颈炎、子宫颈癌、葡萄胎、绒毛膜癌、乳腺癌的病变、临床病理联系、扩散及转移。

熟悉

卵巢上皮性肿瘤、子宫肿瘤、子宫内膜增生症、前列腺增生的病变及临床病理联系。

了解

卵巢、睾丸肿瘤的常见类型、前列腺癌及阴茎癌的病变特点。

第一节 子宫颈疾病

一、慢性子宫颈炎

子宫颈可发生急性或慢性炎症,但以慢性炎症居多。慢性子宫颈炎(chronic cervicitis)是育龄期女性最常见的妇科疾病,临床主要表现为白带增多。

（一）病因

慢性子宫颈炎常由链球菌、肠球菌和葡萄球菌引起,少数亦可由其他病原微生物如沙眼衣原体、淋球菌、人乳头状瘤病毒和单纯疱疹病毒等引起。此外,阴道酸性环境的改变、分娩机械损伤、经期不注意卫生等也是慢性子宫颈炎的诱发因素。

（二）病理变化

根据临床病理特点,慢性子宫颈炎分为以下四种类型。

1. 子宫颈糜烂(erosion of the cervix) 慢性子宫颈炎最常见的一种病理改变,分为真性糜烂和假性糜烂。覆盖在子宫颈阴道部鳞状上皮坏死脱落,形成浅表的缺损,称为子宫颈真性糜烂,较少见。临床上常见的子宫颈糜烂实际上是子宫颈损伤的鳞状上皮被子宫颈管黏膜柱状上皮增生向下延伸取代,由于柱状上皮较薄,上皮下血管充血易见而呈红色,病变黏膜呈边界清楚的鲜红色,实际上不是真性糜烂。当病变处的黏膜柱状上皮逐渐被鳞状上皮取代时,称为糜烂愈合。

肉眼观察：子宫颈外口病变处的黏膜呈鲜红色、边界清楚的糜烂样区。

组织学观察：糜烂表面被覆单层柱状上皮，间质充血、水肿伴有淋巴细胞、浆细胞及单核细胞浸润（图10-1-1）。

2. 子宫颈囊肿（Nabothian cyst） 慢性子宫颈炎时，子宫颈黏膜腺体因结缔组织增生及鳞状上皮化生。压迫或阻塞子宫颈管腺体的开口，使黏液潴留，腺体逐渐扩大呈囊状，形成子宫颈囊肿，称为纳博特囊肿。

肉眼观察：子宫颈外口见单个或多个大小不一的灰白色透明囊泡，内含黏稠分泌物。

组织学观察：腺体呈囊性扩张，囊壁被覆单层上皮，腔内充满黏稠分泌物（图10-1-2）。

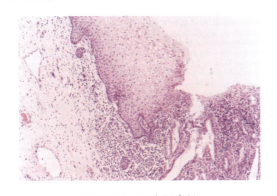

图 10-1-1　子宫颈糜烂

注：宫颈表面被覆单层柱状上皮，间质大量淋巴细胞浸润。

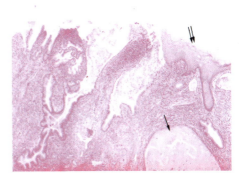

图 10-1-2　子宫颈囊肿

注：腺体呈囊状，囊内充满黏液。

3. 子宫颈息肉（cervical polyp） 子宫颈黏膜上皮、腺体和间质结缔组织局限性增生，形成向黏膜表面突出带蒂的肿物，称为子宫颈息肉。

肉眼观察：子宫颈口处常见单个或多个息肉，直径数毫米至数厘米，鲜红色，质软湿润，易出血，有细蒂与黏膜相连（图10-1-3）。

组织学观察：息肉表面被覆单层柱状上皮或鳞状上皮，由增生的腺体、结缔组织构成，伴有充血、水肿、淋巴细胞为主的慢性炎细胞浸润（图10-1-4）。

4. 子宫颈肥大（cervical hypertrophy） 由于子宫颈炎症的长期刺激，子宫颈组织充血、水肿、炎细胞浸润、腺体和间质的增生，使子宫颈体积增大，称为子宫颈肥大。

肉眼观察：子宫颈体积增大，表面光滑，质地较硬，色苍白。

组织学观察：子宫颈鳞状上皮增厚，腺体增生。间质纤维组织增生，血管充血，淋巴细胞浸润。

（三）病理与护理临床联系

1. 病情观察　观察白带量、颜色、性质，有无腹坠、腰酸、下腹疼痛等。

2. 用药护理　一般在月经干净后3～7天进行物理治疗、药物治疗、手术治疗。

3. 生活护理　保持外阴清洁，禁止盆浴、注意个人卫生等。

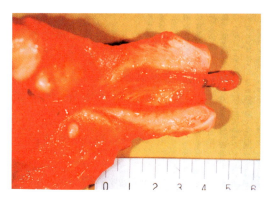

图 10-1-3　子宫颈息肉(一)

注:子宫颈黏膜过度增生向颈外口突起形成一个带蒂的息肉

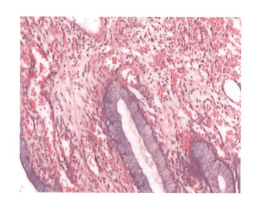

图 10-1-4　子宫颈息肉(二)

注:由腺体和结缔组织构成,间质充血,水肿及慢性炎细胞浸润。

4. 心理护理　解除病人的思想顾虑,减轻心理压力。

5. 健康教育　指导妇女定期做妇科检查。

慢性宫颈炎的预防方法:①不过早开始性生活是有效预防宫颈炎的关键;②避免不洁的性生活;③注意外阴及阴道清洁;④避免过早、过多、过频的生育和流产。

慢性宫颈炎临床治疗方法:①药物治疗:适用于糜烂面较小、炎细胞浸润较浅的病例,局部阴道灌洗及局部上药为最常用的治疗方法。阴道侧穹窿封闭、中药洗剂适用于各种急慢性宫颈炎。②物理疗法:治疗前做宫颈刮片细胞学检查排除宫颈癌,此法适用于中、重度宫颈炎,常用的有宫颈电烙、电熨、二氧化碳激光、冷冻法和微波疗法,治疗时间在月经干净后 3~7 日内进行。③手术治疗:宫颈锥形切除术、宫颈息肉摘除。

二、子宫颈上皮内瘤变和子宫颈癌

(一)子宫颈上皮内瘤变

1. 子宫颈上皮非典型增生(cervical epithelial dysplasia)　子宫颈上皮非典型增生属癌前病变,是指子宫颈鳞状上皮细胞出现不同程度的异型性。病变由基底层逐渐向表层发展,表现为细胞大小、形态不一,核大而深染,核浆比值增大,核分裂象增多,细胞极性紊乱。依据其病变程度不同分为三级:Ⅰ级,异型细胞局限于上皮的下 1/3;Ⅱ级,异型细胞累及上皮层的下 1/3~2/3;Ⅲ级,增生的异型细胞超过全层的 2/3,但还未累及上皮全层。

2. 子宫颈原位癌(carcinoma in situ)　异型增生的细胞累及子宫颈黏膜上皮全层,但仅局限于上皮层内,未突破基底膜,称为原位癌(图 10-1-5)。原位癌的癌细胞可由表面沿基膜通过子宫颈腺口蔓延至子宫颈腺体内,取代部分或全部腺上皮,但仍未突破腺体的基膜,称为原位癌累及腺体,仍属于原位癌的范畴。

3. 子宫颈上皮内瘤变(cervical intraepithelial neoplasia,CIN)　子宫颈上皮非典型增生到原位癌的演变过程称为上皮内瘤变。CIN 分为三级,CIN Ⅰ(图 10-1-6)相当于

Ⅰ级非典型增生;CINⅡ(图 10-1-7)相当于Ⅱ级非典型增生;CINⅢ(图 10-1-8)则包括Ⅲ级非典型增生和原位癌。子宫颈上皮 CINⅠ 和 CINⅡ 不一定发展为 CINⅢ 和原位癌,如经适当治疗,大多数可逆转或治愈。子宫颈上皮 CIN 发病的常见部位是子宫颈鳞状上皮和柱状上皮交界处,多无自觉症状,肉眼观无特殊改变,需进行脱落细胞学或组织病理学检查才能确诊。

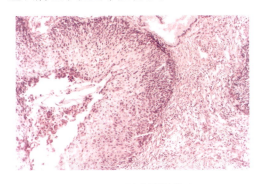

图 10-1-5　子宫颈原位癌

注:宫颈上皮全层皆为癌细胞所占据,但基底膜完整。

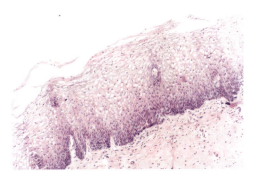

图 10-1-6　子宫颈上皮内肿瘤(CINⅠ级)

注:异型细胞局限于上皮层下 1/3。

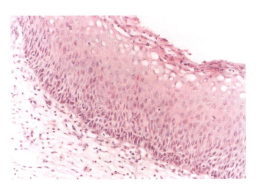

图 10-1-7　子宫颈上皮内肿瘤(CINⅡ级)

注:异型细胞局限于上皮层下 2/3。

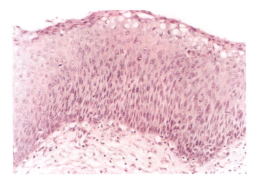

图 10-1-8　子宫颈上皮内肿瘤(CINⅢ级)

注:增生的异型细胞超过上皮层下 2/3,核异型性较大,上皮细胞层次消失,可见一些成熟的扁平细胞覆盖于表面。

(二) 子宫颈癌

子宫颈癌(cervical carcinoma)是女性最常见的恶性肿瘤。由于子宫颈脱落细胞学检查的推广和普及,浸润癌的发病率呈下降趋势,5 年生存率和治愈率显著提高,但它仍然是女性肿瘤死亡的主要原因之一,好发于 40~60 岁的女性。

1. 病因和发病机制　尚未完全明了,一般认为与宫颈裂伤、包皮垢刺激、早婚、多产等多种因素有关,流行病学调查表明性生活过早和性生活紊乱是子宫颈癌发病的最主要原因,经性传播 HPV 感染可能是子宫颈癌致病的主要因素之一。

2. 病理变化　肉眼观察,子宫颈癌分为以下四种类型。

(1) 糜烂型 病变处黏膜潮红、呈颗粒状，质脆，触之易出血。组织学上多属原位癌和早期浸润癌（图 10-1-9）。

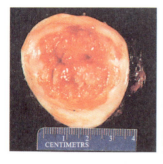 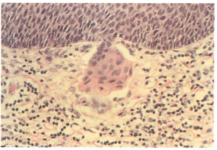

图 10-1-9 子宫颈癌（糜烂型）

注：肉眼观（左侧），子宫颈潮红，呈颗粒状；组织切片（右侧），癌细胞突破基底膜向下浸润，浸润较浅。

(2) 内生浸润型 癌组织向子宫颈深部呈浸润性生长，致子宫颈前后唇增厚变硬，表面较光滑（图 10-1-10）。

(3) 外生菜花型 癌组织突出于子宫颈表面，形成乳头状或菜花状，表面常有坏死和浅表溃疡形成（图 10-1-11）。

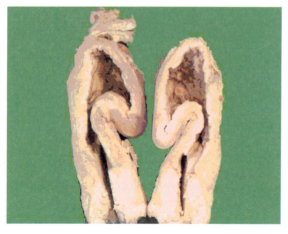 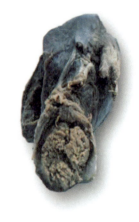

图 10-1-10 子宫颈癌（内生浸润型）

注：切面癌组织灰白色，呈结节状在子宫颈管内浸润生长。

图 10-1-11 子宫颈癌（外生菜花型）

注：子宫颈肥大，宫颈处可见菜花样肿块，癌组织坏死、脱落。

(4) 溃疡型 癌组织除向深部浸润生长外，表面同时还有大块坏死脱落，形成溃疡，似火山口状（图 10-1-12）。

3. 组织学类型

(1) 子宫颈鳞状细胞癌（squamous cell carcinoma of the cervix） 此癌在子宫颈癌中最常见，约占 95%。大多累及子宫颈鳞状上皮和柱状上皮交界处，或来源于宫颈内膜化生的鳞状上皮。依据其进展过程，分为早期浸润癌和浸润癌。

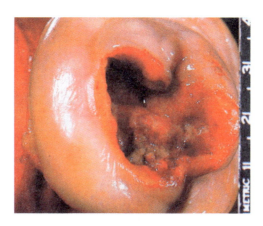

图 10-1-12 子宫颈癌(溃疡型)

注:溃疡似火山口。

① 早期浸润癌或微小浸润性鳞状细胞癌(microinvasive squamous cell carcinoma) 癌细胞突破基底膜,向固有层内浸润,在固有层内形成一些不规则的癌细胞条索或癌巢,其浸润深度不超过基底膜下 5 mm 者。早期浸润癌一般肉眼不能判断,需在显微镜下才能确诊。

② 浸润癌(invasive carcinoma) 癌组织向固有层内浸润生长,浸润深度超过基底膜下 5 mm 者称为浸润癌(图 10-1-13)。按癌细胞分化程度分为角化型鳞癌和非角化型鳞癌。

(2) 子宫颈腺癌(cervical adenocarcinoma) 少见,约占子宫颈癌的 5%。腺癌的肉眼形态类型和鳞癌无明显区别。组织学类型分为高分化(图 10-1-14)、中分化和低分化三种类型。子宫颈腺癌对放疗和化疗均不敏感,预后较差。

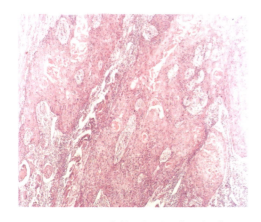

图 10-1-13 癌巢浸润到子宫颈间质内,可见较多的癌珠

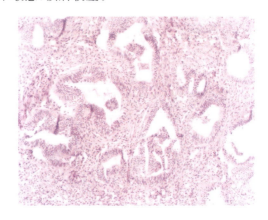

图 10-1-14 子宫颈腺高分化腺癌

注:不规则腺体侵入子宫颈间质内,癌细胞排列呈复层,细胞分化较好。

4. 扩散及转移

（1）直接蔓延　癌组织向下可累及阴道穹隆及阴道壁，向上浸润破坏整段子宫颈，向两侧可侵及宫旁及盆壁组织，若肿瘤侵犯或压迫输尿管可引起肾盂积水和肾衰竭。晚期向前可侵及膀胱，向后可累及直肠。

（2）淋巴道转移　子宫颈癌最常见和最重要的转移途径。首先转移至子宫旁淋巴结，然后转移至闭孔、髂内、髂外、髂总腹股沟及骶前淋巴结，晚期可转移到锁骨上淋巴结。

（3）血道转移　血道转移较少见，晚期经血道转移至肺、骨及肝。

5. 临床病理联系

早期子宫颈癌常无自觉症状，但随着病变进展，癌组织破坏血管，病人出现不规则阴道出血及接触性出血。由于癌组织坏死继发感染，同时因癌组织刺激子宫颈腺体分泌亢进，病人白带增多，并有特殊腥臭味。晚期癌组织浸润盆腔神经，病人出现下腹部及腰骶部疼痛。癌组织侵及膀胱及直肠时，则引起尿路梗阻，子宫膀胱瘘或子宫直肠瘘。

知识链接

病人，女，47岁，农民，有慢性宫颈炎病史20年，曾被病理诊断为CIN Ⅲ，但未予治疗。3个月前出现阴道分泌物增加，阴道不规则流血而就诊。体检发现腹股沟淋巴结肿大，阴道内窥镜见子宫颈黏膜面一菜花状肿物，拟"宫颈癌"。遂行手术切除宫颈肿物及淋巴结送病理检查。

讨论：
（1）该病人的宫颈肿物最可能的病理诊断（组织学类型）是什么？
（2）该病人的腹股沟淋巴结为何肿大？宫颈癌还有哪些扩散途径？请举例说明。
（3）何谓CIN？慢性宫颈炎、CIN与宫颈癌有何联系？

知识链接

子宫颈癌诊断方法

1. 子宫颈刮片细胞学检查　这是发现子宫颈癌前期病变和早期子宫颈癌的主要方法。但注意取材部位正确及镜检仔细，可有5%～10%的假阴性率，因此，均应结合临床情况，并定期检查，用此方法进行筛选。

2. 碘试验　临床上用阴道窥器暴露宫颈后，擦去表面黏液，以碘液涂抹宫颈及穹窿，如发现不正常碘试验阴性区即可在此区处取活检送病理检查。

3. 宫颈和宫颈管活体组织检查　在宫颈鳞-柱交界部的6、9、12和3点处取四点活检，或在碘试验不着色区及可疑癌变部位，取多处组织，并进行切片检查，或应用小刮匙搔刮宫颈管,将刮出物送病理检查。

4. **阴道镜检查** 阴道镜不能直接诊断癌瘤,但可协助选择活检的部位进行宫颈活检。

子宫颈癌治疗方法

1. 宫颈锥形切除术。
2. 扩大的筋膜外全子宫切除术。
3. 次广泛全子宫切除术。
4. 广泛性全子宫切除术及盆腔淋巴结清扫术。

第二节 子宫体疾病

一、子宫内膜异位症

子宫内膜异位症(endometriosis)是指子宫内膜腺体和间质出现于子宫内膜以外的部位。80%发生于卵巢,其余发生在子宫阔韧带、直肠阴道陷窝、盆腔腹膜、腹部手术瘢痕等部位。如果子宫内膜腺体及间质异位于子宫肌层中(距子宫内膜基底层 2 mm 以上),称子宫腺肌病(adenomyosis)(图 10-2-1),其病因不明,病人常表现为痛经或月经不调。

肉眼观察:病变处为紫红或棕黄色,质软似桑葚,呈结节状,因出血后机化可与周围器官发生纤维性粘连。如果发生在卵巢,因反复出血可导致卵巢体积增大,形成囊腔,内含黏稠的咖啡色液体,称巧克力囊肿。

组织学观察:可见与正常子宫内膜相似的子宫内膜腺体、间质及含铁血黄素;少数情况下,可见增生的纤维组织和含有含铁血黄素的巨噬细胞。

二、子宫内膜增生症

子宫内膜增生症(endometrial hyperplasia)是由于雌激素增高引起的子宫内膜腺体或间质增生。主要表现为功能性子宫出血,育龄期和更年期妇女均可发病。

病理变化:依据细胞形态和腺体结构增生和分化程度的不同,子宫内膜增生症可分为如下几种类型。

1. **单纯性增生(simple hyperplasia)** 也称为轻度增生或囊性增生,腺体数量增多,某些腺体扩张成小囊。腺体的上皮一般为单层或假复层柱状,细胞形态和排列与增生期子宫内膜相似,无异型性(图 10-2-2)。1%的单纯性子宫内膜增生可进展为子宫内膜腺癌。

2. **复杂性增生(complex hyperplasia)** 也称腺瘤型增生,腺体明显增生、拥挤,结

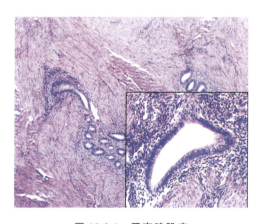

图 10-2-1　子宫腺肌病

注：子宫肌层出现子宫内膜腺体及间质。

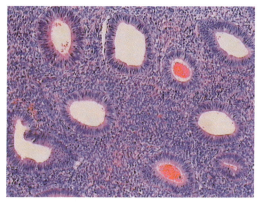

图 10-2-2　子宫内膜单纯性增生

注：子宫内膜腺体增多，伴有扩张，上皮细胞复层化，无细胞异型性。

构复杂且不规则，间质明显减少，无细胞异型性（图10-2-3）。约3%可发展为腺癌。

3. 非典型增生（atypical hyperplasia）　腺体显著拥挤，出现背靠背现象。腺上皮细胞增生，向腺腔内呈乳头状或向间质内出芽样生长。上皮细胞出现异型性，细胞极性紊乱，体积增大，核浆比值增加，核深染，核仁明显。常见核分裂象（图10-2-4）。

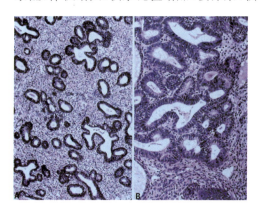

图 10-2-3　子宫内膜复杂性增生

注：子宫内膜腺体慢性增生，排列拥挤，细胞复层，无异型性。

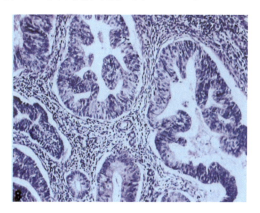

图 10-2-4　子宫内膜非典型增生

注：子宫内膜腺体明显增生，上皮细胞轻、中度异型。

三、子宫肿瘤

（一）子宫内膜腺癌

子宫内膜腺癌（endometrial adenocarcinoma）是由子宫内膜上皮细胞发生的恶性肿瘤，以55~65岁为发病高峰，多见于绝经期和绝经期后妇女。

1. 病因　未完全清楚，与子宫内膜增生和雌激素长期持续作用有关，肥胖、糖尿病、不孕和吸烟是其高危因素。

2. 病理变化

1) 肉眼观察 子宫内膜癌分为弥漫型和局限型。

（1）弥漫型 子宫内膜弥漫性增厚,表面粗糙不平,灰白色,质松脆,常有出血、坏死或溃疡形成,并向肌层浸润(图10-2-5)。

（2）局限型 多位于子宫底或子宫角,呈息肉状或乳头状突向子宫腔。如果癌组织小而表浅,在诊断性刮宫时可全部刮出,在切除的子宫内找不到癌组织。

2) 组织学观察 根据癌组织分化程度,子宫内膜腺癌分为高、中、低三级,以高分化腺癌居多。有时腺癌伴有鳞状上皮化生,化生的鳞状上皮呈良性形态者,称为腺棘皮癌,如果化生的鳞状上皮呈恶性者,称为腺鳞癌。腺鳞癌预后较差。

（1）高分化腺癌 腺管排列拥挤、紊乱,细胞轻度异型。

（2）中分化腺癌 腺体不规则,排列紊乱,细胞突向腺腔呈乳头状或筛状结构,并见实性癌灶(图10-2-6)。细胞异型性明显,核分裂象易见。

（3）低分化腺癌 癌细胞分化差,多呈实体片状排列。

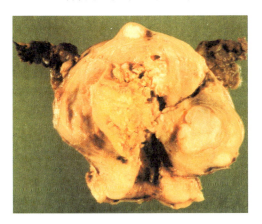

图10-2-5 子宫内膜癌(弥漫型)
注：癌组织灰白色,质实,充满宫腔。

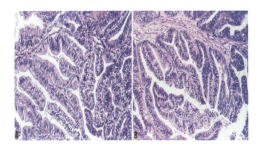

图10-2-6 子宫内膜腺癌(中分化)
注：腺体排列紊乱,细胞异型性明显。

3. 扩散及转移 子宫内膜癌以直接蔓延为主,晚期可经淋巴道转移,血道转移较少见。

（1）直接蔓延 向上可达子宫角,输卵管、卵巢,向下蔓延至子宫颈管和阴道,向外可浸透肌层达浆膜累及腹膜和大网膜等处。

（2）淋巴道转移 子宫内膜癌主要转移途径。宫底部的癌多转移到腹主动脉旁淋巴结；子宫角部的癌可转移到腹股沟淋巴结；累及宫颈管的癌可转移到宫旁、髂内外和髂总淋巴结。

（3）血道转移 晚期可经血道转移至肺、肝及骨骼等处。

4. 临床病理联系 早期可无任何症状,最常见的临床表现是阴道不规则出血,部分病人可有阴道分泌物增多,呈淡红色。如果继发感染则呈脓性,有腥臭味。晚期癌组织侵犯盆腔神经,则引起下腹部及腰骶部疼痛等症状。

(二)子宫平滑肌瘤

子宫平滑肌瘤(leiomyoma of uterus)是女性生殖系统最常见的肿瘤。30 岁以上妇女的发病率高达 75%,20 岁以下少见。多数肿瘤在绝经期后逐渐萎缩。发病有一定的遗传倾向,与过度的雌激素刺激有关。

1. 病理变化

(1)肉眼观察 多数肿瘤发生于子宫肌层,一部分在黏膜下或浆膜下。单发或多发,大小不一,相差悬殊。表面光滑,边界清楚,无包膜。切面灰白色,质韧,呈编织状或旋涡状(图 10-2-7)。当肿瘤生长较快或供血不足时,可出现黏液变性、钙化、坏死、出血等继发性改变。

(2)组织学观察 肿瘤细胞与正常子宫平滑肌细胞相似,呈梭形,胞质红染,核呈长杆状,两端钝圆,核分裂少见,呈束状或旋涡状排列,缺乏异型性(图 10-2-8)。

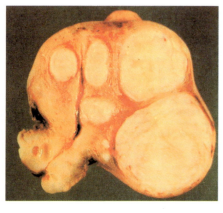

图 10-2-7 子宫平滑肌瘤肉眼观

注:肿瘤多发,大小不等,边界清楚,灰白色。

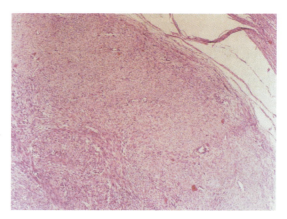

图 10-2-8 子宫平滑肌瘤组织切片

注:肿瘤细胞呈束状或漩涡状排列。

2. 临床病理联系 平滑肌瘤一般无症状。主要的症状是由黏膜下平滑肌瘤引起的出血、肿瘤压迫膀胱引起的尿频、血流阻断引起的突发性疼痛。其次,平滑肌瘤可导致自然流产和绝经后流血。

知识链接

子宫平滑肌瘤治疗方法

1. 药物治疗 西药对治疗子宫肌瘤方法多,但大多都是治标不治本,效果不是很理想,还会对肾脏造成很大的伤害。

2. 手术治疗 ①宫腹腔内子宫肌瘤切除:适用于对中小型的肌瘤。②全子宫切除:效果好,可以从根本上解决问题,但会丧失生育能力,而且子宫切除后卵巢功能早衰、雌激素减少,可使心血管发病率上升,病人易出现肥胖、高血压、心脏病、骨质疏松症等不良反应。

3. 中医治疗方法　采用中医药治疗。

第三节　滋养层细胞疾病

滋养层细胞疾病(gestational trophoblastic diseases,GTD)是一组以滋养层细胞异常增生为特征的疾病,包括葡萄胎、侵蚀性葡萄胎、绒毛膜癌和胎盘部位滋养细胞肿瘤,其共同特点是病人血清和尿液中人类绒毛膜促性腺激素(human chorionic gonadotropin,HCG)含量明显高于正常妊娠,可作为临床辅助诊断及疗效的随访指标。

一、葡萄胎

葡萄胎(hydatidiform mole)又称水泡状胎块,是胎盘绒毛的一种良性病变,发生于育龄期的任何年龄,以 20 岁以下和 40 岁以上女性多见,可能与卵巢功能不足或衰退有关。本病的发生有明显地域性差异,欧美国家比较少见,东南亚地区的发病率比欧美国家高 10 倍左右。该病在我国亦比较常见。病因未明。

1. 病理变化　葡萄胎分为完全性和部分性。若所有绒毛均呈葡萄状,称为完全性葡萄胎;部分绒毛呈葡萄状,仍保留部分正常绒毛,伴有或不伴有胎儿或其附属器官者,称为不完全性或部分性葡萄胎。

肉眼观察:病变局限于子宫腔内,不侵入肌层。子宫腔内充满无数大小不等的透明或半透明的薄壁水泡,内含清亮液体,有蒂相连,状如葡萄(图 10-3-1)。

组织学观察:葡萄胎有以下三个特点。①绒毛间质高度水肿;②绒毛间质血管减少或消失;③滋养层细胞有不同程度的增生,增生的细胞包括合体滋养层细胞和细胞滋养层细胞,两者以不同比例混合存在,并有轻度异型性(图 10-3-2)。

2. 临床病理联系　由于胎盘绒毛高度水肿致子宫体积明显增大,超出相应月份正常妊娠子宫体积。因胚胎早期死亡,临床检查听不到胎心音,亦无胎动。由于滋养细胞增生,病人血和尿中绒毛膜促性腺激素(HCG)明显增高。由于滋养层细胞侵袭血管能力很强,所以子宫反复不规则出血。

葡萄胎经彻底清宫后,绝大多数能痊愈。约有 10% 病人可转变为侵蚀性葡萄胎, 2% 左右可恶变为绒毛膜上皮癌。

二、侵蚀性葡萄胎

侵蚀性葡萄胎(invasive mole)为介于葡萄胎和绒毛膜上皮癌之间的交界性肿瘤。侵蚀性葡萄胎和良性葡萄胎的主要区别是水泡状绒毛侵袭子宫肌层,引起子宫肌层出

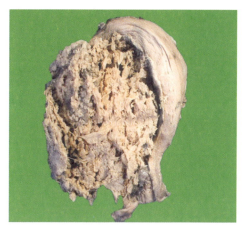

图 10-3-1 葡萄胎

注:子宫体积增大,子宫腔内充满大小不等的透明水泡。

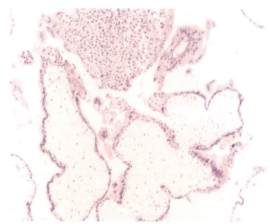

图 10-3-2 完全性葡萄胎

注:胎盘绒毛显著增大,血管消失,间质水肿,滋养层细胞明显增生。

血坏死,甚至侵袭宫外及远方器官。

1. 病理变化 肉眼观,子宫肌层有局限性水泡状绒毛浸润,侵袭破坏肌层静脉,形成暗红色结节,可侵袭宫旁周围组织(图 10-3-3)。

镜下观,子宫肌层常见出血坏死,可见水泡状绒毛。滋养层细胞增生程度和异型性比良性葡萄胎显著(图 10-3-4)。

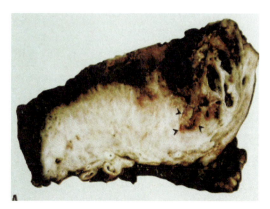

图 10-3-3 侵蚀性葡萄胎(肉眼观)

注:子宫肌层暗红色结节。

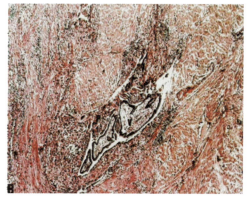

图 10-3-4 侵蚀性葡萄胎(镜下观)

注:子宫肌层出血、水泡状绒毛。

2. 临床病理联系 病人血、尿 HCG 持续阳性,阴道持续性或间断性不规则出血。经血道转移至肺和阴道壁。大多数侵蚀性葡萄胎对化疗敏感,预后良好。

三、绒毛膜癌

绒毛膜癌(choriocarcinoma)简称绒癌,是妊娠绒毛滋养层细胞的高度恶性肿瘤。

绝大多数与妊娠有关,约 50% 继发于葡萄胎,25% 继发于自然流产,20% 发生于正常妊娠,5% 发生于早产和异位妊娠等。20 岁以下和 40 岁以上女性为高危人群。

1. 病理变化　肉眼观:子宫不规则增大,癌组织位于子宫的不同部位,呈结节状,单个或多个,大小不一,质地较脆,紫红色或暗红色(图 10-3-5)。

镜下观:癌组织由异常增生的细胞滋养层和合体滋养层两种癌细胞组成,细胞异型性明显,两种细胞排列紊乱,呈巢状或条索状。无绒毛结构,无间质血管,依靠侵袭宿主血管获取营养,故癌组织和周围正常组织有明显出血坏死(图 10-3-6)。

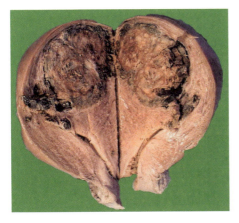

图 10-3-5　子宫绒毛膜癌

注:癌组织呈紫红色,结节状,有出血和坏死。

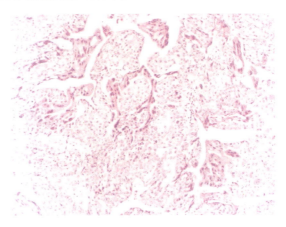

图 10-3-6　绒毛膜癌

注:癌组织由细胞滋养层细胞和合体滋养层细胞组成,细胞异型性明显,肿瘤内无间质和血管。

2. 扩散及转移　除在局部破坏、蔓延外,绒毛膜癌侵袭破坏血管能力很强,极易经血道发生远处转移,以肺最为常见,其次为脑、胃肠道、肝和阴道壁等。少数原发病灶切除后,转移灶可自行消退。

3. 临床与病理联系　临床主要表现为葡萄胎刮宫术后或足月产后数天至数月,阴道持续不规则出血,子宫增大,血或尿中 HCG 显著升高。血道转移是绒毛膜癌的显著特点,不同部位的转移灶可引起相应症状。如为肺转移,可出现咯血;如为脑转移可出现头痛、抽搐、瘫痪及昏迷等神经症状。

病　例

病人,女,24 岁,农民,孕 3 产 1^{+2}。主诉:流产 1 年余,阴道不规则流血、痰中带血 3 个月,头痛 1 个月,呕吐 3 天。现病史:1 年前,因停经 5 个月后自然流产,流出物似"烂肉一堆",未见胎儿成分,当时未清宫,以后月经正常。3 个月前开始阴道不规则流血,时多时少,1 个月前阴道掉出鹅蛋大的腥臭"肉块",同时有咳嗽,痰中带血,头昏头痛。近 3 日来,头昏头痛加重,并出现剧烈呕吐。去某院妇科门诊求治,在检查中病人突然头痛、呕吐、昏迷、四肢抽搐,急诊入院。

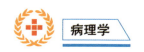

体格检查:神志不清,脉搏 90 次/分,呼吸 16 次/分,血压 129/90 mmHg,心肺(一),肝脾未扪清,子宫底在耻骨联合上四指,外阴水肿,阴道前后壁有四个紫红色结节,小者直径为 0.5 cm,最大者直径 5 cm,掉出阴道之外。子宫 2 个月孕大,前位,活动,双附件(一)。入院后 1 h,呼吸骤停,抢救无效死亡。

实验室检查:入院前 20 天,胸部 X 线片见双肺有结节状影。查血:血红蛋白 38 g/L,白细胞 15.3×10^9/L,中性粒细胞 0.86,淋巴细胞 0.13,大单核细胞 0.01,尿妊娠试验(+)。

尸检摘要:子宫长大如拳头,表面有黄豆大结节数个,子宫底右侧有 5 cm×5 cm×6 cm 大包块,表面有坏死、溃烂,切面呈紫红色,边界不清,已侵及肌层和浆膜,阴道前壁有 4 个大小不等的紫红色结节(同前),子宫旁有数个蚕豆大小的结节,双附件(一)。双肺内可扪及多个黄豆大小的硬结节,切面为深紫红色,中心有坏死;双侧胸膜脏壁层有局灶性纤维性粘连。脑重 1230 g,左顶颞部硬膜下有血块约 10 cm×6 cm×0.6 cm,左侧脑室后角有核桃大小紫红色结节,右额极也有 3 cm×2.5 cm 的紫红色结节。有明显小脑扁桃体疝形成。另外,胃、十二指肠及空肠内有多条蛔虫。

镜检:取子宫、阴道结节、肺及脑组织病灶做切片检查发现在明显出血或坏死的病灶中有明显异型性的两种肿瘤细胞:一种肿瘤细胞呈多角形,胞质丰富、淡染、细胞界限清楚,核圆形,核膜清楚,核染色质较深染,病理性核分裂易见;另一种肿瘤细胞体积较大,胞质红染,呈合体性,形状不规则,核深染,多核。此两种肿瘤细胞互相混合在一起,呈条索状或片块状排列,没有间质和血管,亦未见绒毛结构。

讨论:

(1) 死者主要患什么疾病?为什么?

(2) 死者死因是什么?

(3) 请用尸检所见解释临床症状和体征。

第四节 卵巢肿瘤

卵巢肿瘤种类繁多,结构复杂,依照其组织发生可分为三大类:上皮性肿瘤、生殖细胞肿瘤、性索间质肿瘤。卵巢上皮性肿瘤是最常见的卵巢肿瘤,占所有卵巢肿瘤的 90%,可分为良性、恶性和交界性,交界性卵巢上皮性肿瘤是指形态和生物学行为介于良性和恶性之间,具有低度恶性潜能的肿瘤。绝大多数上皮肿瘤来源于覆盖在卵巢表面的腹膜间皮细胞。

一、卵巢上皮性肿瘤

（一）浆液性肿瘤

1. 浆液性囊腺瘤（serious cystadenoma） 浆液性囊腺瘤是浆液性肿瘤中最常见的良性肿瘤，约占60%，单侧居多，双侧也可发生。

肉眼观：肿物呈圆形囊性，表面光滑，囊壁较薄，切面多为单房，囊内含有清亮液体，偶混有黏液。良性瘤囊内壁光滑，交界性囊腺瘤可见较多的乳头（图10-4-1）。

镜下观：囊内壁衬覆单层立方或矮柱状上皮，肿瘤细胞排列成腺样或乳头状，间质由纤维结缔组织构成。常可见砂粒体（图10-4-2）。

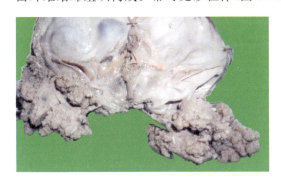 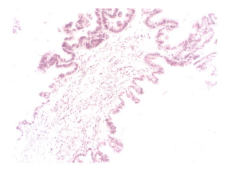

图10-4-1 卵巢浆液性乳头状囊腺瘤（肉眼观）
注：肿瘤囊壁部分区域增生，向囊内突起呈乳头状。

图10-4-2 卵巢浆液性乳头状囊腺瘤（镜下观）
注：肿瘤呈乳头状生长，被覆单层立方上皮，无异型性。

2. 交界性浆液性囊腺瘤 肉眼观：与浆液性乳头状囊腺瘤相似，但乳头突起丰富而广泛，布满整个囊壁。镜下观：乳头上皮2~3层，核分裂象易见，无间质浸润。

3. 浆液性囊腺癌 少见，占浆液性肿瘤的30%，约半数为双侧。

（1）病理变化 肉眼观：肿瘤大小不一，表面光滑或有乳头，多为囊性，多房，囊内含浑浊液体，大部分囊壁有乳头状突起。镜下观：依据乳头状结构的分化程度分为高分化、中分化和低分化三种类型。①高分化型：乳头多，纤细，癌细胞复层排列，癌细胞大小形态不一，核分裂象易见，间质少。②中分化型：乳头结构仍在，部分癌细胞呈实体状排列，细胞异型性明显，核分裂象增多（图10-4-3）。③低分化型：乳头结构很少见，癌细胞多呈实性巢状或条索状排列，显著异型性。

（2）转移 浆液性囊腺癌多为种植性转移，转移到腹腔、盆腔浆膜层，引起癌性腹水。一部分经淋巴道转移至腹股沟淋巴结、纵隔淋巴结及锁骨淋巴结。少数晚期病人转移到肺、肝、骨等处。

（3）临床病理联系 病人早期可无明显症状，由于肿瘤生长较快，短期内在下腹部可触及肿块，癌组织种植在腹膜，产生血性腹水。癌组织蔓延到子宫，与子宫粘连，可侵及直肠、膀胱。

（二）黏液性肿瘤

黏液性肿瘤（mucinous tumors）较浆液性肿瘤少见，占卵巢肿瘤的25%。其中80%是良性，10%是交界性，10%是恶性。发病年龄与浆液性肿瘤相同。

1. 黏液性囊腺瘤（mucinous cystadenoma） 黏液性囊腺瘤发病者多为30~50岁妇女，多见单侧，少见双侧。

（1）病理变化　肉眼观：肿瘤呈圆形囊性，表面光滑，由多个大小不一的囊腔组成，腔内充满灰白色透明黏液，较少形成乳头（图10-4-4）。双侧发生比较少见。如肿瘤查见较多乳头和实性区域，或有出血、坏死及包膜浸润，则可能为恶性。

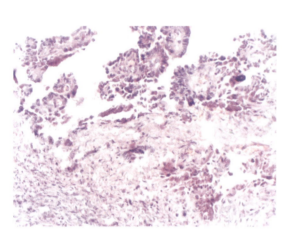

图10-4-3　卵巢浆液性囊腺癌

注：肿瘤细胞异型性明显，向卵巢间质内浸润。

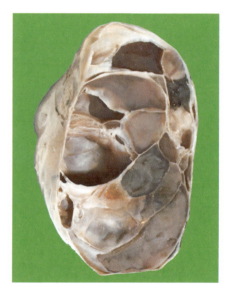

图10-4-4　卵巢黏液性囊腺瘤（肉眼观）

注：肿瘤呈囊性，由多个大小不一的囊腔组成，腔内充满黏液。

镜下观：腺瘤的囊腔被覆单层高柱状黏液上皮，胞质含清亮黏液，核在基底部，癌细胞呈腺样或乳头状排列。间质由纤维结缔组织构成（图10-4-5）。

（2）病理临床联系　肿瘤早期无明显症状，瘤体较大时，在下腹部可触及肿块，肿瘤常有蒂扭转而发生出血坏死；肿瘤破裂，内容物流出，肿瘤细胞种植在腹膜，形成继发性黏液瘤，手术不易切除，预后较差。多数黏液性囊腺瘤手术切除可治愈，极少数恶变为黏液性囊腺癌。

2. 交界性黏液性囊腺瘤　病理变化：肉眼观，与黏液性囊腺瘤无明显区别，约半数囊内壁可见乳头状突起。镜下观，囊壁或乳头被覆高柱状上皮细胞，细胞有一定的异型性，见核分裂象，排列成2~3层，间质无浸润，预后较好。

3. 黏液性囊腺癌（mucinous cystadenocarcinoma） 多见于40~60岁妇女，单侧多见，双侧少见。肉眼观：肿瘤体积较大，表面光滑，切面呈实性或囊性，实性区为乳头状物,常有出血、坏死,囊性部分呈蜂窝状,内含黏液。镜下观:上皮细胞明显异型性,形成复杂的乳头和腺样结构,有出芽、搭桥及实性巢状区,明显间质浸润(图10-4-6)。

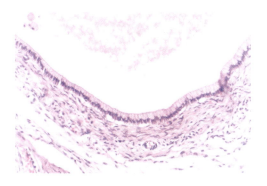

图 10-4-5　卵巢黏液性囊腺瘤(镜下观)

注:肿瘤囊腔被覆单层高柱状黏液上皮,核位于基底部,核的上部充满黏液。

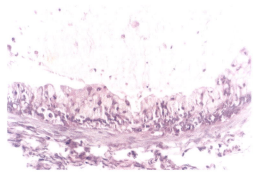

图 10-4-6　卵巢黏液性囊腺癌

注:癌细胞呈高柱状,异型性明显,富含黏液。

二、卵巢性索间质肿瘤

卵巢性索间质肿瘤(sex cord-stromal tumors)起源于原始性腺中的性索和间质组织,女性的性索间质细胞称为颗粒细胞和卵泡膜细胞,各自形成女性的颗粒细胞瘤和卵泡膜细胞瘤,亦可混合构成颗粒-卵泡膜细胞瘤。

(一) 颗粒细胞瘤

颗粒细胞瘤(granulosa cell tumor)是伴有雌激素分泌的功能性肿瘤。它可发生局部扩散,极少发生转移,肿瘤在切除多年后才复发,属于低度恶性肿瘤。好发年龄为45~55岁。

(1) 肉眼观　肿瘤体积较大,呈实性,偶见囊性。部分区域呈黄色,为含脂质的黄素化的颗粒细胞,间质呈白色,常伴发出血、坏死。

(2) 镜下观　肿瘤细胞大小较一致,体积较小,圆形或多角形,胞质少,核膜清楚,细胞核内通常可见核沟,呈咖啡豆样外观。肿瘤细胞排列成弥漫型、岛屿型、梁索型,分化好的肿瘤细胞常排列成卵泡样结构,中央为粉染的蛋白液体或退化的细胞核,称为卡尔-艾斯纳(Call-Exner)小体(图10-4-7)。

(二) 卵泡膜细胞瘤

卵泡膜细胞瘤(thecoma)为良性功能性肿瘤,多发生于绝经后的妇女。肿瘤细胞可产生雌激素,绝大多数病人的雌激素增多,常表现为月经不调和乳腺增大。

(1) 肉眼观　肿瘤常为单侧,呈实体性,有明显的包膜,质硬。由于细胞含有脂质,切面色黄(图10-4-8)。

(2) 镜下观　肿瘤细胞为短梭形细胞,核卵圆形,胞质由于含脂质而呈空泡状。肿瘤细胞排列成束状、漩涡状(图10-4-9)。

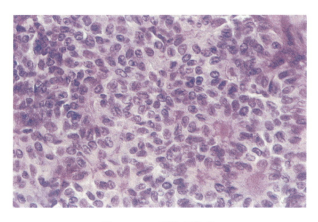

图 10-4-7 颗粒细胞瘤

注:咖啡豆样核,Call-Exner 小体。

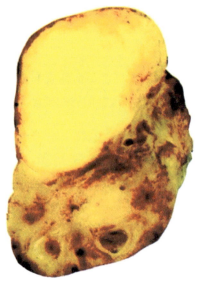

图 10-4-8 卵泡膜细胞瘤(肉眼观)

注:肿瘤呈实体性,切面色黄。

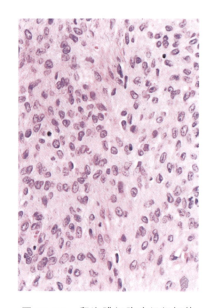

图 10-4-9 卵泡膜细胞瘤组织切片

注:肿瘤细胞呈短梭形,核卵圆形,排列成束状、漩涡状。

(三) 支持-间质细胞瘤

支持-间质细胞瘤(Sertoli-Leydig cell tumors)可分泌少量雄激素,若大量分泌则病人表现为男性化。

(1) 肉眼观 肿瘤单侧发生,实体结节分叶状,色黄或棕黄。

(2) 镜下观 肿瘤由支持细胞和间质细胞按不同比例混合而成。高分化的支持-间质细胞瘤由腺管构成,细胞为柱状。腺管之间为数量不等的间质细胞。中分化的支持-间质细胞瘤,分化不成熟的支持细胞,呈条索状或小巢状排列。低分化的支持-间质细胞瘤,细胞呈梭形,肉瘤样弥漫分布。

三、卵巢生殖细胞肿瘤

卵巢生殖细胞的肿瘤约占所有卵巢肿瘤的1/4。由原始性生殖细胞分化而成的肿瘤称为无性细胞瘤;由原始生殖细胞向胚胎的体壁细胞分化的肿瘤称为畸胎瘤;向胚外组织分化,肿瘤细胞和胎盘的间充质细胞或它的前身相似,称为卵黄囊瘤;向覆盖在胎盘绒毛表面的细胞分化,则称为绒毛膜癌。

(一)畸胎瘤

畸胎瘤是来源于生殖细胞的肿瘤,占所有卵巢肿瘤的15%~20%,好发于20~30岁女性。肿瘤含有两个或三个胚层组织成分。

1. 成熟畸胎瘤(mature teratoma) 又称成熟囊性畸胎瘤,是最常见的生殖细胞肿瘤。

(1)肉眼观 肿瘤呈囊性或囊实性,表面光滑,囊内充满皮脂样物、囊壁厚薄不均,壁上可见头节,表面附有毛发,可见牙齿。

(2)镜下观 肿瘤由三个胚层的各种成熟组织构成。常见皮肤、毛囊、汗腺、脂肪、肌肉、骨、软骨、呼吸道上皮、消化道上皮、甲状腺和脑组织等。这些成分与人体正常组织类似,但排列紊乱,缺乏正常人体器官的构造。成熟性畸胎瘤中最多见的是以表皮和附件组成的单胚层畸胎瘤,称为皮样囊肿(dermoid cysts)。

2. 未成熟畸胎瘤(immature teratoma) 与成熟畸胎瘤相比,卵巢未成熟畸胎瘤的主要不同之点在于,肿瘤组织中可检查出未成熟组织。此肿瘤相对少见,随年龄的增大,发病率逐渐减小。

(1)肉眼观 未成熟畸胎瘤多为单侧,体积较大,呈实体分叶状,可含有小的囊腔。

(2)镜下观 未成熟畸胎瘤由2~3个胚层分化而来的未成熟和成熟组织混合构成。可见未成熟神经组织构成的原始神经管和菊形团,常见未成熟的骨或软骨组织。

(二)无性细胞瘤

卵巢无性细胞瘤(dysgeminoma)是由未分化的原始生殖细胞组成的恶性肿瘤,大多数病人为10~30岁的年轻女性。

(1)肉眼观 肿瘤一般体积较大,质实,呈结节状,切面质软呈鱼肉样。

(2)镜下观 肿瘤细胞体积大而一致,排列成巢状或条索状。肿瘤细胞巢周围的纤维间隔中常见淋巴细胞浸润(图10-4-10)。

无性细胞瘤对放疗和化疗敏感,尤其对放疗敏感。五年生存率可达80%以上。晚期主要经淋巴道转移至髂部和主动脉旁淋巴结。

(三)胚胎性癌

胚胎性癌(embryonal carcinoma)好发于20~30岁的青年人,是高度恶性的生殖细胞肿瘤,比无性细胞瘤更具有浸润性。

(1) 肉眼观　肿瘤体积小于无性细胞瘤,肿瘤边界不清,切面可见出血和坏死。

(2) 镜下观　肿瘤细胞排列成腺样、乳头状、巢状等结构。分化差的细胞则排列成片状。肿瘤细胞形态呈上皮样,细胞大,显著异型,细胞之间界限不清,常见核分裂象和瘤巨细胞(图 10-4-11)。

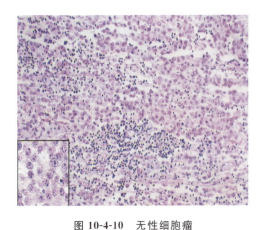

图 10-4-10　无性细胞瘤

注:肿瘤细胞大小较一致,胞质丰富,核居中,淋巴细胞浸润。

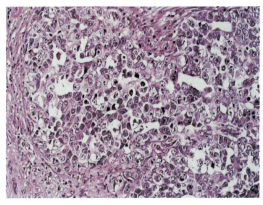

图 10-4-11　胚胎性癌

注:癌细胞排列成实性片状或腺样,细胞异型性显著。

(四) 卵黄囊瘤

卵黄囊瘤(yolk sac tumor)又称内胚窦瘤,好发于 30 岁以下妇女,是高度恶性的生殖细胞肿瘤。

(1) 肉眼观　体积较大,呈结节分叶状,边界不清。切面灰黄实性,局部有囊腔形成,可见出血坏死。

(2) 镜下观　见多种组织形态:①疏网状结构,是最常见的形态,相互交通的间隙形成微囊和乳头,内衬立方或扁平上皮,背景呈黏液状;②S-D(Schiller-Duval)小体,由含有肾小球样结构的微囊构成,中央有一纤维血管轴心,周围围绕着原始性立方或柱状肿瘤细胞。③多泡性卵黄囊结构,形成与胚胎时期卵黄囊相似、大小不等的囊腔,内衬扁平、立方上柱状上皮,囊之间为致密的结缔组织;④细胞外嗜酸性小体也是常见的特征性结构。

知识链接

病人,女,26 岁。发现下腹部肿块 1 个月入院。手术中见肿块位于左侧卵巢,临床诊断为卵巢肿瘤,切除后送病理检查。肉眼观:肿瘤为灰白色和灰红色碎片组织,体积为 4 cm×4 cm×2 cm,中间掺杂骨样物质,有大小不等的囊腔,可见毛发、油脂、骨及软骨。镜下观:肿瘤由 3 个胚层的组织构成,有分化不成熟组织及恶变上皮成分。分化成熟,表现为良性的组织有鳞状上皮、各种腺上皮、骨及软骨等,分化不成熟的组织为幼稚间叶组织,软骨及大量原始神经上皮。部分鳞状上皮恶变成鳞癌。

讨论:

(1) 为该病人做出病理诊断。

(2) 组织中含有几个胚层成分?分别进行说明。

(3) 根据病理所见,指出肿瘤的良性和恶性成分。

第五节　乳腺疾病

一、乳腺增生症

乳腺增生症(mazoplasia)又称乳腺腺病或乳腺结构不良,是女性乳腺疾病中最常见的疾病,可发生于青春期后任何年龄,以 30～40 岁为发病高峰。其发病与卵巢内分泌功能失调有关,可能是雌激素分泌过多而黄体酮减少,刺激乳腺组织不同程度增生所致。本病分三种类型。

(一) 乳腺组织增生

乳腺组织增生为乳腺增生症的早期病变,主要表现为乳腺肿胀、乳腺周期性疼痛。乳腺可触及弥漫的颗粒状肿块。

(1) 肉眼观　增生区呈弥漫性,边界不清,质硬。

(2) 镜下观　乳腺小叶大小不等,形状不规则,小导管轻度扩张或形成小囊腔,上皮细胞正常或增生成复层,小叶间质纤维组织增生。

(二) 乳腺腺病

本病以小叶腺泡、末梢导管、结缔组织增生为特征,小叶结构基本保存。依组织学改变分三种类型。

(1) 小叶增生型　主要为小叶数目及小叶内腺泡数目增多,小叶增大,上皮细胞双层或多层。

(2) 纤维腺病型　也称硬化性腺病,小叶继续增生,间质结缔组织增生明显。

(3) 纤维化型　主要为小叶内间质纤维化和腺泡萎缩,可见残留部分萎缩的小导管。

(三) 乳腺纤维囊性变

乳腺纤维囊性变是非肿瘤性病变,以小叶末梢导管和腺泡高度扩张成囊状,间质纤维组织和上皮不同程度的增生为特点,是最常见的乳腺疾病,多发于 25～45 岁之间的女性。

(1) 肉眼观 散在分布的多个小囊肿,囊腔大小不一,多少不等。分为非增生型和增生型两种。

(2) 镜下观 中小导管或腺泡扩张成囊状,囊壁上皮萎缩或增生,有的上皮乳头状增生突入囊内。囊肿伴有上皮增生,尤其是有上皮异型增生时,有演化为乳腺癌的可能,应视为癌前病变。

二、乳腺肿瘤

(一) 乳腺纤维腺瘤

乳腺纤维腺瘤(fibroadenoma)是乳腺最常见的良性肿瘤,发生于青春期后的任何年龄,多在20～35岁之间。通常单个发生,偶为多发。

(1) 肉眼观 肿瘤呈圆形或卵圆形结节,包膜完整,边界清楚,质硬韧,切面灰白色,可见散在细小裂隙(图10-5-1)。

(2) 镜下观 肿瘤主要由增生的纤维组织和腺体组成,腺体呈圆形或卵圆形,或被周围的纤维结缔组织挤压呈裂隙状;间质通常较疏松,也可较致密,发生玻璃样变性或钙化(图10-5-2)。

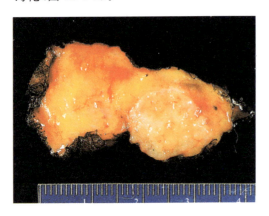

图 10-5-1 乳腺纤维腺瘤(肉眼观)
注:肿瘤呈卵圆形结节,边界清楚。

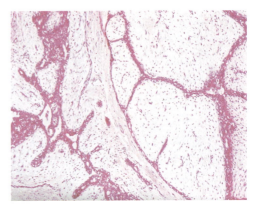

图 10-5-2 乳腺纤维腺瘤(镜下观)
注:腺体被挤压成裂隙状。

(二) 乳腺癌

乳腺癌(breast carcinoma)是来自于乳腺导管上皮和腺泡上皮的恶性肿瘤。乳腺癌常发生于40～60岁的妇女,男性乳腺癌罕见。肿瘤半数以上发生于乳腺外上象限,其次为乳腺中央区和其他象限。

1. 病因和发病机制 乳腺癌的病因和发病机制尚未完全阐明。雌激素长期作用、家族遗传倾向、长时间大剂量接触放射线与乳腺癌的发病有关。

2. 病理变化及分类 乳腺癌大致上分为非浸润性癌和浸润性癌两大类。

1) 非浸润性癌 分为导管内原位癌和小叶原位癌,两者均来自于乳腺小叶终末导管和腺泡上皮细胞。

(1) 导管内原位癌　导管明显扩张,癌细胞局限于扩张的导管内,导管基膜完整。根据组织学改变分为粉刺癌和非粉刺导管内癌。

①粉刺癌　一半以上位于乳腺中央,切面见扩张的导管内含灰黄色软膏样坏死物质,挤压时可由导管内溢出,状如皮肤粉刺,故称粉刺癌。镜下,癌细胞体积较大,分化不等,大小不一,胞质嗜酸性,核仁明显,核分裂象丰富。癌细胞呈实性排列,中央有坏死。坏死区常可见钙化。导管周围见间质纤维组织增生和慢性炎细胞浸润(图10-5-3)。

②非粉刺导管内癌　癌细胞不同程度异型性,不如粉刺癌明显,癌细胞体积较小,形态比较规则,一般无坏死或仅有轻微坏死。癌细胞在导管内排列成实性、乳头状或筛状等多种形式。导管周围间质纤维组织增生亦不如粉刺癌明显(图10-5-4)。

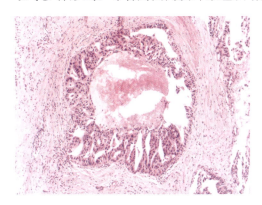

图 10-5-3　乳腺粉刺癌

注:导管内癌细胞排列紧密,大小不一,胞质丰富,嗜酸性,中央有大片坏死灶。

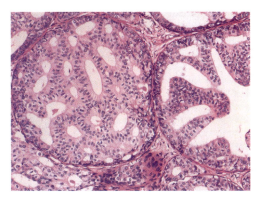

图 10-5-4　非粉刺型导管内癌

注:癌细胞小,较一致排列成筛状。

(2) 小叶原位癌　在扩张的乳腺小叶末梢导管和腺泡内充满呈实体状排列的癌细胞,癌细胞体积较导管内癌的癌细胞小,大小形态较为一致,核分裂象罕见。癌细胞未突破基底膜。一般无癌细胞坏死,无间质的炎症反应和纤维组织增生(图10-5-5)。

2)浸润性癌　分浸润性导管癌、浸润性小叶癌、特殊类型的浸润性癌。

(1) 浸润性导管癌　由导管内癌发展而来,癌细胞突破导管基底膜间间质浸润,是最常见的乳腺癌类型,约占乳腺癌70%。

肉眼观　肿瘤灰白色,无包膜,边界不清,质硬。癌组织呈树根样向邻近组织浸润,可深达筋膜,如肿瘤侵及乳头并伴有大量纤维组织增生时,由于纤维组织收缩,可导致乳头下陷。如癌组织阻塞真皮内淋巴管,可导致皮肤水肿,毛囊汗腺处皮肤相对下陷,呈橘皮样外观(图10-5-6)。

镜下观　癌细胞排列成巢状、条索状、岛屿状,或伴有少量腺样结构。癌细胞大小形态各异,多形性较明显,核分裂象多见。肿瘤间质有致密的纤维组织增生,癌细胞在纤维间质内浸润生长。依据实质与间质比例不同,可分为三种类型。①硬癌:癌实质少,间质多(图10-5-7)。②单纯癌:癌实质与间质比例大致相等(图10-5-8)。③软癌:

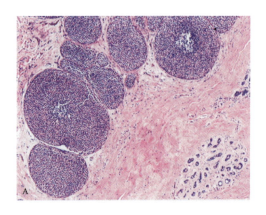

图 10-5-5　乳腺小叶原位癌

注：腺泡内癌细胞呈实体状排列，癌细胞小，大小形态较一致。

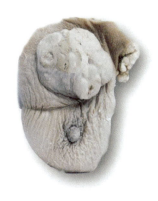

图 10-5-6　乳腺癌

注：乳腺上方可见肿块，乳头凹陷，皮肤呈橘皮样外观。

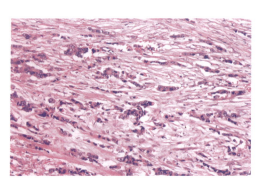

图 10-5-7　硬癌

注：癌实质少，间质多。

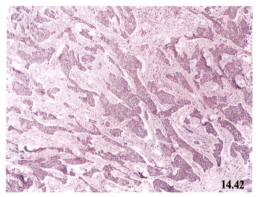

图 10-5-8　单纯癌

注：癌实质与间质大致相等。

癌实质多，间质少，癌细胞较大，异型性明显，核分裂象常见（图 10-5-9）。

（2）浸润性小叶癌　由小叶原位癌穿透基膜向间质浸润所致，占乳腺癌的 5%~10%。

肉眼观　癌组织色灰白柔韧，与周围组织无明确界限，切面呈橡皮样。

镜下观　癌细胞呈单行串珠状或细条索状浸润于间质之间，或环形排列在正常导管周围。癌细胞小，大小一致，核分裂象少见，细胞形态与小叶原位癌的癌细胞相似（图 10-5-10）。

（3）特殊类型的浸润性癌　主要有髓样癌、小管癌、黏液癌及伴佩吉特病的浸润癌。

3. 扩散与转移

（1）直接蔓延　癌细胞沿乳腺导管直接蔓延，可累及乳腺小叶腺泡，或沿导管周围

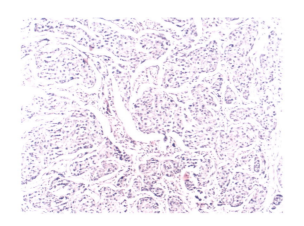

图 10-5-9　软癌

注:癌细胞排列呈巢状,异型性明显,核大而深染,癌实质多,间质少。

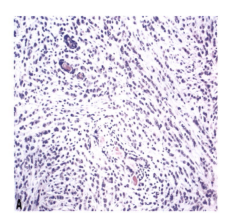

图 10-5-10　浸润性小叶癌

注:癌细胞小,大小较一致,单行浸润于纤维间质中。

组织间隙扩散到脂肪组织,甚至可侵及胸大肌和胸壁。

(2) 淋巴道转移　淋巴道转移是乳腺癌最常见的转移途径。首先转移到同侧腋窝淋巴结,晚期转移到锁骨下淋巴结、逆行转移至锁骨上淋巴结。

(3) 血道转移　乳腺癌晚期可经血道转移至肺、骨、肝、肾上腺和脑等组织或器官。

知识链接

病例摘要:病人,女,48 岁。乳房包块 1 年,生长速度加快月余。1 年前无意中发现左乳腺外上方有一黄豆大小的肿块,无疼痛,局部不红不热,未引起重视。近 1 个月来生长速度较快,现已长大至拇指大,乃就诊入院。

体格检查:双乳不对称,左侧外上象限明显隆起。皮肤表面呈橘皮样改变,乳头略向下凹陷。扪之发现一个 2.5 cm 直径的包块,质地较硬,边界欠清楚,较固定。左侧腋窝可触及两个黄豆大淋巴结。临床诊断:乳腺癌伴左腋下淋巴结转移。

手术中病理发现:肿瘤直径约 2 cm,呈浸润性生长,状如蟹足,质灰白,有浅黄色小点。镜下观,见肿瘤细胞呈巢状排列,与间质分界清楚。肿瘤细胞呈条索状,无腺腔形成。肿瘤细胞大小、形态不一,核深染可见病理性核分裂象。巢状瘤细胞之间有大量的纤维组织增生,其中见到新生的小血管。

讨论:

(1) 本病的病理学诊断是什么?

(2) 乳房皮肤的局部表现是怎样形成的?

(3) 腋下淋巴结可能有哪些病变?

(4) 肿瘤手术切除的范围与肿瘤的生物学行为有何关系?

第六节 前列腺疾病

一、前列腺增生

前列腺增生（benign prostatic hyperplasia）又称结节状前列腺增生（nodular prostatic hyperplasia）或前列腺肥大，以前列腺上皮和间质增生为特征，前列腺增生常见于50岁以上男性，发病率随年龄的增加而递增。前列腺增生的发生和雄激素有关。

（一）病理变化

（1）肉眼观　前列腺呈结节状增大，颜色和质地与增生的成分有关，以腺体增生为主的呈淡黄色，质地较软，切面见大小不一的蜂窝状腔隙，挤压见奶白色前列腺液体流出，而以纤维平滑肌增生为主的则呈灰白色，质地较韧，界限不清（图10-6-1）。

（1）镜下观　见前列腺的纤维结缔组织、平滑肌和腺体不同程度增生，增生的腺体大小不一，基本保持原有的轮廓。腺体和间质的比例有所不同，以腺体增生为主的呈腺瘤样结构，以纤维结缔组织和平滑肌增生为主的呈肌纤维瘤样结构（图10-6-2）。

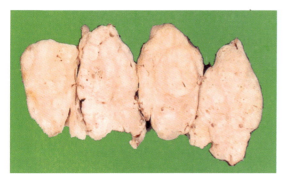

图10-6-1　前列腺增生（肉眼观）

注：前列腺明显增大，切面呈结节状，部分区域可见扩张成小囊的腺腔。

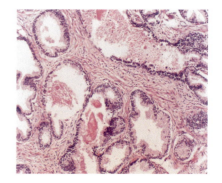

图10-6-2　前列腺增生（镜下观）

注：腺体扩张，数目增加，上皮细胞双层，腔内见淀粉小体。

（二）临床病理联系

前列腺增生多发生在前列腺的中央区和移行区，尿道前列腺部受压而产生尿道梗阻的症状和体征，病人有排尿困难，尿流变细，滴尿、尿频和夜尿增多。时间长者，产生尿潴留和膀胱扩张。进一步诱发尿路感染或肾盂积水，严重者导致肾衰竭。前列腺增生极少发生恶变。

二、前列腺癌

前列腺癌(prostatic cancer)是源自前列腺上皮的恶性肿瘤,多发生于50岁后,发病率随年龄增加而递增。其发病率和死亡率在欧美国家仅次于肺癌,居所有恶性肿瘤的第二位。亚洲地区的发病率则较低,但近年来呈逐渐上升趋势。雄激素与前列腺癌的发生相关。

(一)病理变化

(1) 肉眼观 大多发生在前列腺的周围,呈灰白结节状,质韧硬,界限不清。

(2) 镜下观 多数为分化较好的腺癌,肿瘤腺泡较规则,排列拥挤,可见背靠背现象。腺体由单层细胞构成,外层的基底细胞缺如。细胞核体积增大,呈空泡状,核仁增大是高分化腺癌的主要诊断依据,多形性不很明显,核分裂象很少见(图10-6-3)。低分化癌,腺腔不明显,呈筛状结构,甚至癌细胞排列成条索状、巢状或片状。

(二)扩散与转移

1. 直接蔓延 向上侵犯精囊和膀胱,向后累及直肠壁。

2. 淋巴道转移 经淋巴道首先转移至闭孔淋巴结,然后到内脏淋巴结、胃底淋巴结、髂骨淋巴结等。

3. 血道转移 经血道转移到骨,尤以脊椎骨最常见,其次为股骨近端、盆骨和肋骨。

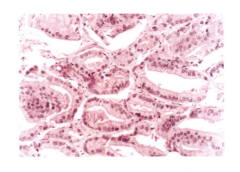

图10-6-3 前列腺癌(高分化)

注:腺泡较规则,排列拥挤,腺泡由单层上皮细胞构成,外层基底细胞缺如,核仁较明显。

(三)临床病理联系

早期前列腺癌一般无症状,常在前列腺增生的切除标本中,或在死后解剖中偶然发现。肛门指诊可直接扪及。肛门指诊是临床上诊断前列腺癌最简便的方法。

第七节　睾丸和阴茎癌

一、睾丸肿瘤

除与卵巢囊腺瘤相同类型的肿瘤极少发生在睾丸以外,和卵巢性索间质肿瘤及生殖细胞肿瘤相同类型的肿瘤均可发生在睾丸,发生在睾丸或卵巢的同一类型的肿瘤的肉眼观、组织学改变和生物学行为无明显区别,本节不再赘述。

二、阴茎癌

阴茎癌是男性生殖系统常见的恶性肿瘤,起源于阴茎鳞状上皮,多发生于40～70岁的男性。发病与HPV有一定关系。

(一) 病理变化

(1) 肉眼观　阴茎鳞状细胞癌通常发生在阴茎龟头或包皮内接近冠状沟的区域。最初表皮增厚、乳头状;随着肿瘤不断长大,呈菜花状、溃疡状。肿瘤灰白色,质硬,呈浸润性生长。

(2) 镜下观　癌组织为分化程度不一的鳞癌,一般分化较好,有明显的角化。

(二) 临床病理联系

阴茎癌进展缓慢,一般无痛感,常可伴有出血。肿瘤早期经淋巴道转移至腹股沟和骨髂淋巴结,广泛播散极其少见。五年生存率可达70%。

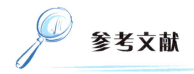

参考文献

[1] 李甘地.病理学[M].北京:人民卫生出版社,2001.

[2] 唐建武.病理学[M].北京:人民卫生出版社,2008.

[3] 陈杰,李甘地.病理学[M].北京:人民卫生出版社,2005.

(董淑芬)

第十一章 传染病

学习目标

掌握
1. 结核病的基本病理变化。
2. 结核结节、原发综合征、结核球的概念。
3. 继发性肺结核的类型。

熟悉
1. 流行性乙型脑炎的病变特点。
2. 艾滋病、细菌性痢疾的假膜性炎概念。

了解
1. 艾滋病的病理变化。
2. 各种传染病的病因、发病机制、临床病理联系及转归。

传染病和寄生虫病是由病原微生物（包括细菌、病毒、立克次体、支原体、螺旋体、真菌等）和寄生虫（包括原虫、蠕虫等）侵入机体后导致的具有传染性和流行性的一类疾病。传染病能够在人群中引起局部或广泛的流行传播必须同时具备三个基本环节，即传染源、传播途径和易感人群。而控制传染病传播流行只要控制或切断其中一个环节即可。

所有传染病的共同规律都是由病原微生物引起，基本病理变化为炎症，其局部和全身反应的变化规律和炎症的规律基本相同。传染病的病理过程取决于病原微生物数量的多少、毒力的强弱以及机体免疫状态。

传染病的发生有一定的时代性。诸如伤寒、麻风等的发病率和死亡率到目前都已明显下降，但随着人们生活方式、生活习惯的改变，又出现了一些新的传染病，诸如非典型肺炎、禽流感、艾滋病等；结核病曾被很好地控制住，但近年来其发病率和死亡率有所提高，还有一些已被消灭的传染病仍有死灰复燃的可能，这给人类健康造成新的危害，也使得医学工作者时刻都不能放松对传染病的监控和研究。

第一节 结 核 病

结核病（tuberculosis）是由结核杆菌引起的一种常见慢性传染病。它在全身各器官和组织均可发生,但以肺结核最为常见。其病变特征主要为结核结节形成并伴有不同程度的干酪样坏死。临床上病人可出现低热、盗汗、食欲不振、消瘦等结核中毒症状。

据世界卫生组织报道,全球每年约有800万新结核病病例发生,至少有300万人死于该病。我国1949年以前结核病死亡率达200~300/(10万),居各种疾病死亡原因之首,1949年以后人民生活水平提高、卫生状况改善,特别是开展了群防群治、儿童普遍接种卡介苗等方法,结核病的发病率和死亡率大大降低。但应注意,世界上有些地区因艾滋病、吸毒、免疫抑制剂的应用、酗酒及贫困等原因,使得结核病的发病率又有上升趋势。

一、病因及发病机制

结核病的病原菌是结核杆菌,对人致病的主要类型为人型和牛型结核杆菌。结核杆菌的致病力与其菌体所含的成分相关。结核杆菌含有脂质、蛋白质和多糖类三种主要成分。①脂质:特别是脂质中的糖脂更为重要。a.索状因子是糖脂的衍生物之一,因其能使细菌在液体培养基中呈蜿蜒索状排列,故得名。它能破坏细胞线粒体膜,影响细胞呼吸,抑制白细胞游走和引起慢性肉芽肿。这种形式生长的结核杆菌在动物体内具有毒力,若将索状因子从细菌中提出,则细菌丧失毒力。b.蜡质D:它是另一种糖脂,将其与结核菌体蛋白一起注入动物体内,可激发机体产生强烈的变态反应,造成机体的损伤。c.磷脂:脂质中的磷脂能促使单核细胞增生,并使炎症灶中的巨噬细胞转变为类上皮细胞,从而形成结核结节。②蛋白质:具有抗原性,它和蜡质D结合后能使机体发生变态反应,引起组织坏死和全身中毒症状,并在形成结核结节中发挥一定作用。③多糖类:可以引起局部中性粒细胞浸润,并可作为半抗原参与免疫反应。

结核病的主要传播途径有呼吸道传播、消化道传播、皮肤传播、子宫传播,但呼吸道是主要的传播方式。肺结核(尤其是空洞型肺结核)病人在讲话、咳嗽、打喷嚏时会释放出很多带结核杆菌的飞沫,健康人群一旦吸入这些带菌飞沫,就有被感染的可能;此外,结核病病人如果把痰吐在地上,痰液干燥后,结核杆菌与空气中的尘埃混合在一起飞扬于空气中,被健康人吸入肺内,也可以引起传染。消化道对结核杆菌有较强大的抵抗力,结核杆菌进入胃内,可被胃酸杀死,所以本病不易经消化道传播。除非吃了大量结核杆菌,如饮用未煮沸的牛奶(一项调查显示,我国内蒙古农牧民肺结核病人中10.6%为牛型结核,因为他们有喝生牛奶的习惯)、肺结核病人咽下含有结核杆菌的痰液等。结核杆菌也可以由皮肤或黏膜的伤口直接感染,但这种传染方式比较少见。患有结核病的母亲在怀孕期间,其体内的结核杆菌可以通过脐带血液进入胎儿体内,胎儿也可以因为咽下或吸入含有结核杆菌的羊水而感染,从而患上先天性结核病。

结核病的发生和发展取决于很多因素,其中最主要的是感染病菌数量的多少及其毒力的大小和机体反应性(免疫反应或变态反应),后者在结核病的发病学上起着重要的作用。

目前认为结核病的免疫反应以细胞免疫为主,即 T 细胞起主要作用。T 细胞在受到结核杆菌的抗原刺激后可以转化为致敏的淋巴细胞。当机体再次遇见结核杆菌时,致敏的淋巴细胞可很快分裂、增殖,并释放出各种淋巴因子(如集聚因子、巨噬细胞趋化因子、移动抑制因子等)。这些因子可以使巨噬细胞移向结核杆菌,并聚集于该处不再移动,这样就能够把结核杆菌限制在局部不扩散。同时还激活了巨噬细胞,使巨噬细胞体积增大、溶菌酶含量增加、伪足形成活跃、胞体内 pH 值下降等,这些改变有助于使巨噬细胞吞入的细菌更易被水解杀灭。此外,激活后的 T 细胞还可释放其他淋巴因子,加强这一免疫反应。如结核杆菌的生长抑制因子能通过巨噬细胞特异性地抑制细胞内结核杆菌的繁殖而获得免疫。在感染局部由巨噬细胞聚集而形成的结核结节就是上述各种反应的具体形态学表现。

结核病时发生的变态反应属于迟发性(Ⅳ型)变态反应,它在本质上为细胞免疫反应。

卡介苗是一种经过处理后无毒力的牛型结核杆菌,用它接种新生儿(或从未感染结核杆菌的人)的皮内,以代替初次感染结核杆菌,使机体获得免疫力,这是目前预防结核病的有效办法。

二、结核病的基本病变

结核病的基本病变属于炎症,其病变除具有一般炎症的变质、渗出和增生三种基本变化外,还有其特异性。由于机体的反应性(包括免疫反应和变态反应)、结核杆菌量及毒力、组织特性的不同,可有以下不同的病变类型。

1. 以渗出为主的病变 见于病变的早期或机体免疫力低下,细菌量多、毒力强或变态反应较强时。病变表现为浆液性或浆液纤维素性炎。早期病灶内有中性粒细胞浸润,但很快被巨噬细胞取代。此时在渗出液和巨噬细胞内易查到结核杆菌。本类病变好发于肺、浆膜、滑膜和脑膜等处,说明它与组织结构特性有一定的关系。当机体抵抗力增强时,渗出性变化可完全吸收不留痕迹,或转变为以增生为主的病变;反之,机体抵抗力低下时,渗出性病变可转变为以坏死为主的病变。

2. 以增生为主的变化 见于细菌数量较少、毒力较低或机体抵抗力较强时,由于机体对结核杆菌已有一定的免疫力,常发生以增生为主的病变,形成具有一定诊断特征的结核结节(结核性肉芽肿)。结核结节(tubercle)是在细胞免疫基础上形成的,由类上皮细胞(epithelioid cell)、郎罕斯巨细胞(Langhans giant cell)及外围局部聚集的淋巴细胞和少量反应性增生的成纤维细胞构成。当变态反应较强时,结节中央常出现干酪样坏死。

吞噬了结核杆菌的巨噬细胞体积增大逐渐转变为类上皮细胞时,呈梭形或多角形,胞质丰富,边界不清。核呈圆形或卵圆形,染色质甚少,甚至可呈空泡状,核内可有 1~2 个核仁。多数类上皮细胞互相融合形成郎罕斯巨细胞,它是一种多核巨细胞,体积很大,直径可达 300 μm,胞质丰富。核与类上皮细胞核的形态大致相同,核数由十几个到几十个不等,甚至有超过上百个者。核排列在胞质的周围呈花环状、马蹄形或集中在胞体的一端。

单个结核结节肉眼不易看见,三四个结节融合成较大结节时才能见到。其边界分明,约粟粒大小,呈灰白色半透明状,有干酪样坏死时则略呈黄色,可微隆起于器官表面(图 11-1-1)。

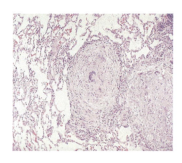 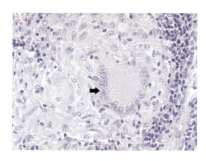

图 11-1-1 结核结节

注:左图可见肺内形成边界清楚的结核结节;右图显示高倍镜下结核结节内主要为类上皮细胞和郎罕斯巨细胞,此细胞体积大、核多、呈花环状、马蹄状(箭头处),结节周围有淋巴细胞和纤维细胞。

3. 以坏死为主的变化 见于结核杆菌数量多、毒力强,机体抵抗力低或变态反应强烈时,上述渗出性病变和增生性病变都可以发生干酪样坏死(caseous necrosis)(图 11-1-2)。病变一开始便呈现干酪样坏死的十分少见。坏死组织含脂质较多(脂质来自被破坏的结核杆菌和脂肪变性的单核细胞)而呈淡黄色,均匀细腻,质地较实,状似奶酪,故称干酪样坏死。镜下为红染无结构的颗粒状物。干酪样坏死的形态特征,尤其是肉眼改变对结核病的病理诊断具有一定的意义。干酪样坏死物中大都含有一定量的结核杆菌。干酪样坏死有时可形成半流体状物质,称为液化。液化时结核杆菌可大量繁殖,液化物可造成结核病在体内蔓延播散,故液化是结核病恶化进展的表现。

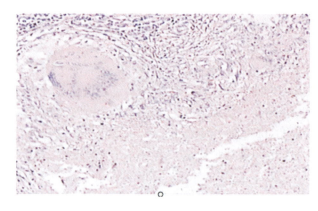

图 11-1-2 结核性干酪样坏死

注:左上方是增生的类上皮细胞和郎罕斯巨细胞,右下方是大片红染无结构的干酪样坏死。

以上渗出、增生和坏死三种病变往往同时存在,大多数情况下以某一种病变为主,但是,它们之间可以互相转化。例如:渗出性病变可因适当治疗或机体免疫力增强而转化为增生性病变;反之,在机体免疫力下降或处于较强的变态反应状态时,原来的增生性病变则可转变为渗出性、坏死性病变,或原来的渗出性病变转化为坏死性病变。因此,在同一器官或不同器官中的结核病变是复杂多变的。

三、结核病基本病变的转化规律

结核病的发展和结局取决于机体抵抗力和结核杆菌致病力双方力量的对比。当机体抵抗力增强时,细菌逐渐被控制而消灭,结核病变转向好转;反之,则转向恶化。

1. 病变好转 主要表现为病变的吸收消散、纤维化、纤维包裹和钙化。

(1)吸收消散 这是渗出性病变的主要愈合方式。渗出物逐渐通过淋巴道吸收,病灶缩小或完全吸收消散。较小的干酪样坏死灶和增生性病变如治疗得当也可被吸收。

(2)纤维化、纤维包裹和钙化 增生性结核结节转向好转时,其中的类上皮细胞逐渐萎缩,结节周围增生的成纤维细胞长入结核结节形成纤维组织,使结节纤维化。未被完全吸收的渗出性病变也可通过肉芽组织机化而发生纤维化。小的干酪样坏死灶(1~2 mm)可完全纤维化;较大者难以完全纤维化而由坏死灶周围的纤维组织增生,将干酪样坏死物质加以包裹,以后干酪样坏死逐渐干燥浓缩,并有钙盐沉着而发生钙化。

病灶发生纤维化后,一般已无结核杆菌存活,可谓完全痊愈。在被包裹、钙化的干酪样坏死灶中仍有少量结核杆菌存活,病变只处于相对静止状态,称为临床痊愈,当机体抵抗力下降时,病变还可复燃、进展。

2. 病变恶化 主要表现为病灶扩大和溶解播散。

(1)病灶扩大 病变恶化进展时,在病灶周围出现渗出性病变(病灶周围炎),其范围不断扩大,并继而发生干酪样坏死,坏死区又随渗出性病变的蔓延而增大。

(2)溶解播散 干酪样坏死物发生溶解液化后,可经体内的自然管道(如支气管、输尿管等)排出,导致局部形成空洞。空洞内液化的干酪样坏死物中含有大量结核杆菌,可通过自然管道播散到机体的其他部位,引起新的病灶。如肺结核性空洞可通过支气管播散,在同侧或对侧肺内形成多数新的以渗出、坏死为主的结核病灶。此外,结核杆菌还可以通过淋巴道播散到淋巴结,经血道播散至全身,在各器官内形成多数结核病灶。

四、肺结核

由于结核杆菌的主要感染途径是呼吸道感染,所以结核病中最常见的是肺结核。肺结核又可分为原发性肺结核和继发性肺结核两大类。

(一)原发性肺结核

机体初次感染结核杆菌所引起的肺结核称原发性肺结核(primary pulmonary

tuberculosis)。感染者如果机体抵抗力强,可能在今后数年甚至数十年内不发生临床结核病。此型肺结核多见于儿童,故也称儿童型肺结核,也偶见于从未感染过结核杆菌的青少年或成人。

1. 病变特点　结核杆菌被吸入肺后,最先引起的病变称为原发灶。原发灶通常只有一个,偶尔也有两个或两个以上者。常位于肺组织通气较好的上叶的下部或下叶的上部靠近肺膜处,以右肺多见。病变开始时是渗出性变化,继而发生干酪样坏死,坏死灶周围有结核性肉芽组织形成。肉眼观,原发灶常呈圆形,直径多在 1 cm 左右,灰黄色。常因初次感染,机体对结核杆菌缺乏免疫力,使原发灶内的细菌游离或被巨噬细胞吞噬,很快侵入淋巴管,随淋巴引流到达所属肺门淋巴结,引起结核性淋巴管炎和肺门淋巴结结核。表现为淋巴结肿大和干酪样坏死。我们常把肺的原发灶、结核性淋巴管炎和肺门淋巴结结核三者合称为原发综合征(primary complex),它是原发性肺结核的病变特点。

原发性肺结核的症状轻微且短暂,病人常无明显的体征,很多患儿均是在不知不觉中度过,仅表现为结核菌素试验阳性,X 线检查病变呈哑铃状阴影。少数病变较重者,可出现食欲减退、倦怠、潮热及盗汗等结核病中毒症状,但病人很少有咳嗽、咯血等呼吸道症状。

2. 发展和结局　绝大多数(95%～98%)原发性肺结核病人由于机体免疫力逐渐增强而自然痊愈。小的病灶可以被完全吸收或纤维化,较大的干酪样坏死灶则发生纤维包裹和钙化。有时肺内原发病灶虽已愈合,但肺门淋巴结内的病变继续发展,结核杆菌通过淋巴道蔓延至附近淋巴结,使肺门附近更多的淋巴结受累,形成支气管淋巴结结核。经过适当治疗后这些病灶仍可以包裹、钙化而痊愈。少数患儿若在此时因营养不良或患其他传染病(如流感、百日咳、白喉、麻疹等),造成机体抵抗力低下,病变可因而恶化,肺内及肺门淋巴结病变继续扩大,并通过以下的途径播散(图 11-1-3)。

1) 淋巴道播散　肺门淋巴结病变恶化进展时,结核杆菌可经淋巴管到达气管分叉处、气管旁、纵隔及锁骨上、下淋巴结引起病变。如果淋巴管因结核病变而被阻塞,结核杆菌则可逆流到达腹膜后及肠系膜淋巴结。其中,以颈淋巴结结核(中医称瘰疬)最为常见,颈淋巴结受累而肿大,此时病人喉头或扁桃体多有结核病灶存在。病变处淋巴结可出现干酪样坏死,并可互相粘连形成肿块。如果液化的干酪样坏死物穿破颈部皮肤,可形成经久不愈的窦道。

2) 支气管播散　肺原发病灶内的干酪样坏死范围逐渐扩大,当侵及与之相连的支气管时,液化的坏死物质经过支气管排出后形成空洞。同时,含有大量结核杆菌的液化坏死物还可以沿着支气管播散,引起邻近或远隔组织发生多数小叶性干酪肺炎灶;肺门淋巴结处的干酪样坏死亦可侵破支气管而造成支气管播散,但原发性肺结核形成空洞和发生支气管播散者均较少见。

3) 血道播散　结核杆菌侵入血流后可经血道播散。当进入血流的结核杆菌数量较少而机体的免疫力较强时,往往不至于引起明显病变;如果有大量结核杆菌侵入血

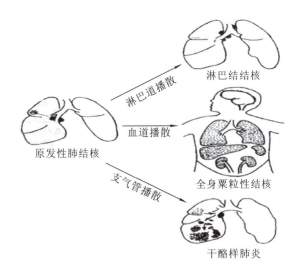

图 11-1-3　原发性肺结核的播散途径
注：右上图为淋巴道播散转归；右中图为血道播散转归；右下图为支气管播散转归。

流，机体免疫力又较弱时，则可引起血源性结核病。肺结核原发综合征恶化进展发生血道播散时，引起的血源性结核病有以下三种类型。

(1) 全身粟粒性结核病　当肺原发灶中的干酪样坏死灶扩大，破坏了肺静脉分支，大量结核杆菌短期由肺静脉经左心进入大循环，可播散到全身各器官，如肺、脑、脑膜、肝、脾、肾等处，形成粟粒性结核，称为急性全身粟粒性结核病。肉眼观可见各器官内密布大小较一致、分布较均匀、灰白带黄、圆形、粟粒大小的结核结节。镜下，可为含菌量较少的增生性病变；也可为含菌量较多的渗出、坏死性病变。临床上，病人常病情危重，有高热、食欲不振、盗汗、烦躁不安、衰竭等明显中毒症状，肝脾亦肿大，常有脑膜刺激征。若能及时治疗，预后仍可良好，少数病例可因结核性脑膜炎死亡。如果结核杆菌量少，又是多次侵入血液，则可形成病变程度不同、大小不一、新旧各异的病灶，称为慢性全身粟粒性结核病。

(2) 肺粟粒性结核病　又称血行播散型肺结核。急性肺粟粒性结核病常是全身粟粒性结核病的一部分。偶尔，病变可仅局限于内侧肺内。这是由于支气管周围、肺门或纵隔淋巴结干酪样坏死进入附近的静脉（如颈内静脉、无名静脉、上腔静脉），含大量结核杆菌的液化物经右心和肺动脉播散至双肺所致。肉眼观可见双肺充血，重量增加，切面暗红，布满灰白色或灰黄色粟粒大小的结节，微隆起于切面，并显露于肺膜表面（图11-1-4）。

慢性肺粟粒性结核病多见于成年人，这时肺原发综合征已钙化痊愈，结核杆菌由肺外（骨关节、肾上腺、泌尿生殖道等处）结核病灶处较长时间地间歇性地进入血液循环，随血液循环播散至肺内，形成新旧不等的病变。间隔时间可为数月乃至数年，病人多数可因结核性脑膜炎而死亡。

(3) 肺外器官结核病　或称为肺外结核病，大多是原发性肺结核经血道播散的后

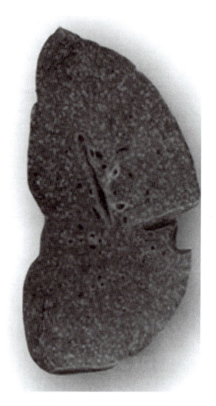

图 11-1-4 肺粟粒性结核病

注:可见肺内布满灰白色粟粒大小的结节,微隆起于切面。

果。在原发综合征期间,如果有少量结核杆菌经原发灶内的毛细血管侵入血流,则能在肺外某些器官(如骨关节、神经系统、泌尿生殖系统、皮肤、浆膜等)内形成个别的结核病灶。这些病灶可自愈也可潜伏下来,经过较长时间后,一旦机体抵抗力下降时,病灶中潜伏的结核杆菌又可以重新繁殖,恶化进展为肺外器官结核病。

(二)继发性肺结核

继发性肺结核(secondary pulmonary tuberculosis)是指机体再次感染结核杆菌所引起的肺结核,病人多见于成年人,故又称为成人型肺结核。再次感染的结核杆菌来源一般有两种方式。①外源性感染:认为继发性肺结核的发病是由外界重新感染所致,与原发性肺结核无任何联系。②内源性感染:在机体免疫力下降时,原来病灶中潜伏的细菌再度繁殖发展而成。

由于继发性肺结核病人对结核杆菌已有一定的免疫力,所以继发性肺结核与原发性肺结核的病变有以下不同特点(表 11-1-1)。①病变多从肺尖开始,这可能与机体直立位时该处动脉压低、血液循环较差,随血流带去的巨噬细胞较少有关。另外,通气不畅,局部组织抵抗力较低,细菌易在该处繁殖。②由于变态反应,病变发生往往迅速而且剧烈,易发生干酪样坏死。同时由于机体免疫反应较强,在坏死灶周围有以增生为主的病变存在,易形成结核结节。免疫反应不仅能使病变局限化,而且还可抑制细菌的繁殖,防止细菌沿淋巴道和血道播散,因而肺门淋巴结一般无明显病变,由血道播散而引起的全身粟粒性结核病亦极少见。病变在肺内蔓延主要通过受累的支气管播散。③病程较长,病变复杂。随着机体免疫反应和变态反应的消长,临床经过常呈波浪状起伏,时好时坏,病变有时以增生性病变为主,有时则以渗出、坏死性病变为主,常为新旧病变交杂出现。

表 11-1-1　原发性肺结核与继发性肺结核的区别

区别要点	原发性肺结核	继发性肺结核
结核杆菌感染	初次	再次
发病人群	儿童	成人
对结核杆菌的免疫力或过敏性	无	有
病理特征	原发综合征	病变多样,新旧病灶交替,较局限
起始病灶	上叶下部,下叶上部近胸膜处	肺尖部
主要播散途径	淋巴道或血道	支气管
病程	短,大多自愈	长,需治疗

因此,继发性肺结核的病变和临床表现都比较复杂。根据其病变特点和临床经过可分为以下几种主要类型。

1. 局灶型肺结核　继发性肺结核的早期病变,属于无活动性肺结核。病变多位于肺尖下 2~4 cm 处,右肺多见。病灶可为一个或数个,直径 0.5~1 cm,多数以增生性病变为主,也可为渗出性病变,中央易发生干酪样坏死。如果病人免疫力较强,病灶常发生纤维化、钙化而痊愈。临床上病人常无明显自觉症状,多在体检时被发现,故属于无活动性肺结核。如果病人免疫力低下,则可发展为浸润型肺结核。

2. 浸润型肺结核　临床上最常见的继发性肺结核的一种类型,属于活动性肺结核。此种类型的肺结核大多数是由局灶型肺结核发展而来的,也有少部分一开始即为浸润型肺结核。病变多位于锁骨下区,故有锁骨下浸润之说。常以渗出性病变为主,中央有较小的干酪样坏死区,周围有广阔的炎症包绕。镜下观,肺泡内充满浆液、淋巴细胞、单核细胞和少数中性粒细胞。病人常有低热、盗汗、食欲不振、全身无力等结核病中毒症状和咳嗽、咯血等呼吸道症状,病人痰中可查到结核杆菌。如果能早期适当治疗,病变多在半年左右被完全吸收或部分被吸收,部分变为增生性病变,最后,可通过纤维化、包裹和钙化而痊愈。如果病人免疫力低下或未得到及时治疗,病变可继续发展,表现为干酪样坏死灶扩大、坏死物质液化经支气管排出后形成急性空洞。空洞壁多粗糙不整,内壁坏死层中含有大量结核杆菌,坏死层外可有薄层结核性肉芽组织包绕。从空洞中不断向外排放含菌的液化性坏死物质,可经支气管播散,引起干酪样肺炎(溶解播散)。如果靠近肺膜的空洞穿破肺膜,可造成自发性气胸;如果大量液化性坏死物质进入胸腔,可发生结核性脓气胸。急性空洞一般较易愈合,如能给予及时和强有力的抗结核治疗,这种空洞可通过洞壁肉芽组织增生而逐渐缩小、闭合,最终形成瘢痕而治愈;或通过空洞塌陷,形成索状瘢痕愈合。若急性空洞经久不愈,则可发展成为慢性纤维空洞型肺结核。

3. 慢性纤维空洞型肺结核 多在浸润型肺结核形成急性空洞的基础上发展而来。病变特点如下。①在肺内有一个或多个厚壁空洞形成,空洞多位于肺上叶,大小不一,形状不规则,洞壁厚,有时可达 1 cm 以上(图 11-1-6)。洞内可见残存的梁柱状组织,多为有血栓形成并已机化闭塞的血管。空洞附近肺组织也有显著纤维组织增生和肺膜增厚。镜下观,洞壁分三层:内层为干酪样坏死物质,其中有大量结核杆菌;中层为结核性肉芽组织;外层为增生的纤维组织。②可在同侧肺组织,也可在对侧肺组织形成空洞。特别是肺下叶可见由支气管播散形成的很多新旧不一、大小不等、病变类型多样的空洞,空洞部位越靠下,病灶越新鲜。③由于病情迁延,病变广泛,病灶新旧不一,肺组织遭到严重破坏,可导致肺组织广泛纤维化,最终演变为硬化型肺结核,使病人肺体积缩小、变形、变硬,肺膜广泛增厚并与胸壁粘连,严重影响肺功能。

较小的结核空洞经过适当治疗可机化形成瘢痕愈合;较大的空洞经治疗后,洞壁坏死物质脱落净化,洞壁结核性肉芽组织逐渐转变为纤维瘢痕组织,与空洞邻接的支气管上皮增生并向空洞内伸延,覆盖于空洞内面。此时空洞虽仍然存在,但已愈合。空洞的这种愈合方式称为开放性愈合。

临床上,本型结核病病人病程常历时多年,症状时好时坏。症状的有无与病变的好转或恶化相关。由于空洞与支气管相通,成为结核病的传染源,故此型肺结核有开放性肺结核之称。如空洞壁的干酪样坏死物侵蚀肺内较大血管,可引起病人大咯血,严重者可危及生命(如病人吸入大量血液而窒息死亡)。如空洞穿破胸膜可引起气胸或脓气胸。经常排出含菌痰液可引起喉结核。咽下含菌痰液可引起肠结核。肺广泛纤维化还可导致肺动脉高压,引起肺源性心脏病。

4. 干酪样肺炎 此种肺炎发生在机体免疫力极低,对结核杆菌变态反应过高的病人,可由浸润型肺结核恶化进展而来,或由急、慢性空洞内的细菌经支气管播散所致。按病变范围大小的不同可分为小叶性和大叶性干酪样肺炎。后者可累及一个肺叶或几个肺叶。肉眼观,肺叶肿大变实,切面呈黄色干酪样,坏死物质液化排出后可见到急性空洞形成。镜下观,肺泡腔内有大量浆液纤维素性渗出物,内含有巨噬细胞为主的炎细胞,且见广泛的干酪样坏死。抗酸染色可检查到大量结核杆菌。此型结核病病情危重,预后很差,死亡率高,曾有"奔马痨"之称,但目前已很少见。

5. 结核球 又称结核瘤(tuberculoma),是指孤立的有纤维包裹、边界分明的球形干酪样坏死灶,直径 2~5 cm。多为一个,有时多个,常位于肺上叶(图 11-1-7)。当结核球由浸润型肺结核转向痊愈时,干酪样坏死灶可由纤维包裹而形成,亦可因结核空洞的引流支气管阻塞后,空洞由干酪样坏死物质填满而成,或由多个结核病灶融合而成。由于抗结核药物的广泛应用,结核球有明显增多的趋势。结核球为相对静止的病变,可保持多年而无进展,或部分发生机化和钙化而转向愈合,临床上多无症状,但也可以恶化进展,表现为干酪样坏死灶扩大、液化、溃破包膜、形成空洞和经支气管播散。因结核球干酪样坏死灶较大,周围又有纤维组织包裹,抗结核药物不易进入结核球内发挥作用,所以临床上多采取手术切除。

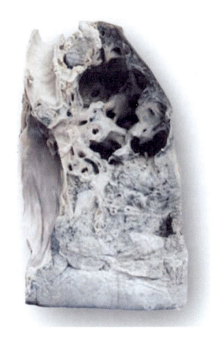

图 11-1-6　慢性纤维空洞型肺结核

注:肺上叶厚壁空洞,壁内附有干酪样坏死物质,其他处也有结核病灶。

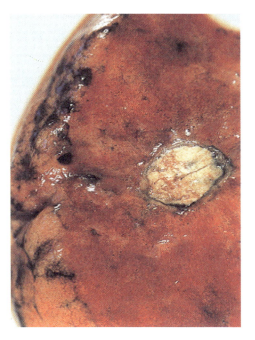

图 11-1-7　结核球

注:中央为干酪样坏死组织,外周有纤维组织包绕,边界清楚。

6. 结核性胸膜炎　在原发性和继发性肺结核的各个时期均可发生,按病变性质可分为渗出性和增生性两种。

(1) 渗出性结核性胸膜炎　较常见,病人多为较大年龄的儿童或青年,大多数发生在原发性肺结核的病变过程中,且多发生在原发综合征同侧胸膜。由肺原发灶或肺门淋巴结病灶中的结核杆菌播散至胸膜所致,或与弥散在胸膜的结核菌体蛋白引起的过敏反应有关。病变主要表现为浆液纤维素性炎,浆液渗出量过多时易引起胸水,也可为血性胸水;当积液量不多时,附有纤维素的胸膜壁层和脏层在呼吸时发生摩擦,可听到摩擦音。胸水明显时,触诊语颤减弱,叩诊呈浊音,听诊时呼吸音减弱,并有肺受压及纵隔移位等体征。经过积极治疗,渗出物一般可在1~2个月后完全吸收而痊愈。如果渗出物中纤维素较多,则可因发生机化而使胸膜增厚和粘连。

(2) 增生性结核性胸膜炎　由肺膜下结核病灶直接蔓延至胸膜所致。常发生于肺尖,多为局限性。病变以增生性变化为主,很少有胸水,故又被称为干性结核性胸膜炎。一般可通过纤维化而痊愈,并常使局部胸膜增厚、粘连。

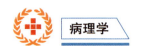

五、肺外器官结核病

肺外器官结核多因原发性肺结核血道播散所致的潜伏病灶进一步发展所致,但淋巴结结核、消化道结核、皮肤结核可源于直接感染。肺外器官(除毛发、指甲等部位不会感染结核杆菌外)都有可能感染,但病变多数只局限于一个器官内,常见肠、腹膜、脑膜、肾、生殖系统、骨关节等脏器,多呈慢性经过。

(一)肠结核

肠结核可分为原发性和继发性两种类型。原发性肠结核很少见,偶见于小儿。往往因为误饮用带有结核杆菌的牛奶或乳制品而感染,并可形成与原发性肺结核原发综合征相似的肠原发综合征(肠的原发性结核性溃疡、结核性淋巴管炎和肠系膜淋巴结结核)。绝大多数肠结核继发于活动性空洞型肺结核,因反复咽下含结核杆菌的痰液所引起。肠结核大多(约85%)发生于回盲部,这主要是因为该段淋巴组织最为丰富,结核杆菌易于通过淋巴组织侵入肠壁;加之食物停留在回盲部的时间较长,接触到结核杆菌的机会较多。肠结核依其病变特点不同分为两种类型。

1. 溃疡型 此型较多见。结核杆菌侵入肠壁淋巴组织形成结核结节,以后结节逐渐融合并发生干酪样坏死,破溃后形成溃疡。由于肠壁淋巴管绕肠管行走,结核杆菌沿淋巴管扩散,因此典型的肠结核溃疡多呈环形,其长轴与肠腔长轴垂直。溃疡边缘参差不齐,一般较浅,底部有干酪样坏死物,其下为结核性肉芽组织。在肠浆膜面可见纤维素渗出和多数结核结节形成,可连接成串,这是结核性淋巴管炎所致。溃疡愈合后由于瘢痕形成和纤维收缩而使肠腔狭窄,但出血、穿孔较少见,后期纤维化可导致与邻近组织粘连。临床上病人可有腹痛、腹泻、营养障碍和结核中毒症状。

2. 增生型 较少见。以肠壁大量结核性肉芽组织形成和纤维组织增生为其病变特点。肠壁高度肥厚变硬、肠腔狭窄。黏膜面可有浅溃疡或息肉形成。临床上病人表现为慢性不完全低位肠梗阻,右下腹可触及肿块,故需与肠癌相鉴别。

(二)结核性腹膜炎

青少年多见。感染途径以腹腔内结核病灶直接蔓延为主。溃疡型肠结核是最常见的原发病灶,其次为肠系膜淋巴结结核或结核性输卵管炎。由腹膜外结核灶经血道播散至腹膜者少见。根据病理特征可分为干性和湿性两种类型,但以混合型多见。

干性结核性腹膜炎因大量纤维素性渗出物机化可引起腹腔脏器的粘连,特别是肠管间、大网膜、肠系膜广泛紧密粘连。临床上病人因肠粘连而出现慢性肠梗阻症状,触诊时有柔韧感或橡皮样抗力。

湿性结核性腹膜炎以大量结核性渗出引起腹水为主要特征,腹水多为草绿色,也可以为血性。临床上病人常有腹胀、腹痛、腹泻以及结核中毒症状。

(三)结核性脑膜炎

结核性脑膜炎多见于儿童,成人较少见,主要是由结核杆菌经血道播散所致。在儿童往往是肺原发综合征血道播散的结果,故常为全身粟粒性结核病的一部分;在成年人,除肺结核外,骨关节结核和泌尿生殖系统结核常是血道播散的根源。部分病例也可由于脑实质内的结核球液化溃破,大量结核杆菌进入蛛网膜下腔所致。

病变以脑底最明显。在脑桥、脚间池、视神经交叉及大脑外侧裂等处的蛛网膜下腔内,有较多灰黄色混浊的胶冻样渗出物积聚。脑室脉络丛及室管膜有时也可有结核结节形成。镜下观,蛛网膜下腔内炎性渗出物主要由浆液、纤维素、巨噬细胞及淋巴细胞组成。病变严重者可累及脑皮质而引起脑膜脑炎。病程较长者则可发生闭塞性血管内膜炎,从而引起多发性脑软化。未经适当治疗而致病程迁延的病人,由于蛛网膜下腔渗出物的机化可发生蛛网膜粘连,使第四脑室中孔和外侧孔堵塞,引起脑积水。

临床观察,脑积水患儿可有颅内压升高的表现,可出现痴呆症状。

(四)泌尿生殖系统结核

1. 肾结核　最常见于20～40岁的男性,多为单侧性。结核杆菌来自肺结核的血道播散,病变大多数起始于肾皮质、髓质交界处或肾锥体乳头内。最初为局灶性结核病变,继而发生干酪样坏死,然后破坏肾乳头而侵入肾盂成为结核性空洞。以后由于病变的继续扩大,形成多个结核空洞,最后可使肾脏仅剩下一个空壳,肾功能丧失。由于干酪样坏死物随尿下行,常使输尿管和膀胱感染,结核杆菌也可逆行感染对侧肾脏。

临床上病人可因肾实质被破坏而出现血尿,大量干酪样坏死物随尿排出而形成脓尿,此外还可有膀胱刺激症状(尿频、尿急和尿痛)。

2. 男性生殖系统结核　男性生殖系统结核与泌尿系统结核密切相关,结核杆菌经尿道可使前列腺和精囊感染,并蔓延至输精管、附睾等处。大多数病人双侧同时或先后发病,血源感染者较少见。病变器官有结核结节和干酪样坏死形成。附睾结核是男性不育的重要原因之一。

3. 女性生殖系统结核　多由血道或淋巴道播散而来,也可由邻近器官的结核病直接蔓延而来。以输卵管结核最为常见,其次是子宫内膜结核和卵巢结核。此为女性不孕的原因之一。

(五)骨与关节结核

骨与关节结核多由于血道播散所致,常见于儿童和青少年,这是由于儿童和青少年骨发育旺盛,骨内血供丰富,受结核杆菌感染的机会较多造成的。

1. 骨结核　多侵犯脊椎骨、指骨及长骨骨骺(股骨下端和胫骨上端)等处。病变常由松质骨内的小结核病灶开始,以后病变发展可分为干酪样坏死型或增生型。①干酪样坏死型:较多见,表现为明显的干酪样坏死和死骨形成。病变常累及周围软组织,引起干酪样坏死和结核性肉芽组织。坏死物液化后在骨旁形成结核性"脓肿",由于这种"脓肿"局部并无红、热、痛,故又称"冷脓肿"。病变穿破皮肤可形成经久不愈的窦道。②增生型:较少见,主要形成结核性肉芽组织,病灶内的骨小梁渐被侵蚀、吸收和消失,但无明显的干酪样坏死和死骨形成。病灶可被纤维结缔组织包裹而处于静止状态。

脊椎结核是骨结核中最常见的,多发生于第10胸椎至第2腰椎处。病变起始于椎

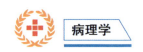

体,常发生干酪样坏死,以后病变发展可破坏椎间盘和邻近椎体。由于病变椎体不能负重而发生塌陷,引起脊椎后突畸形(俗称驼背)。如果病变穿破骨皮质可在脊柱两侧形成"冷脓肿",或沿筋膜间隙坏死物向下流注,在远隔部位形成"冷脓肿"。由于脊椎塌陷、脊椎后凸和椎旁结核性肉芽组织压迫脊髓,可引起截瘫。

2. 关节结核 以髋、膝、踝、肘等关节结核多见,常继发于骨结核。病变通常开始于骨骺或干骺端发生干酪样坏死。当病变发展侵入关节软骨和滑膜时则成为关节结核。关节滑膜内有结核性肉芽组织形成,关节腔内有浆液、纤维素性渗出物;关节周围软组织水肿和慢性炎症可导致关节明显肿胀。关节结核痊愈时,关节腔内常被大量纤维组织充填,造成关节强直,失去运动功能。

(六)淋巴结结核

淋巴结结核多见于儿童和青年,以颈部、支气管和肠系膜淋巴结多见,尤以颈部淋巴结结核(俗称瘰疬)最为常见。结核杆菌可来自肺门淋巴结结核的播散,亦可来自口腔、咽喉部结核感染灶。淋巴结常成群受累,有结核结节和干酪样坏死形成。淋巴结逐渐肿大,最初各个淋巴结尚能相互分离,但当炎症累及淋巴结周围组织时,淋巴结则彼此粘连,形成较大包块。淋巴结中的干酪样坏死物液化后可穿破皮肤,在颈部形成经久不愈的窦道。

(于会春)

第二节 细菌性痢疾

细菌性痢疾(bacillary dysentery)简称菌痢,是志贺菌属(痢疾杆菌)引起的一种常见的肠道传染病。全年均可发生(多为散发),但以夏秋季多见。病人多为儿童,其次为青壮年,老年人较少见。病变常局限于结肠,为假膜性肠炎(以大量纤维素渗出形成假膜为特征的一类炎症)。临床表现主要有寒战、发热、腹痛、腹泻、里急后重、排黏液脓血便。对本病有效的抗菌药物,治愈率较高。

一、病因及发病机制

痢疾杆菌是革兰氏染色阴性的短杆菌,按其抗原结构和生化反应的不同分为宋内氏、福氏、鲍氏和志贺氏四种。痢疾杆菌均有内毒素,其中志贺氏痢疾杆菌还可以产生外毒素。在我国引起痢疾的病原菌主要为福氏和宋内氏痢疾杆菌,病人和带菌者是本病的传染源。痢疾杆菌从病人粪便中排出后,可直接或间接(如通过苍蝇等)污染食物、食具、日常生活用具、饮水和手等,再经口传染给健康人,其中食物和饮水的污染有时可引起菌痢的暴发流行。

痢疾杆菌经口腔进入胃后,大部分被胃酸杀灭,未被杀灭的细菌到达肠道后,因为正常人肠道菌群对外来菌有拮抗作用,加之肠黏膜表面可分泌特异性抗体,阻止细菌吸附侵袭。但当机体抵抗力下降时(如过度疲劳、暴饮暴食、消化道疾病等),或病原菌数量多时,痢疾杆菌会借助于菌毛贴附并侵入结肠黏膜上皮细胞,在上皮细胞内繁殖,随之侵入邻近上皮细胞,然后通过基底膜进入固有层内继续增殖、裂解、释放内毒素、外毒素,引起局部炎症反应和全身毒血症。大部分细菌会在固有层内被单核巨噬细胞吞噬杀灭,少量可到达肠系膜淋巴结,也很快被网状系统消灭,因此痢疾杆菌血症少见。当肠黏膜固有层下小血管循环障碍,水肿、渗出、上皮细胞变性和坏死,形成浅表性溃疡等炎性病变,刺激肠壁神经丛,使肠蠕动增加时,病人就会表现为腹痛、腹泻、里急后重、脓血便等。

二、病理变化及临床病理联系

菌痢的病变主要发生在乙状结肠和直肠,严重时可累及整个大肠。根据肠道炎症、全身变化和临床经过的不同,菌痢可分为以下三种类型。

(一)急性细菌性痢疾

其典型的病变过程为初期的急性卡他性炎症,随后的特征性假膜性炎和溃疡形成,最后愈合。

初期的急性卡他性炎表现为黏膜充血、水肿,中性粒细胞及巨噬细胞浸润,腺体分泌亢进,并有点状出血。病变进一步发展形成本病特征性的假膜性炎,即渗出的大量纤维素与坏死组织、中性粒细胞、红细胞和细菌混合在一起形成假膜。肉眼观,假膜呈糠皮样,灰白色,如果出血明显则呈暗红色。一周左右炎症消退,渗出的纤维素和坏死组织在中性粒细胞破坏后释出的蛋白溶解酶的作用下发生溶解液化,而使假膜成片脱落形成大小不等、形状不一的"地图状"溃疡,多数为浅表性溃疡。经过适当治疗或病变趋向愈合时,肠黏膜渗出物和坏死组织逐渐被吸收、排出,组织的缺损经再生得以修复。溃疡愈合后不留明显瘢痕,不引起肠腔狭窄(图11-2-1)。

临床上,由于毒血症,病人可出现发热、乏力、食欲不振、全身不适等症状和血中白细胞增多。由于肠蠕动增强、肠肌痉挛、腺体分泌亢进以及肠壁吸收水分减少等可引起腹痛、腹泻。腹泻每日可由数次至数十次,量不多,初期为黏液稀便,属于肠黏膜的卡他性炎症,因黏膜分泌大量黏液及浆液渗出所致。以后转为黏液脓血便,是假膜脱落形成溃疡导致出血和脓性渗出的结果。由于炎症刺激直肠神经末梢和肛门括约肌,不断引起排便反射,病人反复有便意,但又有排不尽的坠胀感,称为里急后重。病人很少有肠出血、肠穿孔等并发症。急性菌痢的自然病程为1~2周,经过适当治疗大多数病人可痊愈,少数病人转为慢性菌痢。

(二)慢性细菌性痢疾

菌痢的病程超过2个月者称为慢性菌痢。本病多由急性菌痢迁延不愈转化而来,其中由福氏痢疾杆菌感染转为慢性者居多。慢性菌痢病程可长达数月乃至数年,在此期间随着病人全身及局部抵抗力的波动,肠道病变此起彼伏。原有的溃疡尚未完全愈合,而新的溃疡又可发生,因此新旧病灶混杂。由于组织的损伤修复反复进行,此种慢性溃疡的边缘常不规则,因黏膜过度增生可形成息肉。溃疡较急性时深,多达肌层,底

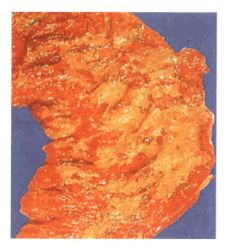
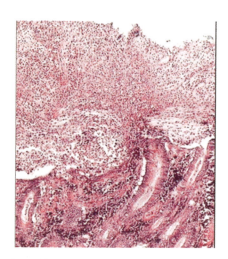

图 11-2-1　菌痢肉眼观及镜下观

注：左图可见结肠黏膜表面有一层灰黄色糠皮状不连续的假膜；右图可见黏膜表层的坏死组织及渗出的白细胞、纤维素。

部高低不平。由于肠壁反复受损及纤维组织大量增生，使肠壁增厚、变硬，严重者可造成肠腔狭窄。

临床上，病人的症状可因肠道病变而变化，如可出现腹胀、腹痛、腹泻等，有时便秘与腹泻交替出现，并经常带有黏液或少量脓血。在急性发作期间可出现急性菌痢症状，病人大便培养痢疾杆菌有时阳性，有时阴性。有少数慢性菌痢病人可无明显症状和体征，但大便培养痢疾杆菌持续阳性，病人成为本病慢性带菌者，为菌痢重要的传染源。

（三）中毒性细菌性痢疾

中毒性细菌性痢疾为菌痢中最严重的一类，其特征为起病急骤，肠道病变和症状常不明显，但有严重的全身中毒症状。发病后数小时即可出现中毒性休克或呼吸衰竭而致死。本病多见于 2~7 岁儿童，常由毒力较低的福氏或宋内氏痢疾杆菌引起，由毒力较强的志贺氏痢疾杆菌引起者反而少见。病变处有时可见肠壁集合淋巴小结和孤立淋巴小结滤泡增生肿大。临床上，病人常无明显的腹痛、腹泻及脓血便。

本病的发病机制不清楚，可能与特异性体质对细菌毒素发生强烈的过敏反应有关，中毒性细菌性痢疾的发生与内毒素血症有关，急性微循环障碍是其病理基础。

（罗　爽）

第三节　流行性乙型脑炎

流行性乙型脑炎（epidemic encephalitis B）简称乙脑，是由乙型脑炎病毒感染所致的急性传染病，因病毒首先（1934 年）在日本病人脑组织中被分离获得，故也称为日本乙型脑炎。本病多在夏秋季节流行,儿童发病率明显高于成人,尤其是 10 岁以下儿童更为多见,占流行性乙型脑炎人群发病率的 50%～70%。本病起病急、进展快、病情重、死亡率高。临床上表现主要为高热、嗜睡、抽搐、昏迷等。

一、病因及发病机制

流行性乙型脑炎病毒为嗜神经性 RNA 病毒,其传播媒介为蚊子(如伊蚊、按蚊和库蚊,在我国主要为三节吻库蚊)。在自然界中,其循环规律为,家畜等动物→蚊子→家畜等动物,在猪、牛、马等家畜中隐性感染率很高,成为人类流行性乙型脑炎的传染源和中间宿主。蚊虫叮咬带病毒的家畜,然后再叮咬健康人群时,病毒就可以侵入人体。病毒进入人体后,首先在局部血管内皮细胞及全身单核巨噬细胞系统中繁殖,然后入血引起短暂性病毒血症。病毒能否进入中枢神经系统,取决于机体的免疫功能和血脑屏障功能是否健全。凡免疫功能强,血脑屏障功能健全者病毒不能进入脑组织致病,称为隐性感染,多见于成人。对于免疫功能低下,血脑屏障功能不健全者,病毒可侵入脑组织而致病。

二、病理变化

病变广泛累及整个脑实质,但以大脑皮质、基底核及视丘最为严重;小脑皮质、延髓及桥脑次之;脊髓病变最轻。

(1) 肉眼观　脑膜充血、水肿,脑回变宽,脑沟变窄。切面可见脑灰质内分布着灰白色、半透明、粟粒大小的软化灶,境界清楚,可弥散分布,也可聚集成群。

(2) 镜下观　病理变化包括以下几个方面。①血管的变化和炎症反应:脑实质血管高度扩张充血,血管周围间隙增宽,形成以淋巴细胞为主的炎细胞浸润,常围绕血管间隙呈袖套状浸润,称为淋巴细胞袖套反应。②神经细胞变性、坏死:由于病毒在神经细胞内生长增殖,破坏神经细胞的结构和功能,表现为轻者出现细胞肿胀、尼氏小体消失、胞质出现空泡、核偏位等,重者神经细胞可发生核固缩、溶解、消失。在变性、坏死的神经细胞周围,常有增生的少突胶质细胞围绕,这种现象称为神经细胞卫星现象。此外,当小胶质细胞及中性粒细胞侵入变性、坏死的神经细胞内时,称为噬神经细胞现象。③软化灶形成:神经组织发生局灶性坏死液化,形成质地疏松、染色较浅的筛网状病灶,称为软化灶。这对乙型脑炎的诊断具有一定的特征性意义。④胶质细胞增生:小胶质细胞增生明显,形成小胶质细胞结节,呈弥漫性或灶性分布,多位于小血管旁或坏死的神经细胞附近(图 11-3-1、图 11-3-2)。

三、临床病理联系

本病早期有高热、全身不适等症状,系由病毒血症所致。由于脑实质炎性损害和神经细胞广泛变性、坏死,病人可出现意识障碍、嗜睡、昏迷。颅神经核受损则引起相应的颅神经麻痹症状。由于脑内血管扩张充血,血管壁通透性增强以及脑水肿导致颅内压升高,可引起病人出现头痛、呕吐等症状,严重时可形成脑疝。常见的有小脑扁桃体疝和海马勾回疝,小脑扁桃体疝时,由于延髓的呼吸中枢和心血管中枢受压,可引起呼吸、

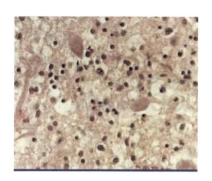 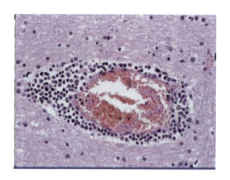

图 11-3-1　流行性乙型脑炎镜下观 1

注：左图可见神经细胞广泛变性，胞质内尼氏小体消失；右图可见淋巴细胞为主的炎细胞浸润，常围绕血管间隙呈袖套状浸润。

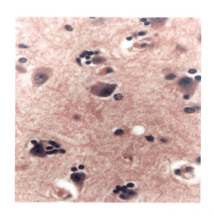 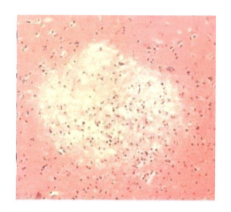

图 11-3-2　流行性乙型脑炎镜下观 2

注：左图可见神经细胞卫星现象及噬神经细胞现象；右图可见脑实质液化性坏死形成的境界清楚的软化灶。

循环衰竭，甚至造成病人死亡。由于脑膜可有轻度的炎症反应，故病人可以出现轻度脑膜刺激症状和脑脊液中细胞数增多的现象。

多数病人经过适当治疗在急性期即可痊愈。少数病人因脑组织病变较重而恢复较慢，有的不能恢复而留有痴呆、语言障碍、肢体瘫痪等后遗症。病变严重者，有时可因呼吸、循环衰竭或并发小叶性肺炎而死亡。

（马永贵）

第四节　获得性免疫缺陷综合征

获得性免疫缺陷综合征（acquired Immune deficiency syndrome，AIDS）又称艾滋病，是由人类免疫缺陷病毒（human immunodeficiency virus，HIV）感染引起的以全身出现严重免疫缺陷，继发机会感染所致的一种致命性传染病。本病于 1981 年 6 月 5 日在美国首次被发现和确认,目前已遍布全世界。本病传播迅速,发病缓慢,病死率极高。总死亡率几乎为100%,90%在诊断后2年内死亡。艾滋病病人以青壮年居多,发病年龄80%在18~45岁,即性生活较活跃的年龄段。HIV在人体内的潜伏期平均为8~9年,全世界目前HIV感染者的总数已超过2000万人,死亡人数近100万人,故被称为世纪绝症。

一、病因和发病机制

艾滋病是由人类免疫缺陷病毒(HIV)感染所引起的一种以性传播为主的疾病。HIV是单链RNA病毒,属于逆转录病毒,所以遗传信息存在于两个相同的RNA单链模板中。这种病毒通过逆转录酶,将其RNA转录为DNA,然后DNA再与人类基因相整合。HIV分为HIV-1和HIV-2两类。现已证实淋巴细胞、巨噬细胞、神经细胞是HIV感染的靶细胞。艾滋病病人及无症状HIV携带者是本病的传染源。主要传播途径如下。①性行为传播:最为常见,艾滋病可以通过性接触方式在男性之间、男女之间传播,性接触者越多,感染的危险性越大。流行病学资料显示,HIV的传播70%是通过性途径进行的,其中男性同性恋者感染率最高,他们的血液和精液中HIV的含量都很高,是感染力最强的感染源。②通过输血或血液制品传播:直接输入了感染HIV的血液或血液制品以及类似情况下的骨髓和器官移植;静脉药瘾者共用被HIV污染的未经消毒的针头及注射器;共用被HIV污染的其他医疗器械(如口腔科器械、接生器械、外科手术器械等)或日常用具(如与感染者共用牙刷、剃须刀);理发、美容(如文眉、穿耳)、文身等的刀具、针具,浴室的修脚刀被HIV污染。③母婴传播:也称围产期传播,即感染了HIV的母亲在产前、临产进程中及产后不久将HIV感染给了胎儿或婴儿。统计证明,儿童AIDS病例中75%是由母婴垂直传播所引起的,感染了HIV的孕妇生下的婴儿30%~50%也会感染HIV。母婴垂直传播可能是由于母体内感染了HIV的淋巴细胞或单核细胞等经胎盘到达胎儿,或者是由于孕妇存在病毒血症等而引起。

HIV很脆弱,它可被一般的消毒剂和清洁剂所灭活,且病毒在干燥环境中不能存活,从而限制了HIV的传播方式,因此,食物、水、昆虫和一般性接触不会传播。

现已证实HIV是嗜T细胞和嗜神经细胞的病毒。HIV进入人体后能选择性地攻击有$CD4^+$受体的淋巴细胞,以辅助T细胞为主要攻击目标。另外,巨噬细胞和单核细胞也是具有$CD4^+$受体的细胞群,也会成为靶细胞。当HIV由破损的皮肤、黏膜进入人体血液后,病毒进入有$CD4^+$受体的淋巴细胞内,迅速脱去外壳进行复制,形成大量新的病毒颗粒,这些病毒颗粒释放出来后,继续攻击其他具有$CD4^+$受体的T细胞。最终HIV在宿主细胞内大量繁殖,导致宿主细胞的溶解和破裂,还可促使细胞发生凋亡。经历一段时间后,$CD4^+$T细胞功能受损及大量被破坏,由于$CD4^+$T细胞具有重要的免疫调节功能,$CD4^+$T细胞被破坏,导致免疫调节障碍,最终可引起全面的免疫功能受损。单核巨噬细胞也可受到HIV的侵袭,成为病毒储存场所,并可携带病毒进入中枢神经系统,引起神经系统病变,最终病人易发生各种机会感染以及多种恶性肿瘤,如卡波氏肉瘤(Kaposi's sarcoma)、恶性淋巴瘤、宫颈癌等。

二、病理变化

艾滋病的主要病理改变如下。

1. 全身淋巴组织的变化　淋巴结是HIV感染最早和最多累及的部位,在HIV感染的早期即可出现全身浅表淋巴结肿大。到感染中期浅表淋巴结肿大更为明显,体内的淋巴结也出现肿大,其中以肠系膜、腹膜后、纵隔和肺门淋巴结肿大较为多见。肉眼观,淋巴结切面质软,呈灰白色或伴有出血、坏死,后期色泽深而韧。镜下观,淋巴滤泡增生,发生中心活跃,髓质出现较多浆细胞。随后副皮质区淋巴细胞减少或消失,小血管增生,发生中心分割伴浆细胞浸润。晚期淋巴结一片荒芜,淋巴细胞消失,脾、胸腺、回肠、骨髓中淋巴组织及淋巴细胞减少,甚至空虚,仅见组织支架,在残存的组织细胞内可见真菌、分枝杆菌等(图11-4-1)。

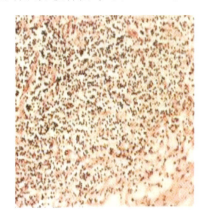
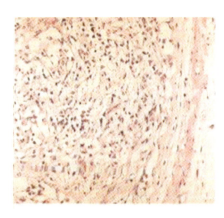

图 11-4-1　艾滋病淋巴结镜下观

注:左图淋巴结皮质下不见淋巴滤泡,淋巴细胞较小;右图病变严重时,淋巴细胞几乎消失,小血管增生明显。

2. 继发感染　多发、多种病原的机会感染是本病的又一大特点。继发感染时可累及多个器官,其中以中枢神经系统、消化道、肺的病变最为常见。病人对各种病原体非常敏感,常见的病原体有细菌、病毒、真菌、原虫等,存在多种病原体同时感染的现象。临床统计,70%~80%病人可继发卡氏肺孢子虫感染(并多数死于卡氏肺孢子虫感染),70%病人可继发中枢神经系统感染,其中新型隐球菌或弓形虫感染可以引起脑炎或脑膜炎。HIV也可以直接引起脑膜炎、亚急性脑病、痴呆。病人由于严重免疫缺陷,炎症表现反而不典型,如患肺结核时很少形成结核性肉芽肿,但病灶中结核杆菌却较多。

3. 恶性肿瘤　艾滋病病人常见的恶性肿瘤主要是卡波氏肉瘤、恶性淋巴瘤、浸润性宫颈癌、脑原发性恶性肿瘤等,其中卡波氏肉瘤和恶性淋巴瘤占95%。卡波氏肉瘤是一种非常罕见的血管内皮细胞来源的肉瘤,可发生于身体的任何部位,包括口腔、皮肤、淋巴结、心包、肺、消化道、肝、肾上腺、骨、中枢神经系统等处。肉眼观,瘤组织呈斑块状、结节状、浸润形、溃疡形等形状。镜下观,瘤细胞呈梭形,梭形细胞之间为血管腔隙。此外,一些病人可患有恶性淋巴瘤,其中以非霍奇金B细胞性淋巴瘤多见。

三、临床病理联系

临床上将AIDS的病程分为三个阶段。

1. 早期或急性感染期　出现在初次感染了HIV后6～8周,最短4周,最长12周。此期是病毒在人体内与靶细胞结合,血清抗HIV形成的过程。75%～80%的病人有发热,60%病人有皮疹,伴随乏力、恶心、食欲减退、周身不适、头痛、肌痛、关节痛等非特异性症状。体检时可发现病人全身广泛的淋巴结轻度肿大,淋巴结较固定,有触痛,可活动。皮疹可以是斑疹、丘疹、痤疮样,特别是出现在上胸背部,皮疹的损害较为粗糙,但一般没有疼痛和瘙痒感觉。由于病人尚有较好的免疫反应能力,一般持续3～14天后症状自然消失,病情呈现自愈性,无需特异性治疗。这个时期查不到HIV抗体。

2. 中期或慢性感染期　本期是急性感染期症状消失后的时期,可持续1～10年,平均5年,本期由于机体的免疫功能与病毒之间处于相互抗衡的阶段,病毒复制持续处于低水平状态,临床上病人可以无明显症状或出现全身淋巴结肿大,常伴有发热、乏力、皮疹等,血清抗HIV抗体阳性,本期具有传染性。

3. 后期或危险期　HIV感染的最终阶段,机体的免疫功能全面崩溃,病人出现持续性发热(超过1个月)、盗汗、腹泻、乏力、体重减轻10%以上;伴有头痛、性格改变、记忆力减退、表情淡漠,甚至出现痴呆等神经精神症状;此外,除腹股沟淋巴结以外,全身的其他部位有两处或者两处以上的淋巴结肿大。肿大的淋巴结直径在1 cm以上,局部无疼痛,一般肿大超过3个月以上。本期各种机会性感染和肿瘤的发生亦明显增高。

艾滋病的预后差。目前抗HIV治疗主要采用逆转录酶抑制剂和蛋白酶抑制剂联合用药,可使AIDS的机会感染和继发肿瘤的发病率明显下降。在大力治疗艾滋病的同时,也应加大宣传艾滋病的预防知识,让更多人了解其传染源、传播途径,认识本病对个人、家庭及社会的危害,掌握自我保护措施。

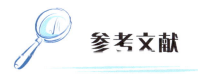

参考文献

[1] 王连唐.病理学[M].北京:高等教育出版社,2008.
[2] 唐建武.病理学[M].北京:中国中医药出版社,2009.
[3] 李玉林.病理学[M].7版.北京:人民卫生出版社,2008.

(马永贵)

第十二章 水、电解质代谢紊乱

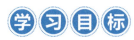

掌握
1. 高渗性脱水、低渗性脱水、等渗性脱水的原因及其对机体的影响。
2. 低钾血症、高钾血症的概念、病因和机体的功能代谢变化。

熟悉
三种类型脱水的机制。

了解
1. 水中毒。
2. 三种类型脱水及低钾、高钾血症的防治原则。

水、电解质是机体的重要组成部分,是维持内环境稳定的重要因素,在神经-内分泌系统的作用下,保持相对稳定,但某些外界环境的变化和疾病常常会引起水、电解质代谢紊乱,如得不到及时纠正,可加重疾病,甚至危及生命。在临床上纠正水、电解质紊乱的输液疗法是经常使用和极为重要的治疗手段。

第一节 水、钠代谢及其调节机制

一、体液的容量和分布

成人体液总量约占体重的60%,广泛分布于细胞内液和细胞外液。细胞内液即细胞内的液体,占体重的40%,细胞外液即组织间液和血浆,占体重的20%,其中组织间液占体重的15%,血浆占体重的5%。组织间液中有极少一部分位于一些关节腔、腹膜腔等密闭的腔隙,称第三间隙液,也称跨细胞液。

体液总量是变化的,随年龄、性别、胖瘦而不同。从婴儿到成年人,体液占体重的比例逐渐减少,体液随脂肪增加而减少,因此瘦人对缺水有更大的耐受性。

二、体液的电解质成分、分布及功能

电解质成分及含量在细胞内、外液有很大的差别。细胞外液的组织间液和血浆的

电解质在性质和数量上大致相等，功能也类似。阳离子主要是 Na^+，其次是 K^+、Ca^{2+}、Mg^{2+} 等，阴离子主要是 Cl^-，其次是 HCO_3^-、HPO_4^{2-}、SO_4^{2-}、有机酸及蛋白质，组织间液和血浆主要区别在于血浆含 7% 蛋白质，而且组织液的蛋白质仅为 0.05%～0.35%。细胞内液的阳离子主要是 K^+，其次是 Na^+、Ca^{2+}、Mg^{2+}，阴离子是 HPO_4^{2-} 和蛋白质，其次是 HCO_3^-、Cl^-、SO_4^{2-} 等。各部分体液中阴离子、阳离子数总和是相等的，并保持电中性。

体液的功能如下：①参与新陈代谢等生理功能；②维持渗透压和酸碱平衡；③维持神经、肌肉、心肌细胞静息电位的形成。

三、体液的渗透压

体液的渗透压取决于溶质的分子或离子数目。由电解质构成晶体渗透压。由葡萄糖、氨基酸、蛋白质等构成非晶体渗透压。正常血浆渗透压为 280～310 mmol/L。

四、水、钠平衡

（一）水平衡

正常情况下，水的摄入与排出处于动态平衡状态。

1. 水的来源　①饮水：成人每天饮水量波动于 1000～1300 mL。②食物水：食物含水量为 700～900 mL。③代谢水：糖、脂肪、蛋白质等营养物质在体内氧化生成的水，每天约为 300 mL。

2. 水的排出　①消化道：经粪排出。②皮肤：显性汗和非显性蒸发。③肺：呼吸蒸发。④肾：随尿排出。

由皮肤蒸发和呼吸蒸发的水几乎不含电解质。维持水出、入量的平衡，每天需要给水 1500～2000 mL，称日需量。正常成人每天至少要排出 500 mL 尿液才能清除体内的代谢废物。

（二）钠平衡

正常成人体内含钠总量为 40～50 mol/kg。其中 60% 是可交换的，血清钠浓度为 130～150 mmol/L，而细胞内液钠仅为 10 mmol/L。

1. 钠的来源　主要来自食盐。

2. 钠的排出　肾是排钠主要器官，其特点是多吃多排，少吃少排，不吃不排。另外，随汗液也可排出少量的钠。

五、体液容量及渗透压的调节

细胞外液容量和渗透压的相对稳定是通过神经-内分泌系统调节实现的。

1. 渴感中枢的调节　当机体血浆渗透压升高、血容量减少及口腔干燥时，会刺激位于下丘脑室上核侧面的口渴中枢，使其产生兴奋引起渴感，使机体主动饮水，使血容量、血压恢复正常。

2. 抗利尿激素(antidiuretic hormone,ADH)的作用　ADH 由下丘脑室上核和室旁核的神经细胞合成,储存在垂体中,具有加强肾小管对水的重吸收作用。

(1) 渗透性调节　细胞外液渗透压的变化可影响 ADH 的分泌。渗透压有1%～2%的变动时,影响 ADH 的释放。当渗透压升高时,ADH 释放增多;反之,ADH 释放减少,使渗透压维持在正常水平。

(2) 非渗透性调节　血容量和血压的变化影响 ADH 的分泌。血容量减少、血压明显下降时,ADH 释放增多。

(3) 其他因素　精神紧张、疼痛、创伤、血管紧张素Ⅱ等能促使抗利尿激素分泌或增强抗利尿激素作用。

3. 心房肽(atrial natriuretic peptide,ANP)的作用　心房肽是由心房肌细胞合成释放的激素,具有利尿、利钠、降压等作用。当血容量或有效循环血量下降时,ANP 分泌减少,肾近曲小管重吸收水、钠增多,使血容量恢复正常。

第二节　水、钠代谢紊乱

水、钠代谢紊乱是引起体液失衡的主要原因。临床上水、钠代谢紊乱往往是同时或相继发生的并相互影响,常将两者同时考虑。

一、脱水

脱水是指体液容量的明显减少,并呈现一系列功能、代谢变化的病理过程。按细胞外液渗透压不同,脱水可分为三种类型。

(一) 高渗性脱水

高渗性脱水的主要特征是失水多于失钠,血清钠浓度大于 150 mmol/L,血浆渗透压大于 310 mmol/L。细胞外液量和细胞内液量均减少。

1. 原因和机制　机体失水或丢失低渗性体液均可引起高渗性脱水。高渗性脱水的常见原因如下。

(1) 饮水不足　①缺乏水源:如沙漠迷路、地震等。②不能饮水:昏迷、频繁呕吐等。③渴感障碍:脑部受伤、脑血管意外等。

(2) 水丢失过多　①经肺失水:任何原因引起的过度通气都可使呼吸道黏膜的蒸发加强,丢失大量水分。②经皮肤失水:出汗、发热或甲状腺功能亢进可经皮肤丢失大量低渗液。③经肾失水:中枢性尿崩症时因 ADH 产生和释放不足,肾性尿崩症时因肾远曲小管和集合管对 ADH 的反应缺乏,两者导致肾排出大量低渗性尿;使用大量脱水剂(如高渗葡萄糖、甘露醇等),进行渗透性利尿可使排水多于排尿。④经胃肠道丢失:频繁呕吐和腹泻、消化道引流等可导致等渗或含钠量低的消化液丢失。

第十二章 水、电解质代谢紊乱

2. 对机体的影响

(1) 渴感　细胞外液渗透性增高,刺激口渴中枢,引起口渴。

(2) 尿的变化　血浆渗透压升高,引起 ADH 增加,肾小管重吸收水增多,出现少尿和尿比重增高。

(3) 细胞脱水　细胞外液高渗,细胞内液向细胞外液转移,引起细胞脱水。

(4) 中枢神经系统功能障碍　细胞处于高渗状态,引起脑细胞严重脱水,可出现一系列中枢神经系统功能障碍,如嗜睡、昏迷甚至死亡。脑体积因脱水而显著缩小时,颅骨与脑皮质之间的血管张力增大,可导致静脉破裂出现局部脑出血和蛛网膜下腔出血。

(5) 脱水热　严重病例,由于从皮肤蒸发水分减少,散热障碍,可导致体温升高。

(6) 血液浓缩　由于体液大量丢失,血容量下降,ADH 分泌增加,当体液丢失达体重 4% 时,可引起醛固酮分泌增加,醛固酮与 ADH 一起维持细胞外液和循环血量,使其不至于下降太多。另外,细胞内液向细胞外液转移,也有助于渗透压回降,使血容量恢复,所以这类病人血液浓缩、血压下降、氮质血症比低渗性脱水轻。

3. 防治原则与护理原则

(1) 防治原发病。

(2) 补水　不能口服者,静脉滴注 5%~10% 葡萄糖溶液。

(3) 补钾　细胞脱水,钾离子从细胞内释出,引起血钾升高,尿排钾增多,尤其是当醛固酮增加,补液只补盐和糖时,钾离子转运入胞,易出现低钾血症,故应适当补钾。

(二) 低渗性脱水

低渗性脱水的特征是失钠多于失水,血清钠低于 130 mmol/L,血浆渗透压低于 280 mmol/L。

1. 原因和机制　常见原因是经肾或肾外丢失大量的液体,或者液体积聚在"第三间隙",处理措施不当,即失液后只补充水分或滴注葡萄糖而不补充电解质时,导致低渗性脱水。

(1) 肾外丢失　①经消化道失液:如呕吐和腹泻等丧失大量消化液。②体液积聚在第三间隙:如大量胸水或腹水形成时。③经皮肤失液:如大量出汗、大面积烧伤时。

(2) 经肾丢失　①长期连续使用高效利尿药:如速尿、利尿酸、噻嗪类等。这些利尿药能抑制髓袢升支对 Na^+ 的重吸收。②肾实质性疾病:如慢性间质性肾疾病,肾髓质间质结构破坏,使 Na^+ 随尿排出增加。③肾皮质功能不全:分泌醛固酮减少,肾小管对钠的重吸收减少。④肾小管性酸中毒:由于集合管泌 H^+ 障碍,H^+-Na^+ 交换减少,重吸收 Na^+ 减少。

2. 对机体的影响

(1) 易发生休克　低渗性脱水主要特点是细胞外液减少。同时细胞外液处于低渗状态,水分从细胞外液移向渗透压相对较高的细胞内液,使细胞外液进一步减少,血容量减少。易发生低血容量性休克,外周循环衰竭症状出现较早。病人出现血压下降、脉搏细速、四肢湿冷等症状。

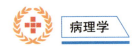

(2) 无渴感　由于细胞外液低渗,无渴感,难以自觉口服补液。

(3) 尿的变化　细胞外液低渗,ADH 分泌减少,对水重吸收减少,导致多尿、低比重尿,但晚期血容量显著减少时,ADH 分泌增多,出现少尿。

(4) 明显的失水特征　组织间液向细胞内转移,因而病人出现皮肤弹性减弱,眼窝和婴儿囟门凹陷。

(5) 尿钠的变化　经肾失钠者,尿钠含量增多。经肾外失钠者尿钠含量减少。

(6) 中枢神经系统功能紊乱　细胞外液低渗,水向细胞内转移,导致脑细胞水肿。引起中枢神经系统功能紊乱,如神志淡漠、昏厥甚至昏迷。

3. 防治原则　①治疗原发病。②补液:原则上给予等渗液,如出现休克,应按休克的处理方式积极挽救。

(三) 等渗性脱水

等渗性脱水的特征是钠与水成比例地丢失,血清钠浓度在 130~150 mmol/L,血浆渗透压在 280~310 mmol/L。细胞外液减少,细胞内液量正常。

1. 原因　①大量消化液丢失,如严重的呕吐、腹泻等。②大量胸水和腹水形成。③大量血浆丢失:常见大面积烧伤早期,严重的创伤等。

2. 对机体的影响　兼有低渗性脱水和高渗性脱水的表现。发生血压降低,外周循环衰竭,明显失水外貌,还产生渴感,少尿等表现。

3. 防治原则　①防治原发病。②补液:先补生理盐水,再补 5%~6% 葡萄糖溶液。

三种类型的脱水是可以相互转化的。等渗性脱水如果没有得到及时治疗,通过皮肤的蒸发和呼吸道丢失,可转变为高渗性脱水。等渗性脱水处理不当,只补充水分而未补充钠盐,可转变为低渗性脱水。同样的道理,高渗性脱水因机体的代偿作用转变为等渗性脱水,因不适当治疗可转变为低渗性脱水。低渗性脱水可通过呼吸道丢失和皮肤蒸发可转变为等渗性脱水甚至高渗性脱水(表 12-2-1)。

表 12-2-1　三种类型脱水的比较

项　目	高渗性脱水	低渗性脱水	等渗性脱水
发病原理	水摄入不足或丧失过多	体液丧失而单纯补水	水和钠等比例丧失而未予补充
发病原因	细胞外液高渗,细胞内液丧失为主	细胞外液低渗,细胞外液丧失为主	细胞外液等渗,以后高渗,细胞内、外液均有丧失
主要表现和影响	口渴、尿少、脑细胞脱水	脱水体征、休克、脑细胞水肿	口渴、尿少、脱水体征、休克
血清钠/(mmol/L)	150 以上	130 以下	130~150

续表

项　目	高渗性脱水	低渗性脱水	等渗性脱水
尿氯化钠	有	减少或无	减少,但有
治疗	以补充水分为主	补充生理盐水或3%氯化钠溶液	补充偏低渗的氯化钠溶液

二、水中毒

水中毒(water intoxication)的特点是血清钠＜130 mmol/L,血浆渗透压＜280 mmol/L,体内钠总量正常或增多。病人有水潴留可使体液明显增多。

1. 原因和机制

(1) ADH分泌过多　①ADH分泌失调综合征,该类疾病包括恶性肿瘤,如肺小细胞癌,中枢神经系统疾病,如脑脓肿,肺疾病如肺结核。病人体内ADH或ADH样物质含量很高。②药物:如吗啡、多黏菌素等能促进ADH的释放并使其作用增强。③各种原因导致的应激:强烈的精神刺激、创伤等可使ADH分泌增多。

(2) 肾排水功能不足　见于急慢性肾功能不全少尿期、严重心力衰竭等病人,肾脏排水明显减少,导致水潴留。

(3) 水摄入过量　无盐水灌肠、精神性饮水过量、持续饮水等。

2. 对机体的影响

(1) 细胞外液量增加,血液稀释　早期水潴留在细胞间液,不会产生凹陷性水肿,晚期重度病人持续凹陷性水肿。

(2) 细胞内水肿　细胞外液低渗,水向细胞内转移,造成细胞内水肿,严重者影响器官功能。

(3) 中枢神经系统症状　细胞内、外液增加,使中枢神经系统受压,出现头痛、恶心、淡漠、神志混乱、嗜睡等症状,严重者可导致脑疝而死亡。

3. 防治原则　①防治原发病。②轻症病人停止或限制水分摄入。③重症或急症病人:严格限制进水;给予高渗盐水或静脉推注渗透性利尿剂或强利尿剂。

第三节　正常钾代谢及钾代谢障碍

一、正常钾代谢

1. 钾的分布　钾是体内最重要的无机离子之一,钾正常含量为50～55 mmol/kg,其中98%存在于细胞内,2%存在于细胞外。血清钾含量为3.5～5.5 mmol/L。

2. 钾的吸收与排泄 人体钾的来源靠食物获得,大部分在小肠吸收。约90%的钾经肾脏排泄,肾脏排钾的特点是多吃多排、少吃少排、不吃也排。约10%的钾经消化道和汗液排出体外。

3. 钾的生理功能 ①参与细胞新陈代谢:钾参与多种新陈代谢过程,与糖原和蛋白质合成有密切关系。②保持细胞静息膜电位:钾是维持神经和肌细胞膜静息电位的物质基础。③调节细胞内外的渗透压和酸碱平衡。

4. 钾平衡的调节 机体钾主要靠钾的跨细胞转移和肾脏的调节达到平衡。

1) 钾的跨细胞转移 影响钾跨细胞转移的主要因素如下。

(1) 胰岛素 胰岛素促使钾转移到细胞内。

(2) 儿茶酚胺 儿茶酚胺对钾分布的影响因受体不同而异,β受体兴奋促进钾进入细胞内,α受体兴奋促进钾从细胞内移出。

(3) 血钾浓度 ①血钾浓度升高,促进钾进入细胞内;②低钾血症,钾离子出细胞,维持血钾浓度。

(4) 酸碱平衡状态 酸中毒时,一般出现高钾血症;碱中毒时,一般出现低钾血症。

(5) 物质代谢状况 糖原、蛋白质合成时,钾进入细胞内;相反,糖原、蛋白质分解时,细胞内钾释放出来。因此,在应用胰岛素、创伤修复时,可能会发生低钾血症。在创伤、溶血、肿瘤细胞坏死时,特别是在伴有肾功能不全时,较易发生高钾血症。

2) 肾的调节 机体主要依靠肾远曲小管和集合小管对钾的分泌和重吸收来维持体内外的钾平衡。

(1) 醛固酮 醛固酮在促进远曲小管重吸收钠的同时,也促进钾的排泄。

(2) 远曲小管和集合管内原尿流速 原尿的流速对钾排泄具有重要影响。流速加快,排钾增加;流速减慢,排钾减少。

(3) 跨膜电位 皮质集合管主细胞跨膜电位增大,从细胞排出至管腔的钾增多。

3) 结肠的排钾功能 摄入的钾约10%由肠道排出。

4) 汗液排钾 汗液排钾量很少。

二、低钾血症

血清钾浓度低于 3.5 mmol/L 称低钾血症。

(一) 原因和机制

1. 摄入不足 一般情况下,食物所含的钾足够满足人体需要,正常饮食不会发生低钾血症。只有在不能正常进食的情况下,才可能发生低钾血症。如胃肠道梗阻、胃肠术后、禁食、刻意节食减肥等。

2. 钾丢失过多

(1) 经肾失钾过多 这是成人失钾的最重要原因。

① 利尿剂的应用 速尿、利尿酸等利尿剂在利尿过程中伴有钾的大量排出。主要通过抑制髓袢升支粗段和远端小管起始部位钠和氯的重吸收而达到利尿作用,导致远

端小管内钠含量增多，K^+、Na^+交换增多，排钾增多。

② 渗透性利尿　临床上应用甘露醇利尿剂、糖尿病的高血糖、急性肾衰竭多尿期增高的尿素浓度可引起渗透性利尿，导致尿液增多，流速增快，排钾增多。

③ 肾小管性酸中毒　分Ⅰ型和Ⅱ型。Ⅰ型称远曲小管性酸中毒，H^+泵功能障碍，使H^+排出和K^+重吸收受阻，导致钾丢失。Ⅱ型称近曲小管性酸中毒，近曲小管重吸收HCO_3^-和K^+障碍，导致K^+丢失过多。

④ 盐皮质激素过多　见于原发性和继发性醛固酮增多症。

(2) 经消化道失钾　见于严重腹泻、频繁呕吐、肠瘘等病人。

(3) 经皮肤丢失　一般情况下，出汗变化一般不会引起低钾血症，但在炎热环境下大量出汗，则导致低钾血症。

3. 钾跨细胞分布异常　大量钾转移到细胞内。

(1) 碱中毒　碱中毒时，H^+和K^+交换，H^+出细胞，K^+进入细胞，使血钾降低。碱中毒使肾排钾增多。

(2) 某些毒物　粗制棉籽油中毒、钡缺乏等使K^+通道阻滞，K^+出胞受阻。

(3) 低钾血症型家族性周期性麻痹　一种少见的常染色体显性遗传病，发作时出现骨骼肌瘫痪和低钾血症，可在6～24 h自行缓解。导致低钾血症机制不清。

(二) 对机体的影响

低钾血症对机体的影响取决于血钾降低的程度、速度和持续时间。对机体的影响主要是对神经肌肉、心肌和酸碱平衡的影响。

1. 对神经肌肉兴奋性的影响

(1) 骨骼肌　血清钾低于3 mmol/L时，会出现明显的肌肉松弛无力。低于2.65 mmol/L出现肌麻痹。

(2) 胃肠道平滑肌　出现肌无力甚至麻痹，表现为胃肠道功能减退，甚至出现麻痹性肠梗阻。

(3) 对神经系统的影响　轻度低钾血症病人出现精神萎靡、表情淡漠、倦怠。重症病人反应迟钝、嗜睡甚至昏迷。

2. 对心脏的影响

(1) 对心肌生理特性的影响　①心肌兴奋性：心肌兴奋性升高。②心肌传导性：心肌传导性下降。③心肌自律性：心肌自律性升高。④心肌收缩性：轻度低钾血症时，心肌收缩性升高，严重缺钾时，收缩性降低。

(2) 心电图表现　T波低平，U波增高，ST段下降，心率增快和异位心律，QRS波增宽。

(3) 心肌功能损害的具体表现　心律失常和对洋地黄类强心药物毒性的敏感性增加。

3. 对酸碱平衡的影响　低钾血症可诱发代谢性碱中毒。

4. 其他　对肾脏的损害出现在髓质集合管，表现为尿浓缩功能的障碍，出现多尿、低比重尿。

（三）防治原则

1. 治疗原发病 给予富含钾的食物，如谷类、鱼、肉、蔬菜、水果等。

2. 补钾 ①尽量口服补钾：钾盐口服方便安全，首选氯化钾。②见尿补钾：每日尿量少于 500 mL 时，不宜补钾。③控制剂量和速度：静脉补钾严格控制剂量和速度，避免血钾突然升高，引起室性纤颤和心跳骤停。

三、高钾血症

血清钾浓度大于 5.5 mmol/L 称高钾血症。

（一）原因和机制

1. 肾排钾减少

（1）肾小球滤过率的显著下降：主要见于急性肾衰竭少尿期、慢性肾衰竭的末期、失血性休克等引起的血压显著下降，钾滤出受阻，血钾升高。

（2）远曲小管、集合管分泌钾功能受阻：主要由于醛固酮分泌不足引起或该段小管对醛固酮反应不足，导致钾排出减少。见于肾上腺皮质功能不全、合成障碍或某些药物疾病引起的继发性醛固酮不足等情况。

2. 钾跨细胞分布异常 细胞内 K^+ 大量移出，超过肾代偿能力，引起高钾血症。主要见于以下几种类型。

（1）酸中毒 H^+ 和 K^+ 交换，H^+ 入胞，K^+ 出胞，肾小管上皮细胞 H^+、Na^+ 交换增多，K^+、Na^+ 交换减少。

（2）高血糖合并胰岛素不足 糖尿病、胰岛素缺乏、高血糖、酮体增高性酸中毒可促使细胞内钾外移，血钾升高。

（3）某些药物 洋地黄类药物增多等妨碍细胞摄钾，肌肉松弛剂氯化琥珀胆碱使钾从细胞内移出，导致高钾血症。

（4）溶血和组织坏死 严重创伤、血型不符的输血等，有钾离子从破裂的细胞释放出来，导致高钾血症。

（5）高钾血症型家族性周期性麻痹 一种少见的常染色体显性遗传病，发作时伴有肌麻痹和高钾血症，一定时间后自行缓解。

3. 摄入过多 胃肠道摄钾过多一般不会发生高钾血症，但在静脉输钾过快、浓度过高情况下，可引起高钾血症。

（二）对机体的影响

1. 对骨骼肌的影响 呈双向性。当血钾浓度增高时，肌肉兴奋性升高，表现为四肢感觉异常，刺痛，轻度震颤等。当血钾增高至 7～9 mmol/L 时，表现为肌肉柔弱无力，严重时发生迟缓性麻痹。

2. 对心脏的影响 主要表现为对心肌生理特性的影响。

(1) 心肌兴奋性变化 急性高钾血症对心肌兴奋性出现先升高后降低的双向变化。

(2) 心肌传导性 心肌传导性下降。

(3) 心肌自律性 心肌自律性降低。

(4) 心肌收缩性 心肌收缩性减弱。

(5) 心电图表现 ①T波高尖。②P波和QRST波振幅降低,间期增宽,S波增深。③多种类型心律失常的心电图。

3. 对酸碱平衡的影响 高钾血症多伴有代谢性酸中毒。机制:①高钾血症时,钾离子向细胞内转移,氢离子向细胞外转移;②肾脏排钾增多,排氢减少。

(三) 防治原则

1. 防治原发病 首先消除和控制引起高钾血症的原因和积极防治原发病,例如停用保钾利尿剂,纠正酸中毒等。

2. 降低血钾常用方法

(1) 促进钾移入细胞内 静脉注射葡萄糖和胰岛素,可使细胞外钾移入细胞内,静脉注射10%葡萄糖酸钙溶液不仅能促使钾进入细胞内,而且还能拮抗高钾对心肌的毒性作用。

(2) 加速钾离子向体外排出 口服阳离子交换树脂,经肠道排钾;高钠饮食,排钾利尿剂,盐皮质激素等促进肾排钾;对于严重高钾血症病人,可用腹膜透析或血液透析排出体内过多的钾。

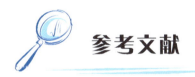

参考文献

[1] 金惠铭,王建枝.病理生理学[M].7版.北京:人民卫生出版社,2010.

[2] 吴伟康,赵卫星.病理学[M].2版.北京:人民卫生出版社,2010.

[3] 张建中.病理学[M].北京:高等教育出版社,2010.

[4] 张立克.病理学[M].北京:人民卫生出版社,2007.

(董淑芬)

第十三章 水肿

学习目标

掌握
水肿的概念、病因、常见水肿的分布特点。

熟悉
水肿的发病机制、特点及对机体的影响。

了解
水肿的防治与护理。

过多的液体积聚在组织间隙或体腔内,称为水肿(edema)。如果体腔内液体过多积聚,可称为积液或积水(hydrops),如胸腔积水、腹腔积水,脑室积水等。水肿不是一种独立的疾病,而是许多疾病中出现的一种常见的病理过程。水肿按分布范围,可分为全身性水肿和局部性水肿。有的全身性水肿至今原因不明,称为特发性水肿。水肿按发生部位可分为肺水肿、脑水肿等。水肿按发生原因分可分为心性水肿、肝性水肿、肾性水肿、营养不良性水肿等。

第一节 水肿发生的基本机制

一、血管内、外液体交换失衡——组织液生成大于回流

正常情况下,血浆与组织液之间不断地进行液体交换,使组织液生成和回流保持动态平衡。

1. 影响血管内、外液体交换的因素

(1)有效流体静压 可驱使血管内液体向外滤出。有效流体静压=毛细血管动脉端血压-毛细血管静脉端血压-组织间隙的流体静压=30 mmHg-12 mmHg-(-6.5 mmHg)=24.5 mmHg。

(2)有效胶体渗透压 可使液体回流到毛细血管内。有效胶体渗透压=血浆胶体渗透压-组织间液的胶体渗透压=28 mmHg-5 mmHg=23 mmHg。正常情况下,组织液生成略大于回流。

(3) 淋巴回流　组织液回流血管内,剩余部分经淋巴系统再入血液循环,从而保持血管内、外液体交换平衡。

2. 发生水肿的因素　如果影响血管内、外液体交换因素发生变化可导致水肿发生。常见病因如下。

(1) 毛细血管流体静压的增高　毛细血管流体静压增高导致有效流体静压增高,组织液生成增多,超过淋巴回流的代偿能力时,则可引起水肿。毛细血管流体静压增高的常见原因是静脉压增高。如充血性心力衰竭、动脉充血、肿瘤、血栓等都可引起静脉压增高。

(2) 血浆胶体渗透压的降低　血浆胶体渗透压降低,液体回流减少,组织液生成增加超过淋巴代偿能力,则发生水肿。血浆胶体渗透压主要取决于血浆蛋白的含量。引起血浆蛋白含量降低的原因:①蛋白质合成障碍,见于严重肝脏疾病和营养不良;②蛋白质分解代谢增强,见于慢性消耗性疾病,如结核病、恶性肿瘤等;③蛋白质丢失过多,见于肾病综合征时大量蛋白质从尿中丢失。

(3) 微血管通透性增加　微血管通透性增加、血浆蛋白滤出时,血浆胶体渗透压下降,组织间液胶体渗透压增加,引起水肿。微血管通透性增加常见于炎症、过敏反应等。

(4) 淋巴回流受阻　正常情况下,淋巴回流不仅能把含蛋白质的组织液回流到血液循环,而且对生成过多的组织液还能代偿回流,具有重要的抗水肿作用。当淋巴道被堵塞、淋巴回流受阻或不能代偿地加强回流时,含蛋白质的水肿液在组织间隙积聚,形成淋巴性水肿。见于乳腺癌根治术后、恶性肿瘤、丝虫病。

二、体内、外液体交换失衡——水钠潴留

正常机体水、钠的摄入量和排出量处于动态平衡。这种平衡在神经内分泌的调节下,通过肾脏排泄功能实现。当肾脏排泄水、钠减少时,则发生水肿。

(一) 肾小球滤过率下降

肾小球滤过率下降的常见原因:一是广泛的肾小球病变,如急慢性肾小球肾炎滤过率下降,水钠潴留;二是有效循环血量减少,如充血性心力衰竭、肾病综合征时,肾血流量下降,滤过率下降,继发交感-肾上腺髓质系统兴奋,肾素-血管紧张素醛固酮系统兴奋,使入球小动脉收缩,肾血流量进一步减少,出现水钠潴留。

(二) 近曲小管重吸收水、钠增多

(1) 肾小球滤过分数增加　肾小球滤过分数＝肾小球滤过率/肾血浆流量。当充血性心力衰竭或肾病综合征时,有效循环血量减少,肾血流量减少,但肾出球小动脉收缩比入球小动脉收缩明显。因此,肾小球滤过率相对增高,肾小球滤过分数随之增加,肾小管周围毛细血管血液含蛋白质增加。因此,血浆胶体渗透压相应增高,再加上毛细血管流体静压下降,所以近曲小管重吸收水、钠增加,导致水钠潴留。

(2) 心房肽分泌减少　当有效循环血量减少时,心房肽分泌减少,近曲小管对水、钠重吸收增加,导致水肿发生。

（三）远曲小管和集合管重吸收水、钠增加

1. 醛固酮分泌增多 醛固酮的作用是促进远曲小管重吸收钠，进而引起水钠潴留。醛固酮增加的常见原因如下。①分泌增加：当有效循环血量下降，或其他原因使肾血流减少时，肾血管灌注压下降，刺激入球小动脉壁的牵张感受器，肾小球滤过率降低使流经致密斑的钠离子减少，从而使近球细胞分泌肾素增加。于是，肾素-血管紧张素-醛固酮系统被激活。临床上，见于充血性心力衰竭、肾病综合征及肝硬变腹水时。②灭活减少：肝硬化病人肝细胞灭活醛固酮的功能减退，也是血中醛固酮含量增高的原因。

2. 抗利尿激素分泌增加 抗利尿激素的作用是促进远曲小管和集合管对水、钠的重吸收，是引起水钠潴留的重要原因之一。引起抗利尿激素分泌增加的原因如下。①充血性心力衰竭等时，有效循环血量减少使左心房壁和胸腔大血管的容量感受器所受的刺激减弱，反射性地引起抗利尿激素分泌增加。②肾素-血管紧张素-醛固酮系统激活后，血管紧张素Ⅱ生成增多，可致下丘脑-神经垂体分泌和释放醛固酮增加。醛固酮分泌增加可使肾小管对钠的重吸收增多，血浆渗透压增高，刺激下丘脑渗透压感受器，使抗利尿激素的分泌与释放增加。

第二节　水肿的特点及对机体的影响

一、水肿的特点

1. 水肿液的性状 水肿液含血浆的全部晶体成分，根据蛋白质含量的不同分为漏出液和渗出液。①漏出液的特点是水肿液的比重低于1.015，蛋白质含量低于2.5 g%，细胞数少于500/100 mL。②渗出液的特点是水肿液的比重高于1.018，蛋白质含量可达38%～58%，可见较多白细胞。

2. 水肿的皮肤特点 皮下水肿是全身局部水肿的重要体征，皮肤肿胀、弹性差、苍白发亮、皱纹变浅，用手指按压出现凹陷称凹陷性水肿，又称显性水肿。但出现凹陷性水肿之前，组织液已增多，病人体重明显增加，可达原体重的10%，称隐性水肿。没有出现凹陷是由于组织间隙中胶体网状物（透明质酸、黏多糖、胶原）对体液有强大的吸附能力，只有当体液积聚过多，超过胶体网状物吸附能力时，才会有液体游离出来，指压后出现凹陷。

3. 全身性水肿的分布特点 最常见的全身性水肿是肾性水肿、心性水肿、肝性水肿。水肿出现部位各不相同。肾性水肿首先出现在组织疏松的眼睑部，心性水肿先出现在身体下垂部位，肝性水肿以形成腹水多见。

二、水肿对机体的影响

炎性水肿具有稀释毒素，运送抗体等抗损伤作用。这是有利的一面，不利的一面包

括如下几点。

（1）细胞营养障碍　过多的液体在组织间隙中积聚，加大了细胞和毛细血管间的距离，液体直接压迫微血管。因此，影响细胞和血液间的物质交换。

（2）器官功能障碍　水肿对器官功能的影响，取决于水肿发生的速度及程度。快速而严重的水肿比慢性水肿引起的器官功能障碍要严重。重要器官的水肿可造成更为严重的后果。如喉头水肿能引起气道阻塞，严重时可造成窒息。脑水肿引起颅内高压，甚至脑疝致死。

第三节　水肿的防治及护理原则

（1）治疗原发病　水肿是继发于各种疾病的病理过程，只有控制住原发病，才能有效地治疗水肿。

（2）针对发生机制治疗　某些水肿进行病因治疗见效慢，必须针对发生机制采取相应措施。如水钠潴留是全身性水肿的一个共同发病机制，临床上应用利尿剂治疗，可促进肾脏排出潴留的水、钠，同时限制水、钠的摄入。

（3）动态测量体重的变化　动态测量体重的增减是观察水肿消失最有价值的指标。

（4）注意病人一般情况的变化和神志的变化，以便及早发现窒息、急性呼衰等危重病情，及时治疗和护理。

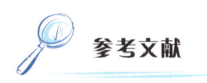

[1]金惠铭,王建枝.病理生理学[M].7版.北京:人民卫生出版社,2010.
[2]吴伟康,赵卫星.病理学[M].2版.北京:人民卫生出版社,2010.
[3]张建中.病理学[M].北京:高等教育出版社,2010.
[4]张立克.病理学[M].北京:人民卫生出版社,2007.

（董淑芬）

第十四章 酸碱平衡紊乱

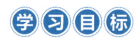

掌握
1. 酸、碱中毒的概念。
2. 代谢性酸中毒和呼吸性酸中毒的原因及其主要指标的变化。

熟悉
1. 酸碱平衡常用指标及其意义。
2. 酸中毒时机体的缓冲和代偿机制。
3. 酸、碱中毒对机体的影响。
4. 代谢性碱中毒和呼吸性碱中毒的发生原因。

了解
1. 碱中毒时机体的缓冲和代偿机制。
2. 混合性酸、碱中毒的概念。
3. 酸、碱中毒的防治和护理原则。

体液 pH 值相对稳定是机体正常新陈代谢所必需的,机体经常从外界摄取酸性或碱性物质,代谢过程中又不断地产生酸性物质和碱性物质,但机体血液 pH 值能始终保持在 7.35～7.45 范围内,这主要是依赖于体液自身的缓冲系统及肺对 CO_2 排出的调节以及肾脏泌 H^+、泌 NH_4^+、重吸收 HCO_3^- 的功能来完成的。

体液 pH 值相对稳定性的维持称为酸碱平衡。很多原因可引起酸碱平衡失调,称为酸碱平衡紊乱(acid-base disturbance)。在临床上,酸碱平衡紊乱往往是某些疾病或病理过程的继发变化,一旦酸碱平衡紊乱,就会使病情更加严重和复杂,对病人生命造成严重威胁,因此及时发现和正确处理常常是治疗成功的关键。

第一节 酸碱平衡的调节

在化学反应中:凡是能释放出 H^+ 的化学物质称为酸,如 HCl、H_2SO_4、NH_4^+、$H_2PO_4^-$、H_2CO_3 等;反之,凡是能接受 H^+ 的化学物质称为碱,如 OH^-、NH_3、HPO_4^{2-}、HCO_3^- 等。蛋白质(Pr^-)在体液中能与 H^+ 结合成为蛋白酸(HPr),所以 Pr^- 也是一

种碱。

一、体内酸性和碱性物质的来源

（一）酸性物质的来源

体内的酸性物质可以分为两类。①挥发酸：三大物质氧化分解，其最终代谢产物 CO_2 与 H_2O 发生反应可生成 H_2CO_3，并经肺排出体外，故称挥发酸。②固定酸：主要来源于蛋白质分解代谢，如磷酸、硫酸、尿酸等；少部分来自于糖和脂肪代谢过程中产生的有机酸，如乳酸、乙酰乙酸、β-羟丁酸等。固定酸只能通过肾随尿排出体外。

（二）碱性物质的来源

体内碱性物质主要来自食物，特别是蔬菜、瓜果中所含的有机酸盐，如枸橼酸盐、苹果酸盐及草酸盐等，均可与 H^+ 起反应，分别转化为枸橼酸、苹果酸、草酸；Na^+ 或 K^+ 则可与 HCO_3^- 结合生成碱性盐；机体在代谢过程中也可生成少量碱性物质。在普通膳食情况下，正常人体内酸性物质的生成量远超过碱性物质的生成量。

二、机体对酸碱平衡的调节

尽管机体不断生成和摄取酸、碱物质，但血液的 pH 值并不发生显著的变化，这是由于体内存在着一系列调节机制，主要是体液中的缓冲系统以及肺和肾等对酸碱平衡的调节。

（一）血液缓冲系统的调节

缓冲系统由弱酸及其共轭碱构成的多个缓冲对组成。血液中有一系列缓冲物质，主要有碳酸氢盐缓冲对（$NaHCO_3/H_2CO_3$）和非碳酸氢盐缓冲对。后者包括磷酸氢盐缓冲对（NaH_2PO_4/Na_2HPO_4）、蛋白质缓冲对（Pr^-/HPr）、血红蛋白缓冲对（Hb^-/HHb、$HbO_2^-/HHbO_2$），它们具有很强且很迅速的缓冲酸碱度的能力。血浆[HCO_3^-]/[H_2CO_3]的值决定血浆 pH 值。正常血浆[HCO_3^-]平均值为 24 mmol/L，[H_2CO_3]平均值为 1.2 mmol/L，二者之比为 20/1。此时血浆 pH 值正好为 7.4。这可用 Henderson-Hasselbalch 方程式来表示：$pH = pK_a + \lg[HCO_3^-]/[H_2CO_3]$，其中 pK_a 为碳酸解离常数的负对数，其值为 6.1。代入上式，正常血液酸碱度为：$pH = 6.1 + \lg 24/1.2 = 6.1 + \lg 20 = 6.1 + 1.3 = 7.4$。由上式可见，细胞外液的 pH 值主要取决于[$HCO_3^-$]/[$H_2CO_3$]的值。两者任何一方的浓度发生变化，通过机体的调节，另一方就会发生相应的增加或减少，两者浓度比值为 20/1，则血浆 pH 值在正常范围。最重要的是碳酸氢盐缓冲对，其缓冲能力强，占血液缓冲总量的 1/2 以上，但是它只能缓冲固定酸，不能缓冲挥发酸；挥发酸的缓冲主要靠非碳酸氢盐缓冲系统，特别是血红蛋白缓冲对。

（二）肺在酸碱平衡中的调节作用

肺通过改变呼吸运动的频率和幅度来调节肺泡通气量，控制 CO_2 的排出量，稳定挥发酸(H_2CO_3)的水平,使血液[$NaHCO_3$]/[H_2CO_3]的值接近正常,以保持 pH 值的相对恒定。当动脉血 CO_2 分压升高或 pH 值降低时,通过中枢和外周化学感受器,可使呼吸中枢兴奋,呼吸加深、加快,CO_2 由肺排出增多;反之,当动脉血 CO_2 分压降低或 pH 值升高时,可使呼吸中枢兴奋性下降,呼吸变浅变慢,从而减少 CO_2 的排出。

(三) 肾在酸碱平衡中的调节作用

肾是通过排泄固定酸,重吸收 $NaHCO_3$ 从而对酸碱平衡进行调节的。肾对酸碱平衡调节的主要机制:①近端肾小管细胞主动分泌 H^+ 和重吸收 HCO_3^-;②产 NH_3 排 NH_4^+,主要在近曲小管完成;③远曲小管酸化作用,其闰细胞分泌 H^+,同时以 Cl^--HCO_3^- 交换方式重吸收 HCO_3^-。肾的调节作用发挥较慢,常在酸碱平衡紊乱发生后 12~24 h 才发挥作用,但效率高,作用持久。

酸碱平衡的调节机制见表 14-1-1。

表 14-1-1 酸碱平衡的调节机制

	调节机制	缓冲与调节作用的特点

体液缓冲系统	碳酸氢盐缓冲对
	  血浆中(主要)
	  红细胞中
		缓冲固定酸(碱)

	非碳酸氢盐缓冲对
	  血红蛋白缓冲对(主要)
	  蛋白质缓冲对
	  磷酸氢盐缓冲对
		主要缓冲挥发酸

肺	通过呼吸中枢或外周化学感受器兴奋性地调节 CO_2 浓度	通过 CO_2 排出调节血浆中 H_2CO_3 浓度
肾	通过肾小管上皮细胞泌 H^+、NH_4^+ 和重吸收 $NaHCO_3$ 对固定酸进行调节	通过排泄固定酸和重吸收 HCO_3^- 调节血浆中 HCO_3^- 的浓度

(四) 组织细胞在酸碱平衡中的调节作用

细胞的缓冲作用主要是通过离子交换进行的,红细胞、肌细胞等均能发挥这种作用。当细胞外液 H^+ 过多时,H^+ 弥散入细胞内,而 K^+ 则从细胞内移出;当细胞外液 H^+ 过少时,H^+ 由细胞内移出,所以酸中毒时往往伴有高钾血症,碱中毒时伴有低钾血症。Cl^--HCO_3^- 的交换也十分重要,因为 Cl^- 是可以自由交换的阴离子,当 HCO_3^- 浓度升高时,Cl^- 的排出由 Cl^--HCO_3^- 交换来完成。

此外,肝还可以通过合成尿素清除 NH_3,骨骼的钙盐分解有利于对 H^+ 缓冲,对酸碱平衡调节也起一定的作用。

机体通过上述四个方面调节因素的协同作用,维持体内的酸碱平衡,但在作用时间和强度上是不同的。血液缓冲系统反应迅速,即刻就能发生,但缓冲作用不能持久;肺的调节效能最大,缓冲作用于 30 min 时达最高峰;细胞的缓冲能力虽然较强,但要 3～4 h 后才能发挥作用;肾的调节作用虽然效能高、作用持久,对排出非挥发酸及保留 $NaHCO_3$ 有重要作用,但时间更慢,常在数小时之后起作用,3～5 天才达高峰。

第二节 酸碱平衡紊乱的类型、常用指标及其意义

一、酸碱平衡紊乱的类型

血液中 $[HCO_3^-]$ 的变化主要受代谢因素的影响,与肾功能有关,如果 pH 值的变化是由 $[HCO_3^-]$ 原发变动所引起的,则称为代谢性酸碱平衡紊乱;血液中 $[H_2CO_3]$ 的变化受呼吸因素影响,如果 pH 值变化是由 $[H_2CO_3]$ 原发变动所引起的,则称为呼吸性酸碱平衡紊乱。在酸碱平衡紊乱时,由于体液缓冲和机体的调节,虽然 $[HCO_3^-]$ 和 $[H_2CO_3]$ 的绝对值发生变化,但其比值仍保持为 20/1,血液 pH 值仍为 7.4 时,称为代偿性酸中毒或碱中毒。如果经过机体缓冲、代偿作用后,$[HCO_3^-]$ 与 $[H_2CO_3]$ 的比值不能保持为 20/1,pH 值表现异常时,则称为失代偿性酸中毒或碱中毒。除上述单纯性酸碱平衡紊乱外,临床上常见的是两种或两种以上酸碱平衡紊乱同时存在,属于混合型酸碱平衡紊乱。

二、酸碱平衡常用指标及其意义

(一) pH 值

血液 pH 值是血浆中 H^+ 浓度的负对数,取决于 $[HCO_3^-]/[H_2CO_3]$ 的值。正常人动脉血 pH 值维持在 7.35～7.45,平均值为 7.40。血浆 pH 值异常,表示机体是失代偿性酸碱平衡紊乱;pH 值正常,可以是正常的酸碱平衡,也可能是代偿性酸碱平衡紊乱;此外,某些混合型酸碱平衡紊乱时,血浆的 pH 值也可以在正常范围内。如果其 pH<7.35,则称为失代偿性酸中毒;如果其 pH>7.45,则称为失代偿性碱中毒。

(二) 动脉血二氧化碳分压($PaCO_2$)

物理状态下溶解在血浆中 CO_2 的含量所产生的压力(张力),称为动脉血二氧化碳分压。正常 $PaCO_2$ 值为 4.39～6.25 kPa(33～46 mmHg),平均值为 5.32 kPa(40 mmHg)。它反映了肺的通气功能,是呼吸性酸碱平衡紊乱的重要指标。$PaCO_2$ 原发性增高表示 CO_2 潴留,见于呼吸性酸中毒;$PaCO_2$ 原发性降低表示肺通气过度,见于呼吸性碱中毒。在代谢性酸、碱中毒时,由于机体的代偿调节,$PaCO_2$ 可发生继发性降低或升高。

（三）标准碳酸氢盐（standard bicarbonate，SB）和实际碳酸氢盐（actual bicarbonate，AB）

SB 是指全血在 38 ℃，Hb 氧饱和度为 100%，$PaCO_2$ 为 5.32 kPa(40 mmHg)的条件下（即标准状态下）所测得的血浆 HCO_3^- 含量。因已排除了呼吸性因素的影响，故 SB 是反映酸碱平衡代谢性因素的指标，正常值为 22～27 mmol/L，平均值为 24 mmol/L。SB 降低表示代谢性酸中毒，SB 升高表示代谢性碱中毒。但在呼吸性酸、碱中毒时，由于肾的代偿作用，SB 也可相应升高或降低。

AB 是指隔绝空气的血液标本，在实际 $PaCO_2$ 和血氧饱和度条件下所测得的血浆 HCO_3^- 含量。AB 受呼吸和代谢两方面因素的影响。正常人 AB 与 SB 相等。AB 和 SB 的差反映了呼吸性因素对酸碱平衡的影响。如果 AB＞SB，说明有 CO_2 蓄积，可见于呼吸性酸中毒或代偿性代谢性碱中毒；反之，如果 AB＜SB，说明 CO_2 排出过多，可见于呼吸性碱中毒或代偿性代谢性酸中毒；两者均低可见于代谢性酸中毒或代偿性呼吸性碱中毒；两者均高可见于代谢性碱中毒或代偿性呼吸性酸中毒。

（四）缓冲碱

缓冲碱(buffer base，BB)是指血液中一切具有缓冲作用的负离子(碱性物质)的总和，包括 HCO_3^-、Hb^- 和 Pr^- 等，通常以氧饱和的全血在标准状态下测定，正常值为 45～55 mmol/L，其中 HCO_3^- 为 22～27 mmol/L，Hb^- 为 6.3 mmol/L，Pr^- 为 16～18 mmol/L。BB 是反映代谢性因素的指标。代谢性酸中毒时，BB 降低；代谢性碱中毒时，BB 升高。

（五）碱剩余

碱剩余(base excess，BE)是指在标准状态下，将 1 L 全血或血浆滴定至 pH 值为 7.4 时所用的酸或碱的量。BE 的正常值为(0±3) mmol/L。如需用酸滴定，说明受测血样碱过剩，用正值(＋BE)表示，见于代谢性碱中毒；如需用碱滴定，说明受测血样碱缺失，用负值(－BE)表示，见于代谢性酸中毒。但在呼吸性酸碱平衡紊乱时，由于肾的代偿作用，BE 也可增加或减少。

（六）阴离子间隙

阴离子间隙(anion gap，AG)是指血浆中未测定的阴离子(UA)与未测定的阳离子(UC)的差值，即 AG＝UA－UC。由于细胞外液阴阳离子的总数量相等，故 AG 可以用血浆中可测定的阳离子与可测定的阴离子的差算得，已知正常血清[Na^+]＝140 mmol/L，[Cl^-]＝104 mmol/L，[HCO_3^-]＝24 mmol/L，即 AG＝[Na^+]－([HCO_3^-]＋[Cl^-])＝(140－(24＋104)) mmol/L＝12 mmol/L，波动范围是(12±2) mmol/L（图 14-2-1）。AG 包括各种酸，如乙酰乙酸、β-羟丁酸、丙酮酸、乳酸及 Pr^-、HPO_4^{2-}、SO_4^{2-} 等，故当 AG 增大时，多数是由于有机酸和无机酸的阴离子在体内蓄积所致。AG 的测定对于区分不同类型的代谢性酸中毒和诊断某些混合性酸碱平衡紊乱有重要意义。

酸碱平衡紊乱常用指标及其意义见表 14-2-1。

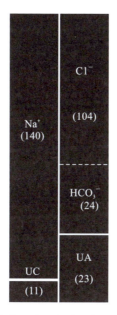

图 14-2-1　血浆阴离子间隙图解（单位 mmol/L）

表 14-2-1　酸碱平衡紊乱常用的指标及其意义

常用指标	正常值	意　　义
pH 值	7.35～7.45	酸碱指标
$PaCO_2$	33～46 mmHg	呼吸指标
SB	22～27 mmol/L	排除呼吸因素影响的代谢指标
AB	22～27 mmol/L	受呼吸影响的代谢指标
AG	(12±2) mmol/L	血浆未测定阴离子与未测定阳离子的差值。AG 高于 16 mmol/L 可帮助诊断代谢性酸中毒及混合性酸碱失衡

第三节　单纯性酸碱平衡紊乱

单纯性酸碱平衡紊乱根据其原发改变可分为四种类型：代谢性酸中毒、呼吸性酸中毒、代谢性碱中毒及呼吸性碱中毒。

一、代谢性酸中毒

代谢性酸中毒(metabolic acidosis)是指血浆中 HCO_3^- 浓度原发性减少而引起的酸中毒。根据 AG 的变化又可将其分为两类,即 AG 增高型(血氯正常型)代谢性酸中毒与 AG 正常型(高血氯型)代谢性酸中毒(图 14-3-1)。

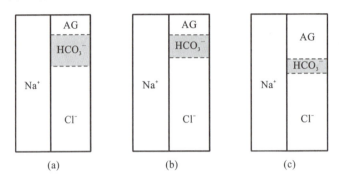

图 14-3-1 正常和代谢性酸中毒时阴离子间隙

注:(a) 正常情况下 AG;(b) AG 正常型(高血氯型)代谢性酸中毒;(c) AG 增高型(血氯正常型)代谢性酸中毒。

(一)原因和机制

1. AG 增高型代谢性酸中毒 其特点是血中固定酸增加,AG 增大,血氯含量正常。

(1)固定酸产生过多 ①乳酸酸中毒:见于各种原因引起低的灌流或缺氧时,如休克、心力衰竭、呼吸衰竭、严重贫血等。因为组织缺氧,糖酵解增强导致乳酸生成增多。另外,严重肝脏疾病时,由于乳酸利用障碍也可以引起血浆乳酸过高。②酮症酸中毒:多发生于糖尿病、严重饥饿、酒精中毒等时,因脂肪分解加强,酮体产生过多所致。另外,在饥饿或禁食情况下,当体内糖原大量消耗时,脂肪大量分解供给机体能量,也会发生酮症酸中毒。

(2)肾排酸功能障碍 急性和慢性肾功能衰竭晚期,肾小球滤过率降低至正常的 25% 以下,酸性代谢产物不能通过尿排泄,使血中固定酸增加,受损的肾小管上皮细胞泌 H^+、泌 NH_4^+ 障碍。

(3)水杨酸中毒 服用阿司匹林过多时,乙酰水杨酸在体内增多,可使血浆中有机酸阴离子增加。

2. AG 正常型代谢性酸中毒 其特点是血浆[HCO_3^-]降低,AG 正常,血氯含量代偿性增加。

(1)消化道丢失 HCO_3^- 严重腹泻、肠和胆道瘘管、肠内减压引流等均可因丢失大量碱性消化液而引起 HCO_3^- 大量丢失,发生代谢性酸中毒。另外,大面积烧伤时,在大量血浆外渗时也会伴有 HCO_3^- 的丢失。

(2)肾丢失 HCO_3^- 主要见于以下情况。①轻度或中度肾功能不全:当肾功能减退但肾小球滤过率在正常值25%以上时,体内产生阴离子尚不致发生潴留,肾小管泌H^+、泌NH_4^+功能下降,使HCO_3^-重吸收也减少。②应用碳酸酐酶抑制剂:如乙酰唑胺能抑制肾小管上皮细胞内碳酸酐酶活性,使H_2CO_3生成减少,泌H^+和重吸收HCO_3^-减少。③肾小管性酸中毒:由于遗传性缺陷,肾小管泌H^+能力减弱,使HCO_3^-重吸收减少。

(3)含氯酸性药物摄入过多　经常使用含氯盐类药物,如摄入氯化铵、盐酸精氨酸等过多,含氯盐类在体内易解离生成HCl,HCl被缓冲时可消耗HCO_3^-。此外,输注大量生理盐水,体内HCO_3^-被稀释,亦可因生理盐水中Cl^-浓度高于血浆,引起血氯浓度增高。

(二)机体的代偿调节

1. 血液的缓冲作用　血液中H^+增高时,首先被HCO_3^-缓冲,消耗大量HCO_3^-。其他缓冲碱也不断进行缓冲并被消耗。生成的H_2CO_3可由肺排出。

2. 肺的调节　H^+增高,刺激外周化学感受器,呼吸中枢兴奋,呼吸加强,CO_2排出增多,$PaCO_2$代偿性降低。肺的这种代偿作用在数分钟内即可出现并较快地达到高峰。

3. 肾的调节　酸中毒时,肾小管上皮细胞的碳酸酐酶和谷氨酰胺酶活性加强,泌H^+、泌NH_4^+作用增强,使肾小管重吸收HCO_3^-功能加强。肾的代偿一般在酸中毒后数小时开始,3~5天发挥最大效应。

4. 细胞内外离子交换　细胞外液中增多的H^+向细胞内转移,被细胞内缓冲碱所缓冲,而细胞内K^+向细胞外转移,以维持细胞内外电解质平衡,故酸中毒易引起高钾血症。细胞内缓冲多在酸中毒2~4 h后发生。

通过上述代偿调节,若能使$[HCO_3^-]/[H_2CO_3]$的值保持在20/1左右,血液pH值可在正常范围内,称为代偿性代谢性酸中毒;反之,血浆pH值低于正常,称为失代偿性代谢性酸中毒。代谢性酸中毒时,由于原发性HCO_3^-浓度下降,SB、AB、BB都降低,BE为负值;由于呼吸代偿,可继发$PaCO_2$降低。

(三)对机体的影响

1. 心血管系统的变化

(1)心肌收缩力降低　主要通过减少心肌Ca^{2+}内流、减少肌浆网Ca^{2+}释放和竞争性抑制Ca^{2+}与肌钙蛋白结合,从而抑制心肌的兴奋-收缩偶联过程,使心肌收缩性减弱。

(2)血管对儿茶酚胺的敏感性降低　导致外周阻力血管扩张,回心血量减少,血压下降,甚至休克。因此休克时要非常重视纠正酸中毒,这样才能改善血流动力学,否则休克将会进一步加重。

(3)心律失常　酸中毒常伴有血钾升高,高钾能抑制心肌收缩,使心传导阻滞甚至发生心室纤颤。

2. 中枢神经系统　酸中毒时,中枢神经系统功能抑制,常表现为乏力、意识障碍、嗜睡和昏迷等,这可能与脑组织能量代谢障碍,ATP生成减少,以及酸中毒时谷氨酸脱羧酶活性增加,抑制神经递质γ-氨基丁酸生成有关。

3. 骨骼系统　慢性肾功能衰竭伴酸中毒时,由于不断从骨骼释放钙盐以进行缓冲,故不仅影响骨骼的发育,延迟小儿的生长,而且还可引起纤维性骨炎和肾性佝偻病,成人则可导致骨软化症。

二、呼吸性酸中毒

呼吸性酸中毒(respiratory acidosis)是指CO_2排出减少或CO_2吸入过多而血浆中H_2CO_3浓度原发性增高引起的酸中毒。

（一）原因和机制

呼吸性酸中毒主要见于肺通气功能障碍导致的CO_2排出受阻,较为少见的原因是CO_2吸入过多。

1. CO_2排出障碍　由于颅脑损伤、脑炎、脑血管意外,吗啡、巴比妥类呼吸中枢抑制剂及全身麻醉剂用量过大或酒精中毒引起的呼吸中枢抑制,喉头痉挛及水肿、溺水、异物阻塞气管引起的急性呼吸道阻塞,均可造成CO_2排出急剧减少,易发生急性呼吸性酸中毒。由于慢性支气管炎及支气管哮喘引起的小气道严重的阻塞以及严重肺气肿、肺广泛纤维化、肺炎等肺部疾病造成的CO_2排出减少,往往发生慢性呼吸性酸中毒。另外,胸廓病变和呼吸肌麻痹等也是CO_2排出减少的重要原因。

2. CO_2吸入过多　在通风不良的坑道或防空洞内时间过久,空气中CO_2含量增多而使机体吸入过多的CO_2。

呼吸性酸中毒根据病程可分为急性呼吸性酸中毒和慢性呼吸性酸中毒两种类型。慢性呼吸性酸中毒是指持续24 h以上的CO_2潴留。

（二）机体的代偿调节

呼吸性酸中毒时,由于呼吸器官病变,往往不能发挥其代偿作用,血浆中非碳酸氢盐缓冲系统的缓冲能力有限,因此,机体的主要代偿调节方式如下。

1. 细胞内、外离子交换和细胞内缓冲　这是急性呼吸性酸中毒时的主要代偿方式。

（1）细胞内、外HCO_3^-与Cl^-交换　当血浆CO_2不断升高时,在红细胞内和血浆中通过Cl^-交换进行代偿(图14-3-2)。

（2）细胞内、外K^+与H^+交换　H^+与细胞内K^+交换,H^+可被蛋白质阴离子缓冲,K^+外移使血K^+浓度升高。

但是,$PaCO_2$每升高10 mmHg,血浆[HCO_3^-]仅升高1 mmol/L,故不足以维持血浆[$NaHCO_3$]/[H_2CO_3]的正常值,因此急性呼吸性酸中毒往往是失代偿性的。

其变化指标是$PaCO_2$升高,pH值降低,其他指标如BB、SB、BE等变化不明显。

2. 肾的代偿　肾的代偿是慢性呼吸性酸中毒的主要代偿方式,主要通过肾小管上

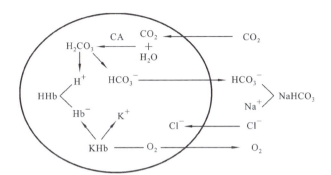

图 14-3-2 呼吸性酸中毒时的细胞内、外离子交换

皮细胞泌 H^+、泌 NH_4^+ 作用增强,加强 HCO_3^- 重吸收来进行代偿。

慢性呼吸性酸中毒时,由于肾发挥代偿功能,当血浆中 $[HCO_3^-]/[H_2CO_3]$ 的值接近正常值时,pH 值可以保持不变,称为代偿性呼吸性酸中毒;失代偿时,pH 值下降。慢性呼吸性酸中毒时,其原发性改变为 $PaCO_2$ 升高,由于肾代偿,$[HCO_3^-]$ 继发性升高,故 AB、SB、BB 升高,BE 为正值,AB>SB。

(三) 对机体的影响

呼吸性酸中毒对心血管系统的影响与代谢性酸中毒相似;对中枢神经系统的影响要比代谢性酸中毒更为显著,特别是急性 CO_2 潴留时,可发生 CO_2 麻醉,病人可出现精神错乱、震颤、谵妄和嗜睡,称为肺性脑病。

三、代谢性碱中毒

代谢性碱中毒(metabolic alkalosis)是指血浆中 HCO_3^- 浓度原发性增高而引起的碱中毒。

(一) 原因和机制

代谢性碱中毒按照对生理盐水治疗的反应性可分为以下两大类。

1. 有效的碱中毒 对生理盐水治疗有效的碱中毒又称对氯反应性碱中毒,它可出现低氯血症。

(1) 胃肠道丢失 H^+ 过多 常见于幽门梗阻和高位肠梗阻,造成剧烈呕吐、胃酸丢失,肠腔内 HCO_3^- 因不能被 H^+ 中和而吸收入血,使血浆中 HCO_3^- 浓度增高。此外,呕吐导致胃液丢失时,往往伴有 Cl^- 和 K^+ 的丧失,造成低氯血症和低钾血症,也促进代谢性碱中毒的发生。

(2) 经肾丢失 H^+ 主要由盐皮质激素过多引起。不论是原发性醛固酮增多,还是由于细胞外液丢失引起的继发性醛固酮增多,都能增强肾远曲小管和集合管对 Na^+ 的重吸收,并促进 K^+ 和 H^+ 的排出,从而导致 H^+ 经肾丢失和 $NaHCO_3$ 重吸收增多,引起代谢性碱中毒,同时还发生低钾血症。

2. 无效的碱中毒 对生理盐水治疗无效的碱中毒又称对氯无反应性碱中毒。

（1）机体缺钾可引起代谢性碱中毒　这是由于低钾血症时，细胞内 K^+ 向细胞外转移，而细胞外液中的 H^+ 则向细胞内移动。同时肾小管上皮细胞 K^+ 缺乏可导致 H^+ 排出增多和 HCO_3^- 重吸收增加，从而发生代谢性碱中毒和反常性酸性尿。

（2）肾上腺皮质激素过多　肾上腺皮质激素中无论是盐皮质激素还是糖皮质激素的增多，都能增强肾远端小管和集合管对 Na^+ 和水的重吸收，促进 H^+、K^+ 的排泄和分泌，增加 $NaHCO_3$ 的重吸收从而导致代谢性碱中毒。使用髓袢利尿剂（如速尿、利尿酸等）或噻嗪类利尿剂等，可抑制髓袢升支或远曲小管对 Cl^- 重吸收，Cl^-、HCO_3^- 同为血浆中阴离子，Cl^- 丢失过多，造成远曲小管对 HCO_3^- 重吸收的相应增加。

（3）碱性物质摄入过多　碱性物质摄入过多可见于溃疡病病人服用过多的碳酸氢盐。此外，大量输注含枸橼酸钠的库存血液，导致枸橼酸盐含量增加，后者可经肝代谢后生成 HCO_3^-。

（二）机体的代偿调节

1. 血液的缓冲作用　血液对碱中毒的缓冲作用较弱，因为在大多数缓冲对组成成分中，碱性成分远多于酸性成分，如 $[HCO_3^-]/[H_2CO_3]$ 的值通常为 20/1，所以血浆对碱性物质的缓冲能力有限。当血浆中 $[H^+]$ 降低，$[OH^-]$ 升高时，可被弱酸所缓冲，如 $OH^- + H_2CO_3 \longrightarrow HCO_3^- + H_2O$，并导致 $[HCO_3^-]$ 升高。

2. 肺的代偿　H^+ 浓度降低可抑制呼吸中枢，使呼吸变浅变慢，CO_2 排出减少，导致 $PaCO_2$ 升高。

3. 肾的代偿　血浆 $[H^+]$ 降低可抑制肾小管上皮细胞碳酸酐酶和谷氨酰胺酶的活性，使肾泌 H^+、泌 NH_4^+ 减少，重吸收 HCO_3^- 也减少，使血浆中 $[HCO_3^-]$ 有所降低，病人的尿通常呈碱性。但在缺钾性碱中毒时，由于细胞内酸中毒，肾小管上皮细胞 H^+ 分泌增多，故体内细胞外液呈碱性而尿呈酸性，称为反常性酸性尿。

4. 细胞内外离子交换　细胞外液 H^+ 浓度降低，细胞内 H^+ 外移，细胞外 K^+ 内移，使血 K^+ 浓度降低，故碱中毒常伴有低钾血症。

通过以上代偿调节，$[HCO_3^-]/[H_2CO_3]$ 的值如能维持在 20/1 左右，pH 值可在正常范围内，称为代偿性代谢性碱中毒；反之，如果 $[HCO_3^-]/[H_2CO_3]$ 的值大于 20/1，pH 值升高，则称为失代偿性代谢性碱中毒。此时，由于原发性 $[HCO_3^-]$ 升高，故 SB、AB、BB 升高，BE 为正值。由于呼吸抑制，$PaCO_2$ 继发性升高。

（三）对机体的影响

代谢性碱中毒时的临床表现往往被原发性疾病所掩盖，缺乏特有的症状或体征。严重的代谢性碱中毒时，病人可出现以下几方面的变化。

1. 中枢神经系统功能改变　严重的碱中毒会引起病人烦躁不安、精神错乱，这可能与氧解离曲线左移、脑组织缺氧以及中枢抑制性神经递质生成减少有关。

2. 神经肌肉应激性增高　表现为面部和肢体肌肉抽动、手足搐搦等。一般认为，这是由于 pH 值升高引起血浆游离的 Ca^{2+} 浓度下降所致。如伴有明显的血钾下降则可出现肌肉无力或麻痹、腹胀甚至麻痹性肠梗阻。

3. 低钾血症 碱中毒时常伴有低钾血症,这是由于碱中毒时,细胞内 H^+ 外移,细胞外 K^+ 向细胞内移动,同时肾小管上皮细胞排 K^+ 增多,导致血钾浓度降低。

4. 血红蛋白氧解离曲线左移 氧解离曲线左移,血红蛋白和氧的亲和力增大,在组织内氧合血红蛋白不易释放氧,使组织缺氧。

四、呼吸性碱中毒

呼吸性碱中毒(respiratory alkalosis)是指血浆中 H_2CO_3 浓度原发性减少而引起的碱中毒。

(一)原因和机制

任何原因引起的肺通气过度,CO_2 排出过多,都可使血浆中 H_2CO_3 浓度下降。

1. 低氧血症 初入高原地区时,空气中 PaO_2 降低或肺炎、肺水肿等可导致呼吸功能障碍,PaO_2 降低,呼吸中枢兴奋而导致呼吸加深加快,CO_2 排出过多。

2. 精神性通气过度 如癔病发作或小儿持续哭闹时,均可发生深快呼吸,使 CO_2 排出过多。

3. 机体代谢旺盛 高热、甲状腺功能亢进时,因机体代谢增强导致肺通气功能增强。

4. 中枢神经系统疾病 颅脑损伤、脑炎、脑血管意外等中枢神经系统疾病可通过直接刺激呼吸中枢而引起肺通气过度。

5. 其他 呼吸机使用不当及服用某些可兴奋呼吸中枢的药物(如水杨酸等)均可导致呼吸性碱中毒。

(二)机体的代偿调节

急性呼吸性碱中毒时,肾代偿功能尚未充分发挥作用,主要依赖细胞内的缓冲作用和细胞内、外离子的交换作用,使血浆中 H_2CO_3 浓度略有升高,HCO_3^- 浓度下降;慢性呼吸性碱中毒时,肾小管上皮细胞可通过减少泌 H^+ 和泌 NH_4^+,降低 HCO_3^- 的重吸收。通过这些代偿作用,$[HCO_3^-]/[H_2CO_3]$ 的值如能维持在 20/1,则为代偿性呼吸性碱中毒,如果大于 20/1,血浆 pH 值升高,则为失代偿性呼吸性碱中毒。急性呼吸性碱中毒常为失代偿性的。

$PaCO_2$ 原发性降低,由于肾的代偿,$[HCO_3^-]$ 继发性下降,表现为 SB、AB、BB 下降,BE 为负值,AB<SB。

(三)对机体的影响

呼吸性碱中毒对机体的影响与代谢性碱中毒对机体的影响基本相似,但急性呼吸性碱中毒引起的中枢神经系统功能障碍往往更明显,这可能与碱中毒引起脑组织缺氧,以及 $PaCO_2$ 降低使脑血管收缩痉挛,脑血流量减少有关。

单纯性酸碱平衡紊乱的比较见表 14-3-1。

表 14-3-1　单纯性酸碱平衡紊乱的比较

	代谢性酸中毒	呼吸性酸中毒	代谢性碱中毒	呼吸性碱中毒
原因	①固定酸过多；②碱丢失	CO_2潴留	①胃液丢失；②碱摄入过多；③低氯或低钾性碱中毒	通气过度
原发性变化	$[HCO_3^-]\downarrow$	$[H_2CO_3]\uparrow$	$[HCO_3^-]\uparrow$	$[H_2CO_3]\downarrow$
指标 pH 值	↓	↓	↑	↑
指标 $[HCO_3^-]$	↓	↑	↑	↓
指标 $PaCO_2$	↓	↑	↑	↓
对机体的影响	①呼吸加强；②心肌收缩性降低，外周血管扩张，心律失常；③中枢神经系统功能抑制	①CO_2麻醉，肺性脑病；②心肌收缩性降低、心律失常	①神经肌肉兴奋性增高,手足搐搦；②中枢神经系统出现兴奋症状；③低钾血症	

五、酸碱平衡紊乱的防治和护理原则

1. 治疗原发病　去除引起酸碱平衡紊乱的病因是治疗的基本原则和主要措施。如纠正水、电解质代谢紊乱,恢复有效循环血量,改善肾和肺泡通气功能等。

2. 碱性药物的应用　对于较严重的代谢性酸中毒病人,首选碱性药物为碳酸氢钠,可直接补充 HCO_3^-,作用迅速,为临床治疗所常用；乳酸钠经肝代谢生成乳酸和 $NaHCO_3$,它是作用较缓慢的碱性药物,肝脏疾病和乳酸酸中毒者不宜使用。

呼吸性酸中毒时,应慎用碱性药物。因为 HCO_3^- 与 H^+ 结合后生成 H_2CO_3 必须经肺排出,在肺通气功能障碍时,可导致 $PaCO_2$ 进一步升高。在肺通气功能改善后也可谨慎地补给不含钠的有机碱,如三羟甲基氨基甲烷(THAM),它在体内作用是 THAM + $H_2CO_3 \longrightarrow$ THAM·H^+ + HCO_3^-,即 THAM 不仅可缓冲挥发酸,而且生成 HCO_3^- 中和固定酸。

3. 酸性药物的应用　对于因胃液丢失、利尿剂的应用导致的低氯性碱中毒病人,可给予生理盐水进行治疗,因为生理盐水中 Cl^- 含量高于血浆。通过扩充血容量和补充 Cl^- 可使过多的 HCO_3^- 从肾排泄。对缺钾引起的碱中毒,在补充生理盐水的同时,应补充 KCl。因醛固酮增多和严重低钾血症导致代谢性碱中毒的病人,生理盐水治疗无效,可给予醛固酮拮抗剂螺内酯和碳酸酐酶抑制剂乙酰唑胺。对于严重代谢性碱中毒

病人可给予一定量的含氯药物,如 NH_4Cl 或盐酸稀释液。

急性呼吸性碱中毒病人可吸入含 5% CO_2 的混合气体,或用纸袋罩于病人口鼻使其再吸入呼出气体以维持血浆 H_2CO_3 浓度。癔病发作时可用镇静剂治疗。

第四节 混合型酸碱平衡紊乱

混合型酸碱平衡紊乱(mixed acid-base disturbance)是指同一病人有两种或两种以上单纯性酸碱平衡紊乱同时存在。当两种原发性酸碱平衡紊乱使 pH 值向同一方向移动时,称为酸碱一致型或相加型酸碱平衡紊乱,则 pH 值显著偏离正常。当一种酸中毒与一种碱中毒合并存在,使 pH 值向相反的方向移动时,称为酸碱混合型或相消型酸碱平衡紊乱,血浆 pH 值由主要紊乱的一方来决定;如果这两种紊乱对 pH 值的效应相互抵消,则血浆 pH 值可以在正常范围。

一、酸碱一致型(相加型)酸碱平衡紊乱

1. 呼吸性酸中毒合并代谢性酸中毒 此型主要见于:①既有 CO_2 潴留又有缺氧的 Ⅱ 型呼吸衰竭;②心跳骤停,如溺水、窒息、药物中毒等;③糖尿病酮症酸中毒合并肺部感染。血气检查:pH 值下降显著,$PaCO_2$ 升高,血浆[HCO_3^-]下降,AG 增大,AB>SB。

2. 呼吸性碱中毒合并代谢性碱中毒 此型主要见于:①高热合并严重呕吐;②肝硬化病人应用利尿剂治疗。血气检查:pH 值升高显著,$PaCO_2$ 下降,血浆[HCO_3^-]升高。

二、酸碱混合型(相消型)酸碱平衡紊乱

1. 呼吸性酸中毒合并代谢性碱中毒 此型主要见于:①慢性肺源性心脏病病人应用利尿剂治疗后;②慢性阻塞性疾病合并呕吐。血气检查:pH 值变动不大,可以正常或轻度下降和轻度升高,$PaCO_2$ 升高,[HCO_3^-]升高。

2. 呼吸性碱中毒合并代谢性酸中毒 此型主要见于:①尿毒症病人合并感染发热;②糖尿病酮症酸中毒合并高热;③肝肾综合征。血气检查:pH 值变化不大,可以正常或轻度升高和轻度下降,$PaCO_2$ 下降,[HCO_3^-]下降。

3. 代谢性酸中毒合并代谢性碱中毒 此型主要见于:①肾功能衰竭或糖尿病酮症酸中毒合并剧烈呕吐;②急性胃肠炎病人剧烈呕吐伴严重腹泻。血气检查:因导致血浆[HCO_3^-]下降和升高的原因同时存在或相继发生,所以[HCO_3^-]、pH 值、$PaCO_2$ 三项指标可以正常、降低或升高。

三、三重混合型酸碱平衡紊乱

同一病人不可能同时存在呼吸性酸中毒和呼吸性碱中毒,因此三重混合型酸碱平

衡紊乱只存在两种类型,即呼吸性酸中毒合并高 AG 代谢性酸中毒和代谢性碱中毒、呼吸性碱中毒合并高 AG 代谢性酸中毒和代谢性碱中毒。

临床所见酸碱平衡紊乱极其复杂,必须在充分了解原发病情的基础上(原发病史、临床表现),结合实验室检查(以血气检查为基础,进一步检查血清电解质、AG 值等)和酸碱平衡紊乱的列线图,作出正确诊断。

混合型酸碱平衡紊乱的特点比较见表 14-4-1。

表 14-4-1　混合型酸碱平衡紊乱的特点

类　　型	pH 值	$PaCO_2$	$[HCO_3^-]$
酸碱一致型			
呼吸性酸中毒合并代谢性酸中毒	↓↓	↑	↓
呼吸性碱中毒合并代谢性碱中毒	↑↑	↓	↑
酸碱混合型			
呼吸性酸中毒合并代谢性碱中毒	不定	↑	↑
呼吸性碱中毒合并代谢性酸中毒	不定	↓	↓
代谢性酸中毒合并代谢性碱中毒	不定	不定	不定

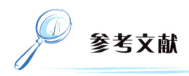

参考文献

[1] 金惠铭,王建枝. 病理生理学[M]. 7 版. 北京:人民卫生出版社,2010.
[2] 吴伟康,赵卫星. 病理学[M]. 2 版. 北京:人民卫生出版社,2010.

(韩丽华)

第十五章 发热

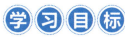

掌握
1. 发热的原因和分期。
2. 发热时机体代谢和功能的变化。

熟悉
发热的发生机制和热型。

了解
发热的治疗和护理原则。

维持恒定的体温是机体进行生命活动必不可少的条件。正常人体内具有完善的体温调节系统,包括温度信息传导、体温调节中枢和效应器三部分。该系统中处于主导地位的是体温调节中枢,其内有温敏神经元,对流经该处的血液温度十分敏感,可以迅速地引起体温调节反应,发出调节冲动,用来控制产热与散热器官的活动,使产热与散热维持平衡,从而能保持体温的相对恒定。

在正常情况下,人体的体温恒定在 37 ℃左右,一昼夜的波动不应该超过 1 ℃。腋下温度是 36.5 ℃,口腔温度是 37.0 ℃,直肠温度是 37.5 ℃。当体温升高超过正常数值 0.5 ℃时,可称为体温升高,但是体温升高不完全等同于发热。

发热(fever)是指在疾病过程中,由于致热原(pyrogen)的作用使体温调节中枢的调定点(set point)上移而引起的一种调节性体温升高。发热时机体的体温调节功能仍然正常,只不过是由于调定点出现上移,进而引起高水平的调节性体温升高。非调节性体温升高是指调定点并未发生变化,而是由于体温调节功能障碍(如体温调节中枢损伤)、散热障碍(如中暑、皮肤鱼鳞病等)以及机体产热增加(如甲状腺功能亢进)等引起。由于体温调节中枢不能将体温调控在与调定点相适应的水平上的体温升高,是一种被动性体温升高,这一类的体温升高称为过热。在一些生理状态下也能出现体温升高,如剧烈运动、月经前期、妊娠期、心理性应激等,由于它们属于生理性反应,所以称之为生理性体温升高,不属于病理性发热。

发热不是一类独立的疾病,而是一种病理过程。因为发热常出现于一些疾病的早期,会首先被病人发觉,因而可以把发热看作是疾病发生的信号及重要的临床表现。

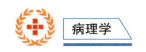

体温升高 { 生理性体温升高（剧烈运动、月经前期、妊娠期、心理性应激等）
病理性体温升高 { 发热（属调节性体温升高，与调定点相适应）
过热（属被动性体温升高，超过调定点水平）

第一节 发热的原因和发生机制

一、发热的原因

通常把引起人或实验动物发热的物质称为致热原。致热原包括发热激活物（pyrogenic activator）和内生致热原（endogenous pyrogen EP）两种。

（一）发热激活物

凡是能刺激机体产生和释放内生致热原的物质，统称为发热激活物，又称内生致热原诱导物。它包括外致热原和某些体内产物。

1. 外致热原 来自体外的致热物质统称为外致热原（exogenous pyrogen），包括细菌、病毒、真菌、螺旋体、衣原体以及疟原虫和其代谢物等。在临床上，大多数发热是由外致热原引起的，其中最常见的是细菌感染，其次是病毒感染。

2. 体内产物 常见的有抗原-抗体复合物、某些类固醇产物（如本胆烷醇酮）以及致炎物和炎症灶激活物（如尿酸结晶、硅酸结晶）。它们对内生致热原细胞有激活作用，能使其产生和释放内生致热原，引起发热。

将睾丸酮的中间代谢产物本胆烷醇酮（etiocholanolone）注射到大鼠、豚鼠、家兔、狗、猫和猴的肌肉内，不引起发热。但是，把它注射到人体肌肉内则引起很明显的发热，这表明本胆烷醇酮引起的发热有很强的种系特异性。

（二）内生致热原

凡是在发热激活物的作用下，能激活机体的产内生致热原细胞，使其产生和释放引起体温升高的物质，均称为内生致热原。内生致热原是一组相对分子质量为 17000～21000、不耐热的蛋白质，由产内生致热原细胞产生。常见的产内生致热原细胞有单核细胞、巨噬细胞、内皮细胞、肿瘤细胞、淋巴细胞、肝星形细胞、郎罕斯巨细胞、神经胶质细胞等。它们均能透过血脑屏障，可以直接作用于下丘脑体温调节中枢，使体温调定点上移，引起发热。

内生致热原的种类繁多，其中与人类发热密切相关的有白细胞介素-1（IL-1）、肿瘤坏死因子（TNF）、干扰素（IFN）、白细胞介素-6（IL-6）等。内生致热原从产生到释放的过程十分复杂，大致可分为三个阶段，即产内生致热原细胞被激活、内生致热原的产生、内生致热原的释放。

二、发热的发生机制

发热的发生机制是一个极为复杂的过程,至今亦无完全定论。根据调定点理论,目前认为其发生机制包括三个环节。

1. 信息传递　来自于体内外的发热激活物作用于产内生致热原细胞,使其产生和释放内生致热原,内生致热原作为"信使",随血液进入下丘脑的体温调节中枢。

2. 中枢调节　当内生致热原到达下丘脑体温调节中枢后,可引起中枢发热介质(如前列腺素E、环磷酸腺苷)的释放,这些中枢发热介质可以作用于相应的神经元,使下丘脑的体温调节中枢的调定点上移(如上移至39 ℃)。这样,原来机体正常的血液温度(如37 ℃)则低于调定点的温度值,而变成了冷刺激。这种冷刺激传入体温调节中枢,体温调节中枢发出一系列神经冲动,引起调温效应器的反应,对现在体温(39 ℃)进行重新调节。

3. 调温效应　由于调定点的上移:一方面机体会通过使运动神经兴奋,引起骨骼肌收缩或寒战,使产热增加;另一方面通过交感神经兴奋,皮肤血管收缩、汗腺分泌减少,造成散热减少。这样,产热大于散热,体温会升高,直到与体温调节中枢目前的调定点温度(39 ℃)相适应。

通常情况下,机体发热的温度很少会超过41 ℃,这样可以避免高热引起脑细胞的损伤,这种机体的自我保护功能和自稳调节机制具有重要的生物学价值(图15-1-1)。

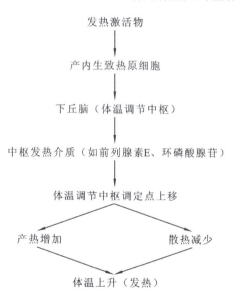

图15-1-1　发热发病机制示意图

第二节　发热的分期和热型

一、发热的分期

按照体温的变化趋势,一般将发热的过程大致分为三个阶段。

(一)体温上升期

体温上升期是发热的最初阶段,其持续时间不等,短则数分钟,长则可达数天。

本期热代谢特点是产热增多、散热减少,热量在体内蓄积,体温不断上升。产热增加的原因:一方面是由于全身的骨骼肌不随意地节律性收缩,引起寒战,此时产热可以比正常时增加4~5倍;另一方面是由于机体物质代谢增强。因为交感神经的兴奋,使肾上腺素分泌增加,肝糖原和肌糖原被大量分解,产热会进一步增加。散热减少的原因:由于体温调定点的上移,使本来正常的体温变成了"冷刺激",调节中枢会对"冷刺激"这一信号发生反应,发出的指令经交感神经到达了散热中枢,使皮肤血管收缩,血流量下降,导致皮肤温度降低、散热随之减少。

病人主要的临床表现是皮肤苍白(皮肤血管收缩,血流量减少)、畏寒(皮肤血管收缩,导致皮肤温度下降,刺激了冷感受器)。严重者会出现寒战(运动神经兴奋,骨骼肌出现不随意的节律性收缩)和鸡皮(交感神经兴奋,引起竖毛肌收缩)。

(二)高温持续期

高温持续期又称为高峰期或稽留期,是指体温上升到调定点的新水平时,便不再继续升高,此时机体的产热与散热会在新调定点水平上保持相对平衡。该期持续时间的长短取决于病因,可从几小时(如疟疾)、几天(如大叶性肺炎)、1周(如伤寒)到更长时间(如脓毒血症)。

本期热代谢特点是,产热与散热在新调定点(较高水平)上保持动态平衡,但产热与散热的调节过程与正常情况下的调节方式相同。

病人主要的临床表现:寒战停止(体温已与调定点相适应,并开始出现散热反应)、皮肤潮红(因散热反应,皮肤血管由收缩转为舒张,皮肤血流量增加)、自感酷热(在新调定点下皮肤温度高于正常)、"鸡皮"消失。此外,皮肤和口唇比较干燥(温度升高加重了水分的蒸发)。

(三)体温下降期

体温下降期又称退热期、出汗期,是指发热激活物、内生致热原,以及发热介质得到控制或消除,故体温调节中枢的调定点回到正常水平。退热期持续的时间长短也不一,快者几个小时或24 h内体温就可以降至正常,称为骤退,慢者可在数天内体温恢复正常,称为渐退。

本期热代谢特点是散热增加、产热减少,散热大于产热,体温开始下降,至逐渐恢复到正常调定点水平。此时,由于血液温度高于调定点,视前区下丘脑前部(POAH)的温敏神经元兴奋,使交感神经的紧张性活动降低,皮肤血管得到进一步扩张,故散热增强、产热减少,体温开始逐渐下降至正常。

病人主要的临床表现:大量出汗(皮肤血管进一步扩张,汗腺分泌增多),严重者可导致脱水。

二、热型

在许多疾病的发病过程中,发热持续的时间与其体温升高水平不完全相同。可将这些病人的体温按一定时间顺序记录下来,再绘制成曲线就构成了所谓的热型(fever type),即体温曲线。了解疾病热型,将有助于临床疾病鉴别、疗效评估及预后。常见的热型有如下几种。

1. 稽留热　体温持续在39~40 ℃,可达数天或数周,但24 h内体温波动范围不超过1 ℃。临床上常见于大叶性肺炎、伤寒等。

2. 弛张热　又称败血症热型,是指持续高热(39 ℃及以上),24 h内体温波动超过1 ℃,有些可达2~3 ℃,但最低温度仍在正常体温以上。临床上常见于败血症、风湿热、化脓性炎症等。

3. 间歇热　体温骤升达39 ℃以上,持续数小时后又迅速降至正常水平,无热期(即间歇期)可持续1天至数天,如此高热期与无热期反复交替出现。临床上常见于疟疾、急性肾盂肾炎等。

4. 不规则热　发热持续的时间不固定,热型变化亦不规则,临床上常见于结核病、系统性红斑狼疮。

5. 周期热　体温在数天内逐渐上升至高峰(39 ℃及以上),然后又逐渐降至正常水平,高热期与无热期各持续若干天后再规律性交替一次,因其热型呈波浪状起伏,故又被称为波浪热。临床上常见于回归热、布鲁菌病、霍奇金(Hodgkin)病。

第三节　发热时机体代谢和功能的变化

一、代谢变化

发热时,机体的物质代谢会增强。一般认为,体温每升高1 ℃,其基础代谢率会提高13%,所以发热病人的物质消耗明显增加。如果持续发热,营养物质得不到相应的补充,病人往往会因为自身物质的消耗而出现消瘦及体重下降。

1. 糖代谢　发热时糖代谢增强,会出现肝糖原、肌糖原大量分解,引起血糖升高,甚至出现糖尿。另一方面,肌肉的活动主要靠糖和脂肪的有氧氧化来提供能量。寒战时肌肉的活动量加大,对氧的需求量同样大幅度增加,由于氧的供应相对不足,无氧糖酵解会增强。因此,ATP的生成减少而乳酸的生成增多,病人往往会出现肌肉酸痛。

2. 脂肪代谢　正常情况下,脂肪分解提供给机体的能量仅占总能量的20%~25%。当机体发热时,由于糖代谢增强,使得糖原储备量减少。而发热的病人又常常出现食欲下降,糖摄入量不足,导致机体动用储备脂肪。脂肪分解增强,它所提供的能量可占总能量的60%~80%。这样一方面,储备脂肪的大量分解使病人日渐消瘦;另一方面,由于脂肪的分解代谢增强和氧化不全,会使一些病人出现酮血症和酮尿。

3. 蛋白质代谢　正常成人每日需要摄入30~45 g蛋白质才能维持机体总氮平衡。发热时,机体蛋白质的消耗量为正常时的3~4倍。由于蛋白质的分解代谢增强以及病人摄入与吸收量的减少,会使长期发热的病人血浆蛋白总量和白蛋白均下降,出现低蛋白血症和氮质血症,导致机体的抵抗力下降和组织修复能力减弱。如果不能及时地补充足够量的蛋白质,机体会出现负氮平衡。

4. 维生素代谢　发热时机体的维生素消耗量增加,而其摄入和吸收量减少,病人往往出现维生素缺乏,尤其是维生素C和B族维生素缺乏更为多见。

5. 水、电解质代谢及酸碱平衡　在发热的体温上升期,由于肾血流量的减少,病人尿量明显减少,Na^+、Cl^-的排出亦随之减少,出现Na^+、Cl^-在体内潴留;在高热持续期,由于皮肤和呼吸道水分蒸发的增多,使机体水分大量丢失,若饮水不足可引起脱水;在退热期,由于病人大量出汗及尿量增加,Na^+、Cl^-排出增加,可加重其脱水。此外,发热时,因分解代谢增强,K^+从细胞内释出,可导致细胞外液钾浓度升高。而代谢紊乱又使得乳酸、酮体等酸性代谢产物增多,故可出现代谢性酸中毒。

二、功能变化

发热时,多数器官的功能会出现亢进,少数器官的功能会受到抑制。

1. 中枢神经系统　发热会使神经系统兴奋性增高,特别是体温达40~41 ℃时,对中枢神经系统的影响更大。病人突出的临床症状是头痛、头晕等,但其机制目前尚不清楚,还可以出现烦躁不安、谵语、幻觉等。在小儿(尤其是6个月至6岁之间),可能因其神经系统尚未完全发育成熟,高热易引起热惊厥(肌肉抽搐)。而有些病人神经系统可处于抑制状态,会出现淡漠、嗜睡甚至昏迷等。这可能与白细胞介素-1(IL-1)有关,已有实验证实,IL-1能诱导睡眠。

2. 心血管系统　发热时,病人的心率会加快。一般情况下,体温每升高1 ℃,心率约增加18次/分,儿童心率可增加得更快。心率加快,主要是由于血液温度升高刺激了窦房结及交感-肾上腺髓质系统的活性。在一定范围内(150次/分),心率加快可以增加心输出量,满足组织对血液的需求,具有代偿意义,但是超出这个范围,心率过快,心输出量反而下降。心率过快和心肌收缩力加强,还会增加心脏的负担,对有心脏潜在性病灶或心肌劳损的病人,则容易诱发心力衰竭,应给予特别注意。在体温上升期,由于心率加快及外周血管收缩,病人血压可略有升高;在高热持续期,可因外周血管舒张使血压轻度下降;而在退热期,尤其是使用了解热药使体温骤退时,病人可因大量出汗而致虚脱,严重者可发生失液性休克。

3. 呼吸系统 发热时,由于血液温度升高和酸性代谢产物的增加,可刺激呼吸中枢,使 CO_2 生成增多,引起呼吸加深加快,此时会有更多的热量伴随呼吸运动排出体外,有利于散热。但通气过度时,因 CO_2 排出过多,病人可发生呼吸性碱中毒。若持续体温过高,可使大脑皮质和呼吸中枢抑制,反而会使呼吸变浅、变慢或不规则。

4. 消化系统 发热时由于交感神经兴奋,会使消化液分泌减少及胃肠道蠕动减弱,引起消化吸收功能障碍。唾液分泌量减少可引起口干;胃液分泌量减少以及胃肠道蠕动减弱,会使食物在胃内滞留发酵。胃内分解产物也会刺激胃黏膜,使病人出现食欲低下、恶心及呕吐症状;胰液、胆汁分泌量不足,以及肠道蠕动减慢,可引起脂肪和蛋白质消化吸收不良,食糜在肠道内滞留发酵、产气,所以发热病人常有便秘和腹胀感,应给予病人多糖、多维生素类的清淡饮食。

5. 泌尿系统 发热早期(体温上升期),因为交感神经兴奋,肾血管收缩,肾的血流量下降,病人会出现功能性少尿,尿比重相对升高。高热持续期可引起肾小管上皮细胞水肿,病人尿中可出现蛋白质和管型。体温下降期,病人的尿量可逐渐增加,尿比重也逐渐降至正常。

第四节　发热的治疗和护理原则

一、治疗原则

(一)积极治疗原发病

发热往往不是一个独立的疾病,而是疾病发生、发展过程中的一个常见病理过程,所以应首先针对原发疾病进行积极治疗。引起发热的疾病一旦被根除,发热激活物的产生亦被中断,病人自然会退热。

(二)发热的一般处理

如果病人的发热不是过高(小于40℃)、持续的时间不长,又不伴有其他严重疾病者,可不急于解热。这除了是因为一定程度的发热可以增强机体的某些防御功能外,发热还是疾病的重要信号。若过早就给予解热药,便会掩盖病情,延误疾病的诊断及治疗。另外,解热本身也不能使疾病康复,且药效短暂,药效一过,体温还会上升。因此,对于发热病人,临床上主要是针对物质代谢增强和大汗脱水等情况,给予补充足够的营养物质、维生素和水等。

(三)必须及时解热的病例

凡因发热能够加重病情或促进疾病的发生、发展以及威胁生命的那些病例,都应不失时机地及时解热。

1. 高热（40 ℃以上） 高热病例，尤其是体温达到41 ℃以上者，会影响中枢神经细胞和心脏。动物实验已证实，在极度高热的情况下，正常动物可出现心力衰竭。此外，高热还可以引起昏迷、谵妄等中枢神经系统症状。因此，对于高热病人，无论他有没有明显的原发病，都应尽早给予解热。尤其是小儿高热，容易诱发惊厥，更应及时解热。

2. 心脏病病人 发热时，病人的心率加快、循环加速，心脏耗氧量亦增加，这样就加重了心肌的负荷，容易诱发心力衰竭。因此，对心脏病病人及有潜在心肌损害的病人，也须尽早解热。

3. 妊娠期妇女 在妊娠的早期，如果孕妇发热或人工过热（如洗桑拿浴），有致胎儿畸形的危险；到了妊娠中、晚期，因循环血量的增加，孕妇心肌负荷加重，如此时发热，会进一步加重心肌负荷，有诱发心力衰竭的可能性。因此，对妊娠期妇女的发热也应及时解热。

（四）解热措施

1. 药物解热 主要有水杨酸类（如阿司匹林）、类固醇类（以糖皮质激素为代表）等解热药。其作用机制可能是通过抑制内生致热原（EP）的合成与释放，抑制炎症反应、免疫反应来发挥解热功能。

2. 物理降温 对于高热或病情危重的病人，可采用物理方法降温。如用冰帽或冰袋冷敷病人头部，用酒精擦浴其四肢大血管处，以促进散热来配合药物降温，也可将病人置于温度较低的环境中，加强空气的流通，来增加对流散热。

二、护理原则

1. 病情观察 密切观察病人体温（如体温的高低情况，发热间隔的时间等）、呼吸、血压、脉搏、神志等方面的变化，并做好详细记录。

2. 对症护理 根据病人的具体情况，采取相应的护理措施。密切注意其水盐代谢特点，及时补充水分，预防脱水。对处于退热期或应用了解热药导致大量出汗者，要预防失水性休克的发生。对有心肌损害或心肌梗死的病人，应进行必要的心血管监护。

3. 生活护理 稳定病人情绪，嘱其多卧床休息，减少运动量；饮食上，给予充足的易消化、富含维生素的食物。

参考文献

[1] 王连唐. 病理学[M]. 北京：高等教育出版社，2008.
[2] 唐建武. 病理学[M]. 北京：中国中医药出版社，2009.
[3] 李玉林. 病理学[M]. 7版. 北京：人民卫生出版社，2008.

（于会春）

第十六章 缺氧

学习目标

掌握
1. 缺氧的概念。
2. 各种类型缺氧的发生原因及其病理特征。

熟悉
1. 各种类型缺氧的血氧变化。
2. 乏氧性缺氧时机体主要的代谢和功能变化。

了解
缺氧的防治与护理原则。

氧是生命活动所必需的物质,缺氧(hypoxia)是指机体在供氧减少或利用氧障碍时细胞、组织发生形态结构和功能代谢异常变化的病理过程。缺氧不是一门独立的疾病,而是许多疾病共有的病理过程,也是临床上病人死亡的直接原因之一。一个成年人在静息状态下,需氧量约为 250 mL/min,剧烈活动后需氧量会增加 8~10 倍,而体内储存的氧量仅为 1500 mL。因此,一旦呼吸、心跳停止,数分钟内病人就可以死于缺氧。此外,缺氧在宇宙医学、航天飞行、高原适应中也是一个重要的研究课题。临床上常用的血氧指标反映了组织供氧和耗氧量的变化。

第一节 常用的缺氧指标

1. 血氧分压(partial pressure of oxygen in blood, PO_2) PO_2 是指物理状态下溶解于血液中的氧所产生的张力。正常人动脉血氧分压(PaO_2)约为 13.3 kPa(100 mmHg),主要取决于吸入气体的氧分压和外呼吸功能状态,同时也是氧向组织弥散的动力因素;静脉血氧分压(PvO_2)约为 5.33 kPa(40 mmHg),主要反映组织细胞利用氧的能力(即反映内呼吸功能的状态)。

2. 血氧容量(oxygen binding capacity in blood, CO_{2max}) CO_{2max} 是指 100 mL 血液中 Hb 被氧充分饱和时的最大带氧量。CO_{2max} 高低取决于 Hb 质(与氧结合的能力)和量,反映了血液携氧的能力。正常血氧容量约为 20 mL/dL。

3. 血氧含量(oxygen content in blood, CO_2) CO_2是指100 mL血液的实际带氧量,包括血浆中物理溶解的氧和与Hb化学结合的氧。它取决于血氧分压和血氧容量。正常情况下动脉血氧含量(CaO_2)约为19 mL/dL,静脉血氧含量(CvO_2)约为14 mL/dL。动-静脉血氧含量差反映了组织的摄氧量。

4. 动-静脉血氧含量差(CdO_2) CdO_2是指CaO_2减去CvO_2的差值。正常值约为5 mL/dL,它取决于组织细胞摄氧的能力,组织细胞用氧越多,动-静脉血氧含量差越大。当血液流经组织的速度明显减慢时,组织从血液摄取的氧可增多,回流的静脉血中氧含量减少,动-静脉血氧含量差增大;反之,组织利用氧的能力明显降低、Hb与氧的亲和力异常增强等,回流的静脉血中氧含量增高,动-静脉血氧含量差减小。Hb含量减少也可以引起动-静脉血氧含量差减小。

5. 血氧饱和度(oxygen saturation, SO_2) SO_2是指Hb的氧饱和度,即血红蛋白与氧结合达到饱和程度的百分数(SO_2=氧含量/氧容量×100%)。正常动脉血氧饱和度(SaO_2)约为95%,静脉血氧饱和度(SvO_2)约为70%。SO_2的高低主要取决于血氧分压,两者之间的关系可以用氧合Hb解离曲线(氧离曲线)表示。

6. 氧离曲线 血氧分压与血氧饱和度之间的关系呈"S"形曲线(图16-1-1),这一曲线称为氧离曲线。当血液温度升高(↑)、pH值降低(↓)、CO_2或红细胞内2,3-二磷酸甘油酸(2,3-DPG)升高时,此曲线右移,右移表示血红蛋白与氧的亲和力下降。反之左移,表示血红蛋白与氧的亲和力升高。

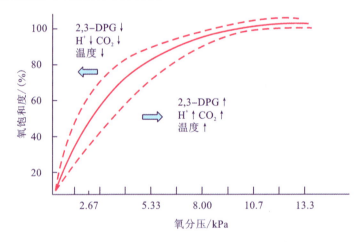

图16-1-1 氧合Hb解离曲线及其影响因素

第二节 缺氧的原因和类型

正常组织细胞氧的供应和利用是一个复杂的过程,完整的呼吸过程包括:空气中的氧通过外呼吸进入血液,之后氧随血液被运送到机体的组织细胞,再经内呼吸被组织细胞所利用。一旦其中任何一个环节发生障碍都会引起机体缺氧。可将缺氧分为乏氧性缺氧、血液性缺氧、循环性缺氧和组织性缺氧四种类型。

一、乏氧性缺氧

由于氧进入血液不足,致使动脉血氧分压降低,引起的缺氧称为乏氧性缺氧(hypoxic hypoxia),又称低张性缺氧(因组织供氧不足)。其主要特点是 PaO_2 降低, CaO_2 减少。

(一) 原因与机制

1. 吸入气氧分压过低 多发生于海拔 3000 m 以上的高原或高空,也可以发生在通风不良的矿井、坑道中。因吸入气体中氧分压低,所以进入肺泡进行气体交换的氧量减少,流经肺部的血液所能摄取的氧量减少,进入血液的氧量亦下降,使供应组织的氧不足。此型缺氧也可称为大气性缺氧或吸入性缺氧。

2. 外呼吸功能障碍 此型缺氧多是由于肺的通气或换气功能障碍引起的。因流经肺部的血液摄取的氧量减少,致使输送给组织的氧量亦不足,所以又称为呼吸性缺氧。常见于呼吸道狭窄或阻塞、胸腔疾病、肺部疾病等,也可称为呼吸性缺氧。

3. 静脉血分流入动脉 多见于某些先天性心脏病病人,如室间隔缺损伴有肺动脉狭窄或肺动脉高压时,由于右心压力高于左心,出现右向左的分流,右心的静脉血掺入到左心的动脉血中,导致动脉血氧分压下降。

(二) 血氧变化特点

乏氧性缺氧时,由于病变的原因是动脉血摄取的氧量减少,所以血氧指标的变化为:动脉血氧分压、氧含量、血氧饱和度均下降;由于 Hb 的质和量均未发生变化,即 Hb 与氧结合能力正常,所以血氧容量正常;但当动脉血氧分压过低时,同量的血液弥散到组织内的氧就会减少,组织可利用的氧亦减少,故动-静脉血氧含量差一般都是减小的。由于动脉血与静脉血的氧合 Hb 浓度均降低,还原 Hb 浓度增加,如果还原 Hb 浓度达到或超过 50 g/L 时,病人的皮肤、黏膜可出现不同程度的青紫色,称为发绀(cyanosis)。

二、血液性缺氧

由于 Hb 数量减少或性质改变,使血液携带氧的能力下降而引起的缺氧称为血液性缺氧(hemic hypoxia)。因为此型缺氧的动脉血氧含量下降而血氧分压正常,故又称为等张性低氧血症(isotonic hypoxemia)。

(一) 原因与机制

1. 贫血 各种原因引起的严重贫血,使 Hb 含量减少,血液携氧量减少而发生的缺氧,又称为贫血性缺氧。

2. 一氧化碳中毒 一氧化碳与 Hb 结合形成碳氧血红蛋白(HbCO),从而失去运氧功能。由于一氧化碳与 Hb 的亲和力比氧大 210 倍,故当吸入气体中有 0.1% 的一氧化碳时,血液中的 Hb 就可能有 50% 为 HbCO。此外,一氧化碳还能抑制红细胞内糖酵解,使 2,3-DPG 生成减少,氧离曲线左移,致使氧合 Hb 中的氧不易释出,从而加重组织缺氧。因 HbCO 呈樱桃红色,故一氧化碳中毒病人皮肤、黏膜呈樱桃红色。但一氧化碳严重中毒病人,因外周血管收缩,皮肤、黏膜则呈苍白色。

3. 高铁血红蛋白血症　Hb 中的二价铁在氧化剂的作用下,可氧化成三价铁,形成高铁血红蛋白($HbFe^{3+}OH$),也称变性 Hb 或羟化 Hb。高铁 Hb 中的三价铁因与羟基牢固结合而失去携带氧的能力,且还能使氧离曲线左移,加重组织缺氧。某些化学物质(如亚硝酸盐、过氯酸盐、磺胺等)中毒时,可形成过多的高铁 Hb。如果食用大量含有硝酸盐的腌菜或变质蔬菜时,肠道细菌将硝酸盐还原为亚硝酸盐,就可形成大量高铁 Hb,含高铁 Hb 较多的血液呈咖啡色,致使病人皮肤出现类似发绀的咖啡色,故称为肠源性发绀。

(二)血氧变化特点

血液性缺氧时,由于外呼吸功能正常,故动脉血氧分压和血氧饱和度正常,但因 Hb 数量减少或性质改变,使血氧容量、血氧含量降低。贫血病人由于血液流经毛细血管时,血氧降低较快,氧向组织弥散的速度则很快减慢,可导致动-静脉血氧含量差减小。

三、循环性缺氧

循环性缺氧(circulatory hypoxia)是指因组织血流量减少引起的组织供氧不足,又称为低动力性缺氧(hypokinetic hypoxia)。其主要特点是动-静脉血氧含量差升高。

(一)原因与机制

1. 组织缺血　组织细胞的供氧量取决于单位时间的供血量和动脉血氧含量,由于动脉压降低或动脉阻塞造成的组织灌注量不足称为缺血性缺氧。例如,休克和心力衰竭病人因心输出量减少可造成全身组织供血不足,病人可死于因心、脑、肾等主要脏器严重缺氧而发生的功能衰竭;动脉血栓形成、动脉炎或动脉粥样硬化造成的动脉阻塞,可引起所支配的局部器官和组织发生缺血性缺氧。

2. 组织淤血　静脉压升高可使血液回流受阻,毛细血管床淤血造成组织缺氧,称为淤血性缺氧。如右心衰竭可造成右心房压升高,大静脉特别是下腔静脉回流受阻,可引起全身广泛的毛细血管床淤血;而静脉栓塞或静脉炎可引起某些分支静脉回流障碍,造成局部组织淤血性缺氧,其后果主要取决于血液循环障碍发生的部位,心肌梗死及脑血管意外是常见的致死原因。

(二)血氧变化特点

不累及肺血流的循环性缺氧,因氧气能正常进入肺泡壁毛细血管并与血红蛋白结合,故病人动脉血氧分压、血氧容量、血氧含量及血氧饱和度均正常;由于循环障碍引起血流缓慢,血液流经毛细血管时间延长,组织细胞从血液中摄取的氧量增加,故静脉血氧含量明显降低,动-静脉血氧含量差加大;同时毛细血管内还原血红蛋白量增多,如超过 50 g/L,病人可出现发绀。

四、组织性缺氧

在组织供氧正常的情况下,由于组织细胞利用氧发生障碍所引起的缺氧称为组织性缺氧(histogenous hypoxia)或氧利用障碍性缺氧(dysoxidative hypoxia)。其主要特点是动-静脉血氧含量差显著减小。

(一)原因与机制

1. 组织中毒　不少毒物如氰化物、硫化氢、磷等可引起组织中毒性缺氧,最典型的是氰化物中毒。各种氰化物(如 HCN、KCN、NaCN 等)可通过消化道、呼吸道或皮肤进入体内,迅速与氧化型细胞色素氧化酶的三价铁结合为氰化高铁细胞色素氧化酶,使之不能还原成还原型细胞色素氧化酶而失去传递电子的能力,导致呼吸链中断,组织不能利用氧而死亡(0.06 g 的 HCN 即可致人死亡)。

2. 细胞损伤　大量放射线的照射、细菌的毒素、组织严重供氧不足、钙超载等,均可以抑制线粒体呼吸功能或造成线粒体结构损伤,引起细胞生物氧化障碍,使组织不能利用氧。

3. 维生素缺乏　维生素 B_1 是丙酮酸脱氢酶的辅酶成分,脚气病病人可因丙酮酸氧化脱羧障碍,影响细胞有氧氧化过程;维生素 PP(烟酸,又名尼克酸)是辅酶Ⅰ和辅酶Ⅱ的组成成分,它们均参与氧化还原反应。维生素严重缺乏,可抑制细胞生物氧化,引起组织利用氧障碍。

(二)血氧变化特点

组织性缺氧时动脉血氧分压、血氧容量、血氧含量及血氧饱和度均正常。由于组织不能利用氧,故静脉血氧含量和血氧分压较高,动-静脉血氧含量差减小。由于毛细血管中氧合血红蛋白含量高于正常,故病人皮肤、黏膜多呈玫瑰红色。

根据缺氧发生的基本环节,虽然可以将缺氧分为以上几种类型,但是临床上所见的缺氧往往是两种或两种以上的缺氧类型同时存在或者相继发生,即常为混合性缺氧。例如感染性休克时,主要引起循环性缺氧,但细菌内毒素还可引起组织利用氧的功能障碍而发生组织性缺氧,如并发休克,则又可引起乏氧性缺氧。又如心力衰竭时,由于循环障碍可引起循环性缺氧,如伴有肺淤血与肺水肿,则又可发生乏氧性缺氧(图 16-2-1、表 16-2-1)。

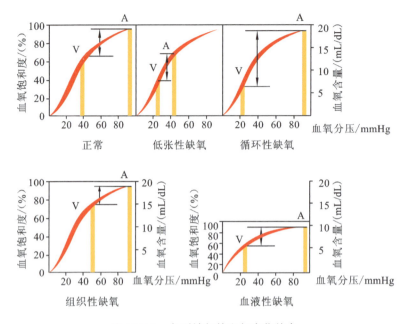

图 16-2-1　各型缺氧的血氧变化特点

表 16-2-1　各型缺氧的血氧变化特点

缺氧类型	动脉血氧分压	动脉血氧饱和度	血氧容量	动脉血氧含量	动-静脉血氧含量差
乏氧性缺氧	↓	↓	N	↓	N 或 ↓
血液性缺氧	N	N	↓ 或 N	↓	↓
循环性缺氧	N	N	N	N	↑
组织性缺氧	N	N	N	N	↓

注:N 代表正常;↑代表升高;↓代表降低。

第三节　缺氧对机体的影响

缺氧对机体的影响,取决于其发生的原因、速度、持续时间和机体的功能状态。慢性轻度缺氧主要引起器官代偿性反应;急性严重的缺氧,器官常出现代偿不全和功能障碍,甚至引起重要器官产生不可逆的损伤,导致机体死亡。各种类型的缺氧所引起的变化,既有相似之处,又各具特点。下面以乏氧性缺氧为例,说明缺氧对机体的影响。

一、呼吸系统的变化

乏氧性缺氧时,PaO_2低于 8 kPa 可刺激颈动脉体和主动脉体化学感受器,反射性地引起呼吸加深加快,从而使肺泡通气量增加(对急性缺氧最重要的代偿反应),肺泡气氧分压升高，PaO_2 也随之升高。据统计，吸入 5% 氧可使肺泡通气量增加 3 倍；吸入 10% 氧时，肺泡通气量可增加 50%。此外，胸廓呼吸运动的增强可使胸内负压增大，还可促进静脉回流，增加心输出量和肺血流量，有利于氧的摄取和运输。但过度通气反而使 PaO_2 降低，减低了 CO_2 对延髓中枢化学感受器的刺激，限制了肺通气的增强。

急性乏氧性缺氧的损伤性变化为，如快速进入海拔 4000 m 以上的高原时，少数人可在 1～4 天内发生肺水肿，称为高原性肺水肿。表现为头痛、胸闷、咳嗽、发绀、呼吸困难、咳大量白色或血性泡沫痰、皮肤黏膜发绀，听诊肺部可出现湿啰音，甚至出现神志不清。高原性肺水肿一旦发生，将明显加重机体缺氧，如能及时给氧或下撤至低处，肺水肿可很快缓解。严重缺氧时，当 PaO_2 小于 30 mmHg 就可直接抑制呼吸中枢，使呼吸运动减弱，肺通气量减少，呼吸节律不齐，甚至周期性呼吸停止，导致中枢性呼吸衰竭。

血液性缺氧和组织性缺氧因 PaO_2 正常，一般不发生明显的呼吸增强的代偿反应；循环性缺氧如累及肺循环（如心力衰竭引起肺淤血、水肿），可使呼吸加快。

二、循环系统的变化

乏氧性缺氧引起的循环系统的变化，主要表现为心输出量变化、血流重新分布、肺血管的变化和毛细血管增生。

1. 心输出量变化　缺氧对心输出量的影响取决于其发生的速度及严重程度。急性轻度或中度缺氧时，可通过交感-肾上腺髓质系统兴奋性增强，引起心率增加、心肌收缩力增强、静脉回流量增加，使心脏每分钟输出量增加。然而严重缺氧时，可直接抑制心血管运动中枢，同时又因心肌能量代谢障碍，酸性代谢产物增加，而引起心率减慢，心肌收缩力减弱，使心输出量下降。

2. 血流重新分布　缺氧时，一方面交感神经兴奋引起血管收缩，另一方面局部组织因缺氧产生的乳酸、腺苷等代谢产物使血管扩张。这两种作用的平衡关系决定了器官的血管是收缩还是扩张，以及血流量是减少还是增多。急性缺氧时，皮肤、腹腔内脏交感神经兴奋，缩血管作用占优势，故血管收缩；而心、脑血管因以局部组织代谢产物的扩血管作用为主，故血管扩张，血流增加。这种血流分布的改变对于保证生命重要器官氧的供应是有利的，因而具有代偿作用。但缺氧严重时，由于乳酸、腺苷等代谢产物在体内蓄积，则可使周围血管广泛扩张、血压下降，甚至发生循环衰竭。

3. 肺血管的变化　肺血管对缺氧的直接反应与体循环血管相反。肺泡缺氧及混合静脉血的氧分压降低都会引起肺小动脉收缩，从而使缺氧的肺泡血流量减少。这有利于维持肺泡通气与血流的适当比例，使流经这部分肺泡的血液仍能获得较充分的氧，从而可维持较高的 PaO_2；但长期的肺小动脉收缩，可引起肺动脉高压，增加右心室的射血阻力，造成右心负荷增加而引起右心衰竭。

4. 毛细血管增生　长期慢性缺氧可促使毛细血管增生，尤其是脑、心脏和骨骼肌的毛细血管增生更为显著。毛细血管的密度增加可缩短氧从血管内向组织细胞弥散的距离，增加对组织的供氧量。毛细血管增生机制：细胞生成缺氧诱导因子-1 增多，诱导血管内皮生长因子等基因高表达。

三、血液系统的变化

缺氧可使骨髓造血功能增强及氧合 Hb 解离曲线右移,从而增加氧的运输和 Hb 释放氧。

1. 红细胞增多　急性缺氧时,由于交感-肾上腺髓质系统兴奋,肝、脾等储血器官的血管收缩,使大量血液进入体循环,血液中的红细胞数量大量增加,增强了血液携氧能力;慢性缺氧导致红细胞增多主要是由于骨髓造血功能增强所致。当低氧血流经肾脏时,能刺激近球细胞生成并释放促红细胞生成素,促进骨髓干细胞分化为原红细胞,并对红细胞成熟及 Hb 合成也起到一定的促进作用。红细胞增多,携带氧的能力增强,可有效地缓解缺氧,具有代偿意义。

2. 氧离曲线右移　缺氧时,红细胞内糖酵解增强,其中间代谢产物 2,3-DPG 增加,可使 Hb 与氧亲和力降低,氧离曲线右移,有利于 Hb 释放氧,从而提高组织摄氧率。但是,如果 PaO_2 过低(低于 8 kPa),则氧离曲线右移将使血液通过肺泡时结合的氧量减少,使之失去代偿意义。

四、中枢神经系统的变化

脑重仅为体重的 2% 左右,而脑血流量约占心输出量的 15%,脑耗氧量约为总耗氧量的 23%。脑所需的能量主要来自于葡萄糖氧化,而脑内葡萄糖和氧的储备很少,所以脑对缺氧十分敏感,临床上脑完全缺氧 5~8 min 就可发生不可逆的损伤。缺氧可以直接损害中枢神经系统的功能,急性缺氧可引起头痛、情绪激动,思维力、记忆力、判断力降低或丧失以及运动不协调等;慢性缺氧病人则有易疲劳、嗜睡、注意力不集中及精神抑郁症状;严重缺氧可导致烦躁不安、惊厥、昏迷甚至死亡。

五、组织细胞的变化

(一)代偿性反应

在供氧不足的情况下,组织细胞可通过增强利用氧的能力和增强无氧酵解来获取维持生命活动所必需的能量。

1. 组织细胞利用氧的能力增强　慢性缺氧时,细胞内线粒体数目和膜的表面积均增加,呼吸链中的酶(如琥珀酸脱氢酶、细胞色素氧化酶)含量增加、活性增强,使细胞利用氧的能力增强。如胎儿在母体内处于相对缺氧的环境,其细胞线粒体的呼吸功能为成年人的 3 倍,到出生后 10~14 天,线粒体呼吸功能才降至成年人水平。

2. 无氧糖酵解增强　缺氧时,ATP 生成减少,ATP/ADP 的值下降,使磷酸果糖激酶活性增强,该酶是控制糖酵解过程中最主要的限速酶,其活性增强可促使糖酵解过程加强,在一定程度上可补偿能量的不足。

3. 肌红蛋白增加　慢性缺氧(如久居高原的人)可使肌肉中肌红蛋白含量增多,肌红蛋白和氧的亲和力明显高于血红蛋白和氧的亲和力。当氧分压为 1.33 kPa（10 mmHg）时，血红蛋白的氧饱和度约为 10%，而肌红蛋白的氧饱和度可达 70%。因此，肌红蛋白可从血液中摄取更多的氧，增加氧在体内的储存。当氧分压进一步降低时，肌红蛋白可释出一定量的氧供细胞利用。

肺通气量及心输出量的增强可在缺氧时立即发生，是急性缺氧时的主要代偿方式，但这些代偿活动本身增加了能量和氧的消耗；红细胞的增加和组织利用氧能力的增强需要较长时间，但较为经济，是慢性缺氧时的主要代偿方式。急性缺氧者以呼吸系统和循环系统的代偿反应为主；慢性缺氧者，如久居高原的居民，主要靠增加组织利用氧和血液运送氧的能力来适应慢性缺氧，其肺通气量、心率及输出量并不高于居住在海平面者。

（二）损伤性变化

严重缺氧（如乏氧性缺氧者 PaO_2 低于 30 mmHg）时，组织细胞可发生严重的缺氧性损伤（hypoxic cell damage），主要表现为细胞膜、线粒体和溶酶体的损伤。

1. 细胞膜的损伤 一般而言，细胞膜是细胞缺氧时最早发生损伤的部位。在细胞内 ATP 含量减少以前，细胞膜电位已经开始下降。其主要原因为细胞膜对离子的通透性增高，导致离子顺浓度差透过细胞膜。

（1）钠离子内流增加 钠离子内流使细胞内钠离子浓度升高，可激活钠泵，增加钠离子排出，从而消耗 ATP；ATP 消耗增多又促使线粒体氧化磷酸化过程增强。严重缺氧时，线粒体呼吸功能降低，使 ATP 生成减少，使钠泵不能充分运转，进一步使细胞内钠离子增多。细胞内钠离子增多促使水进入细胞，导致细胞水肿。血管内皮细胞肿胀可堵塞微血管，加重微循环缺氧。

（2）钾离子外流增加 细胞膜通透性的增加，使细胞内钾离子顺浓度差流出细胞，细胞外钾离子浓度升高。而钾离子是蛋白质（包括酶等）合成代谢所必需的，细胞内缺钾将导致合成代谢障碍，酶的生成减少，因此将进一步影响 ATP 的生成和离子泵的功能。

（3）钙离子的内流增加 细胞外钙离子浓度比胞质中游离钙离子浓度高 1000 倍以上。当严重缺氧时，细胞膜对钙离子的通透性增加，大量钙离子内流；同时由于 ATP 减少将影响钙离子的外流和摄取，使胞质钙离子浓度增加。钙离子浓度增加能抑制线粒体的呼吸功能，从而可激活磷脂酶，使膜磷脂分解，引起溶酶体的损伤及其水解酶释出，还能增加自由基的形成，加重细胞的损伤。

2. 线粒体的变化 细胞内的氧有 80%~90% 在线粒体内用于氧化磷酸化生成 ATP。轻度缺氧或缺氧早期线粒体呼吸功能是增强的；严重缺氧时，首先影响线粒体对氧的利用，使神经介质的生成和生物转化过程等减少。当线粒体部位氧分压降到临界点 0.1 kPa（1 mmHg）时，可降低线粒体的呼吸功能，使 ATP 生成减少。严重时线粒体可出现肿胀、嵴崩解、外膜破裂和基质外溢等病变。

3. 溶酶体的变化 缺氧时因糖酵解增强，乳酸生成增多；脂肪氧化不全又使其中间代谢产物酮体增多,可导致酸中毒。pH值降低可引起磷脂酶活性增高,使溶酶体膜磷脂被分解,膜通透性增高,结果使溶酶体肿胀、破裂。溶酶体内蛋白质水解酶溢出,可引起细胞自溶及其周围组织的溶解、坏死。

第四节　影响机体对缺氧耐受性的因素

机体所处的年龄、功能状态、营养状况、锻炼强度、气候情况等许多因素都可以影响机体对缺氧的耐受性,这些因素可以归纳为两个方面,即机体功能的代谢耗氧率与代偿能力。

一、机体功能的代谢耗氧率

机体代谢耗氧率高者,如发热、中枢神经兴奋、甲状腺功能亢进的病人,由于耗氧量大,故对缺氧的耐受性较低;寒冷、体力活动、情绪激动等情况也可增加机体耗氧量,也能使机体对缺氧的耐受性降低;反之,体温降低、安静状态、神经系统抑制等情况,则因其能降低机体耗氧率,使机体对缺氧的耐受性提高,故低温麻醉可用于心脏外科手术,以延长手术所必需的阻断血流的时间。

二、机体的代偿能力

机体通过呼吸、循环和血液系统的代偿性反应能增加组织的供氧,通过组织细胞的代偿性反应能提高利用氧的能力。这些代偿性反应存在着显著的个体差异,因而各人对缺氧的耐受性也很不相同。有心、肺疾病及血液病的病人对缺氧耐受性低;老年人因肺和心脏的功能储备降低、骨髓的造血干细胞减少、外周血液红细胞数减少,以及细胞某些呼吸酶活性降低等原因,均可导致对缺氧的适应能力降低。另外,代偿能力是可以通过锻炼来提高的,轻度的缺氧刺激可调动机体的代偿能力。如登高山者若采取缓慢的阶梯式的上升方式要比快速上升者能更好地适应缺氧;慢性贫血病人,即使其血红蛋白很低,也能维持正常活动,充分发挥代偿适应能力;而急性失血病人,血红蛋白减少到同等程度就可能发生严重的代谢功能障碍。

第五节　缺氧的防治和护理原则

一、去除引起机体缺氧的原因

仔细观察、正确判断病人是否存在缺氧,并明确引起缺氧的原因及类型。可根据皮肤、黏膜的颜色及呼吸系统、循环系统等改变和血气分析加以判断,及时去除造成机体缺氧的原因。再根据缺氧类型的特点实施治疗，进行合理的氧疗，处理缺氧的并发症。还可以根据病人的具体情况采用降温、镇静、安眠等方法来降低机体的耗氧量，提高机体对缺氧的耐受力，以延缓或减轻缺氧损伤的发生。

二、氧疗

（一）氧疗原则

给缺氧病人吸氧的治疗方法称为氧疗。吸氧是治疗缺氧的基本方法，它能提高病人血红蛋白结合的氧量和血浆中溶解的氧量，对改善机体缺氧有一定的效果。各类缺氧的治疗中，均可以给予吸氧治疗，但因缺氧的类型不同，氧疗的效果有较大的差异。

1. 乏氧性缺氧　氧疗对乏氧性缺氧的临床效果最好，当 PaO_2 低于 8 kPa (60 mmHg)时，应当给氧。吸氧可以提高肺泡内气体的氧分压和动脉血氧分压，增加组织的供氧量。但对于静脉血分流入动脉所引起的乏氧性缺氧，因分流的血液未经过肺泡壁毛细血管进行气体交换，直接掺入到动脉血中，所以氧疗效果不明显；对于肺通气功能障碍所引起的缺氧，因常伴有二氧化碳潴留，故宜采用低浓度(30%)低流量(1～2 L/min)持续吸氧原则，使 PaO_2 上升至 8 kPa 即可，以保持轻度缺氧对呼吸中枢的刺激。

2. 血液性缺氧　一氧化碳中毒的病人可吸入纯氧，在有条件的医院，可在高压氧舱内进行治疗。吸入 2～3 个大气压的纯氧可使血液的氧分压升高，从而改善对组织的供氧。另一方面，高压纯氧有利于氧气取代碳氧 Hb 中的 CO 分子，加速碳氧 Hb 解离，恢复 Hb 运输氧的能力。对于高铁血红蛋白血症的病人，在氧疗的同时应给予维生素 C 和亚甲蓝等还原剂治疗。

3. 循环性缺氧　如心力衰竭、休克等在改善血液循环的基础上，辅助给予氧疗能起到一定的治疗效果。

4. 组织性缺氧　氧疗对组织性缺氧的疗效非常有限。氰化物中毒，主要采用亚硝酸盐和硫代硫酸钠联合治疗，再辅以吸氧治疗。

（二）氧疗注意事项

1. 注意监测氧疗效果　判断氧疗效果最客观的方法是动脉血气分析，除此之外还需要观察病人的病情发展。如病人吸氧后情绪由烦躁变为安静，血压上升且能维持平稳，呼吸转为平稳、心率变慢、趋向平稳，发绀消失，表明氧疗效果良好；反之，则表明病情恶化，氧疗未达到效果。

2. 保持呼吸道通畅　解除呼吸道痉挛，并注意湿化吸入气体，防止干燥气体直接进入呼吸道，造成分泌物黏稠、干结及呼吸道纤毛损伤。可采用简单湿化法或超声雾化法。

3. 控制性氧疗　主要针对严重慢性肺疾病的病人，应采用低浓度、低流量的原则，防止突然解除低氧血症而出现的呼吸抑制或衰竭。

4. 防止吸收性肺不张和肺气压伤等　呼吸道不完全阻塞的病人，呼吸空气时，肺泡内的氧被吸收后,留下的氮气可以维持肺泡不致塌陷。吸氧后,大部分氮气被氧气所取代,吸收氧的速度一旦超过吸入氧进入肺泡的速度,该部分肺泡就可能发生萎陷,形成肺不张。加压辅助给氧时,压力不宜过大,防止肺气压伤。

5. 避免氧中毒 氧疗时,吸入气氧浓度不宜过高,一般应为30%～40%,以避免引起氧中毒。

三、氧中毒

氧是生命活动不可缺少的物质,但吸入气氧分压过高(大于0.5个大气压),对任何细胞都有毒性作用。早在19世纪中叶,英国科学家保尔·伯特首先发现,如果让动物呼吸纯氧(多指浓度为99%的氧气),会引起中毒,人类也一样。氧中毒是指机体吸入高于一定压力的氧一定时间后,某些系统或器官的功能与结构发生病理性改变而表现的临床综合征。

氧压的高低不同对机体各种生理功能的影响也不同。当吸入60～100 kPa的氧时,其毒性突出地表现在视觉器官;当吸入100～200 kPa的氧时,其毒性主要表现在呼吸系统;当吸入300 kPa以上氧时,其毒性主要表现在中枢神经系统。以上三种情况分别称为眼型、肺型、脑型氧中毒。这主要是从临床角度根据不同氧压和主要临床表现人为地加以划分的,并不是说某型氧中毒只有某个组织器官的病理变化而无其他组织器官的异常,事实上,在较长时间吸入较高氧压后,几乎全身各种组织器官都可遭受相应的损害。

(一)眼型氧中毒

长时间吸入高于0.5个大气压的O_2可缓慢地发生眼型氧中毒,主要表现为视网膜萎缩。不成熟的组织对高分压氧特别敏感,早产婴儿在恒温箱内吸高分压氧时间过长,视网膜可有广泛的血管阻塞、成纤维组织浸润、晶体后纤维增生,可因而致盲。

(二)肺型氧中毒

多发生在吸入1个大气压左右的氧8 h以后,病人会出现类似支气管肺炎的症状。其表现及通常的发展过程为:最初为类似上呼吸道感染引起的气管刺激症状,如胸骨后不适伴轻度干咳,并缓慢加重;然后出现胸骨后疼痛,且疼痛逐渐沿支气管树向整个胸部蔓延,吸气时更甚;以后疼痛逐渐加剧,出现不可控制的咳嗽,休息时也伴有呼吸困难。

(三)脑型氧中毒

脑型氧中毒多发生在吸入2～3个大气压以上的氧时,本型氧中毒的临床表现大致上可分为连续的四个阶段。

1. 潜伏期 本期持续的时间长短与吸入气中的氧压呈负相关,但并不呈线性。氧压增高,潜伏期缩短。

2. 前驱期 本期临床表现如下。①面部肌肉抽搐:最常见,主要为面肌及口唇颤动。②自主神经功能紊乱症状：病人有出汗、流涎、恶心、呕吐、眩晕、心悸、面色苍白等症状。③感觉异常：可有视野缩小、幻视、幻听、幻嗅、口腔异味、肢端发麻等症状。④情绪异常：烦躁、忧虑、欣慰感等。

3. 惊厥期 前驱期后，很快出现惊厥，临床表现如下。①癫痫大发作样：全身强直或阵发性痉挛，每次持续 2 min 左右。②发作前有时会发出一声短促的尖叫，病人神志可丧失，有时伴有大小便失禁。

4. 昏迷期 如果在发生惊厥后仍处于高氧环境，即进入昏迷期。实验动物表现为昏迷不醒，偶尔局部有轻微抽搐，呼吸困难逐渐加重，再继续下去则呼吸微弱直至停止。病人在惊厥过后即使及时脱离高压氧环境，也有一段时间意识模糊或精神和行为障碍，一般在 1～2 h 后可恢复，少数病人可熟睡数小时，但不留明显后遗症。

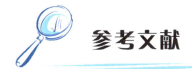

参考文献

［1］王连唐.病理学[M].北京：高等教育出版社，2008.
［2］唐建武.病理学[M].北京：中国中医药出版社，2009.
［3］李玉林.病理学[M].7 版.北京：人民卫生出版社，2008.

（于会春）

第十七章 弥散性血管内凝血

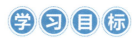

了解
弥散性血管内凝血的防治和护理原则。

熟悉
弥散性血管内凝血的病因、发生机制及实验室检查。

掌握
弥散性血管内凝血的发展过程及临床表现。

弥散性血管内凝血(disseminated intravascular syndrome, DIC)本身不是一个独立的疾病,而是许多常见严重疾病的综合征,是许多疾病在进展过程中产生凝血功能障碍的最终共同途径,尤其是急性DIC,发病急、预后差、死亡率高(31%~80%)。目前普遍认为:DIC是一个继发性的由多种原因引起的,以凝血功能紊乱、微血栓广泛形成和继发出血等为特征的临床综合征。

DIC发生的始动环节是凝血因子在血液内经凝血机制被弥散性地激活,促发小血管内广泛纤维蛋白形成,导致组织和器官损伤。其过程首先为微循环中广泛形成微血栓,继而凝血因子、血小板被消耗及纤维蛋白溶解系统被激活,使血液由高凝状态转变成低凝状态。临床上表现为出血、休克、多系统器官功能障碍和溶血性贫血。

第一节 弥散性血管内凝血的病因和发生机制

正常机体的血液在心、血管内流动而不发生凝固,这是由于机体内存在着凝血、抗凝血和纤维蛋白溶解系统,它们处于动态平衡之中。任何打破这个动态平衡的原因,都可导致DIC的发生。表17-1-1为DIC的常见原发疾病。其中以感染性疾病最多见,其他常见病因有恶性肿瘤、急性早幼粒白血病、产科意外等。

表17-1-1 引起DIC的常见原因

病因分类	主要疾病
全身感染或严重感染	败血症、内毒素血症、病毒性传染病等
外伤及大手术	严重创伤、挤压综合征、大面积烧伤、大手术等

续表

病 因 分 类	主 要 疾 病
产科疾病	羊水栓塞、胎盘早剥、宫内死胎等
恶性肿瘤	消化道、肺及泌尿生殖系统恶性肿瘤,急性早幼粒白血病等

一、凝血系统

凝血过程是血浆中凝血因子有序地活化,最终使纤维蛋白原转变为纤维蛋白的过程。凝血过程可分为内源性和外源性两个凝血系统。一是内源性凝血系统。一般由凝血因子Ⅻ的激活开始(Ⅻ变为Ⅻa),这样激活生成的Ⅻa可依次激活其他有关凝血因子Ⅺ、Ⅸ、Ⅷ、Ⅹ和Ⅴ及相应激酶,以瀑布样阶梯式反应的形式,最后形成凝血酶原激活物(Ⅹa、Ⅴa、Ca^{2+}、PL)。在该激活物的催化下使凝血酶原转变为凝血酶,从而导致纤维蛋白原向纤维蛋白的裂解转化,最终形成纤维蛋白凝块。二是外源性凝血系统。组织细胞损伤、破坏时,可释放组织因子(也称凝血因子Ⅲ)进入血液循环,凝血因子Ⅲ在Ca^{2+}存在下与凝血因子Ⅶ共同作用能激活凝血因子Ⅹ,然后在凝血酶原激活物的催化下使凝血酶原转变为凝血酶,最终形成纤维蛋白导致血液凝固。

1. 启动外源性凝血系统 组织损伤,释放组织因子,启动外源性凝血系统,常见于产科意外,如羊水栓塞、胎盘早期剥离、死胎滞留等病例。由于羊水、胎盘等释放的组织因子大量进入血液循环,诱发DIC。严重创伤也是常见的DIC病因,如严重烧伤、广泛性外科手术、挤压综合征、毒蛇咬伤等均可由受损的组织中释放出大量组织因子进入血液,促发凝血。此外,在肿瘤广泛转移及组织坏死(尤其是胰、胃、前列腺及支气管癌),肿瘤细胞含有的组织凝血活性物质,激活外源性凝血系统,产生大量凝血酶而促发凝血。肿瘤细胞中的蛋白酶类物质也可以激活凝血因子,起促凝作用。化疗及放疗杀灭肿瘤细胞释出促凝物质时,DIC更容易发生。

2. 启动内源性凝血系统 血管内皮细胞广泛受损,激活凝血因子Ⅻ,启动内源性凝血系统。

(1) 感染 各种严重的细菌感染,如金黄色葡萄球菌、革兰氏阴性杆菌、中毒性菌痢、伤寒等引起的感染,均可导致DIC。细菌本身及其毒素可损伤血管内皮细胞,激活凝血因子Ⅻ激肽释放酶及缓激肽,由此进一步激活凝血系统,后者还有强烈的舒血管作用,能使血管扩张、血压下降引起休克。激肽系统对凝血过程有强化作用。补体与凝血、纤溶及血浆激肽系统也有密切关系,也是血栓形成的因素之一。最近发现,白细胞在激活凝血的过程中占有重要地位,它受内毒素影响,可释放组织因子,与凝血因子Ⅶ合在一起能激活凝血因子Ⅹ促进凝血。病毒感染(如流行性出血热、重症乙型脑炎等)、恶性疟疾、钩端螺旋体病、立克次体病及立克次体感染均可引起DIC。其发病机制与细菌感染大致相似。感染是最常见的致病因素。

(2) 抗原-抗体复合物的形成 各种免疫反应及免疫性疾病能损伤血管内皮细胞,激活补体,也能引起血小板聚集及释放反应,激活凝血机制,如系统性红斑狼疮、移植物

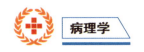

排斥反应或其他免疫性疾病。

（3）其他 如体温升高、酸中毒、休克或持续性低血压、缺氧等均可损伤血管壁内皮细胞。

二、血细胞大量破坏

1. 红细胞破坏 红细胞破坏常见于异型输血、恶性疟疾等。红细胞破坏可释放大量 ADP 和红细胞素，ADP 可促使血小板聚集，而红细胞素类似于血小板释放的因子Ⅲ（PF_3）的作用，它能促进凝血。

2. 白细胞破坏 白细胞破坏常见于感染、化疗及早幼粒白血病。中性粒细胞的损伤是 DIC 发病机制中重要一环。中性粒细胞参与 DIC 的发生可能与凝血因子Ⅻa 激活补体的作用有关。补体被激活后可损伤粒细胞，从中释放出蛋白酶类凝血活性物质，促进血液凝固。

3. 血小板损伤 内毒素、抗原抗体复合物等可直接损伤血小板，血管内皮细胞损伤，胶原暴露也可引起血小板黏附、聚集，促进血小板释放血小板因子；血小板损伤，可释放多种血小板因子，如 PF_3、PF_4，PF_3 是血液凝固所必需的，PF_4 既可增强 PF_3 的作用，又有中和肝素的作用，从而促进 DIC 的形成。

三、其他促凝物质入血

急性坏死性胰腺炎时，胰蛋白酶入血，能促使凝血酶原转变成凝血酶；毒蛇咬伤时，可直接使凝血酶原转变为凝血酶或加强凝血因子Ⅴ的活性，促进 DIC 的发生；异常颗粒物质进入血液，如羊水内容物、抗原抗体复合物及细菌等与凝血因子Ⅻ接触使其活化，启动内源性凝固系统而引起 DIC。

DIC 的发生、发展机制十分复杂，许多方面至今未完全清楚，在多数情况下，各种基础病因通常是通过多种机制激活凝血系统、抑制抗凝系统和纤溶系统，使机体的凝血和抗凝血平衡紊乱，导致 DIC 的发生。

很多因素可以促进 DIC 的发生发展，因此应尽可能及早采取相应的措施，以防止或减轻其作用。

常见的影响因素如下。

1. 单核巨噬细胞系统功能障碍 单核巨噬细胞功能受损可促进 DIC 的发生。在正常情况下，单核巨噬细胞系统包括肝脏的枯否氏细胞，它能吞噬或清除进入血液中的促凝物质，如凝血酶、纤维蛋白颗粒及内毒素等。急性肝坏死或肝硬化等病有肝功能损害，其吞噬及清除功能减弱，易发生 DIC。长期使用大量肾上腺皮质激素容易诱发 DIC，这与单核巨噬细胞系统受阻有关。

2. 肝功能障碍 正常的肝细胞既能合成也能灭活凝血与抗凝血物质。当肝脏严重损害时，如肝硬化、急性肝坏死等，凝血物质不能被灭活，抗凝血物质合成减少，增加了血液凝固性，可加剧和促进 DIC 的发生。

3. 血液高凝状态 产科意外容易发生DIC,这是与妊娠妇女血液处于高凝状态有关。妊娠中、后期血液中某些凝血因子、血小板数量增多,与此同时,血液中纤溶酶原激活物减少,纤溶活性降低,血液处于高凝状态。酸中毒使血管内皮受损,肝素抗凝活性减弱,血小板聚集性增高,这是休克晚期易于发生DIC的重要原因之一。

4. 微循环障碍 微循环发生淤血时,一方面,由于缺氧、酸中毒使毛细血管内皮细胞损伤,可启动内源性凝固系统;另一方面,血流缓慢、血液浓缩、血液黏滞性增加,这些均有利于DIC的发生。

第二节 弥散性血管内凝血的发展过程及实验室检查

根据DIC的发展过程以及血液凝固的变化特点,典型病理过程一般经过以下三期。高凝期:各种病因导致凝血系统被激活,凝血酶生成增多,微血栓大量形成,血液处于高凝状态。消耗性低凝期:凝血酶和微血栓的形成使凝血因子和血小板因子大量消耗而减少,同时因继发性纤溶系统功能增强,血液处于低凝状态,有出血表现。继发性纤溶亢进期:凝血酶及Ⅻa等激活了纤溶系统,使大量的纤溶酶原变成纤溶酶,加上FDP形成,使纤溶和抗凝作用大大增强,故此期出血十分明显。

此期除血小板、纤维蛋白原含量减少,凝血酶原时间延长外,反映继发性纤溶活性增加的实验室检查有凝血酶时间延长、血浆鱼精蛋白副凝试验(plasma protamin paracoagulation test,3P试验)阳性。DIC的分期及实验室检查见表17-2-1。

表17-2-1 DIC的分期及实验室检查

	高凝期	消耗性低凝期	继发性纤溶亢进期
发生机制	促凝物质入血,凝血酶被激活	凝血酶被激活,血小板被大量消耗	纤溶酶原被激活,FDP形成
病变特点和临床症状	微血栓广泛形成	有出血倾向	明显出血症状、休克和多器官功能衰竭
实验室检查	血小板黏附性增高;凝血和复钙时间缩短	血小板计数减少;浆纤维蛋白原含量下降;凝血酶原时间延长	凝血酶时间延长;3P试验阳性

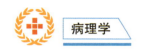

第三节 弥散性血管内凝血的临床表现

一、出血

DIC病人有70%～80%以程度不同的出血为初发症状,如紫癜、血疱、皮下血肿、采血部位出血、手术创面出血、外伤性出血和内脏出血等。出血的机制与下述四个方面因素相关。

(1) 凝血物质大量消耗　广泛微血栓形成使各种凝血因子(包括Fbg、FⅤ、FⅧ、FⅨ、FⅩ)和血小板大量消耗,故DIC又称为消耗性凝血病(consumptive coagulopathy)。

(2) 继发性纤溶功能增强　纤溶功能增强产生大量PLn,PLn不但能降解Fbn/Fbg,还能水解各种凝血因子,使凝血因子进一步减少,从而加剧了凝血功能障碍并引起出血。

(3) 纤维蛋白(原)降解产物的抗凝作用　PLn降解Pbs/Fbn生成各种分子大小不等的多肽组分,称为纤维蛋白(原)降解产物(fibrin/fibrinogen degradation products,FgDP/FDP),其中多数成分有强大的抗凝作用。①X、Y片段可与纤维蛋白单体(FM)形成可溶性FM复合物(soluble fibrin monomer complex,SFMC),阻碍FM相互间交联以形成可溶性纤维蛋白;D片段对FM交联聚合有抑制作用。②片段Y、E有抗凝血酶作用。③大部分成分能抑制血小板黏附和聚集。FgDP/FDP各种成分的这类作用,使机体止、凝血功能明显降低,是DIC时引起出血的重要机制。

二、休克

DIC与休克有着极为密切的联系,两者不仅在病因上往往相同,而且也常互为因果,造成恶性循环,DIC引起休克的机制主要如下。

1. 微血栓形成　DIC时,微循环内广泛形成微血栓,引起微循环通路受阻,回心血量减少;冠状动脉微血栓形成,造成心肌缺血、缺氧,心肌收缩力下降,心输出量减少。

2. 出血　广泛或严重出血,可引起血容量减少,血压下降。

3. 血管扩张　DIC过程中,由于激肽和FDP的形成增多,可引起微血管舒张及血管壁通透性增加,导致外周阻力降低,有效循环血容量进一步减少。

> **知识链接**
>
> **根据因果转化规律,讨论休克与DIC的关系**
>
> 休克晚期由于微循环衰竭,血液浓缩,血细胞聚集,血液黏滞度增高,血液处于高凝状;血流变慢,加上酸中毒,易于形成血栓;败血症休克时,病原微生物与毒素均可损伤

内皮,激活外源性和内源性凝血系统;严重创伤性休克时,组织因子入血,可启动外源性凝血系统;异型输血引起溶血,容易诱发DIC。

急性DIC时由于微血管内大量微血栓形成,使回心血量明显减少;广泛出血使血容量减少;心肌损伤,使心输出量减少;补体及激肽系统的激活和FDP大量形成,造成微血管平滑肌舒张,通透性增高,外周阻力降低,这些因素均可促使休克的发生和发展。

三、多系统器官功能衰竭

由于DIC发生的原因和受累脏器及各脏器中形成微血栓的严重程度不同,故不同器官系统发生代谢与功能障碍或缺血性坏死的程度也可不同,受累严重者可导致脏器功能不全甚至衰竭。临床上常同时或相继出现两种或两种以上脏器功能障碍的不同症状,如呼吸困难、少尿、无尿、恶心、呕吐、腹部或背部疼痛、发热、黄疸、低血压、意识障碍(严重者发生昏迷)及各种精神神经症状。DIC时引起多器官功能衰竭(MSOF)的机制,与微血栓形成和微循环灌流障碍、缺血再灌注损伤、白细胞激活和炎症介质的损伤作用,以及器官功能障碍作为后果对其他脏器产生的影响等有关。MSOF常是DIC引起死亡的重要原因。

四、微血管病性溶血性贫血

DIC时,由于微血管内广泛纤维蛋白性微血栓形成,当红细胞从这些网眼中通过时,被挤压变形,或者经血流冲击撞到纤维蛋白网上发生切割破裂,形成大小不一的红细胞碎片而发生溶血,故称为微血管病性溶血性贫血。这种溶血引起的贫血,呈进行性加重。外周血涂片中可出现各种形态特殊的红细胞(如多角形、星形和盔形等)或红细胞碎片,称为裂体细胞。这种变形的红细胞,脆性大,易发生溶血。裂体细胞的发现有助于DIC的诊断。

第四节　弥散性血管内凝血的防治和护理原则

一、积极防治原发病,消除DIC的各种诱发因素

治疗原发病是治疗DIC的根本措施,控制原发病的不利因素也有重要意义,例如,积极控制感染、清除子宫内死胎,以及抗肿瘤治疗等。其他如补充血容量、防治休克、改善缺氧及纠正水、电解质紊乱等,也有积极作用。输血时更应预防溶血反应。在去除病因后,病情可迅速缓解,消除DIC的诱因也有利于防止DIC的发生和发展。

二、改善微循环,重建凝血与纤溶间的动态平衡

及时纠正微循环障碍,疏通被阻塞的血管,如补充血容量,解除血管痉挛和血管舒

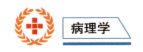

张药物、抗血小板黏附药物的应用。DIC 早期因凝血亢进,故应尽早使用抗凝治疗(如肝素)以阻断凝血反应的恶性循环。在晚期,特别是急性早幼粒白血病病人,常伴有明显纤溶亢进,可考虑给予抗纤溶药物以利于凝血与纤溶之间恢复动态平衡。

三、严密观察病情

(一)观察

(1)观察出血症状 可有广泛自发性出血,皮肤黏膜淤斑,伤口、注射部位渗血,内脏出血如呕血、便血、泌尿道出血、颅内出血、意识障碍等症状。应观察出血部位、出血量。

(2)观察有无微循环障碍症状 皮肤黏膜发绀(缺氧)、尿少、血压下降、呼吸及循环衰竭等症状。

(3)观察有无高凝和栓塞症状 静脉采血血液迅速凝固时应警惕高凝状态,内脏栓塞可引起相关症状,如肾栓塞引起腰痛、血尿、少尿,肺栓塞引起呼吸困难、发绀,脑栓塞引起头痛、昏迷等。

(4)观察有无黄疸、溶血症状。

(5)观察实验室临床诊断结果,如血小板计数、凝血酶原时间、血浆纤维蛋白含量、3P 试验等。

(6)观察原发疾病的病情。

(二)护理

1. 出血病人的护理

(1)按出血病人的护理惯例进行。

(2)按医嘱给予抗凝剂,补充凝血因子,进行成分输血,进行中医药抗纤溶治疗。按时给药,严格控制剂量,密切观察疗效,监测凝血时间,随时按医嘱调整剂量。

2. 微循环衰竭病人的护理

(1)意识障碍者要履行安全保护方法。

(2)保持呼吸道通畅,吸进氧气,改良缺氧症状。

(3)定时测量体温、脉搏、呼吸、血压,观察尿量、尿色情况。

(4)建立静脉通道,按医嘱给药,纠正酸中毒,保持水、电解质平衡,保持血压。

(5)筹备好各项基础病人护理。

(6)观察病情变更,有主要脏器功效衰竭时应做相关病人护理,并做好记录。

3. 普通病人的护理

(1)按原发病病人护理惯例进行。

(2)卧床休息,保持病室环境安静、干净。

(3)给予高营养、易消化食物,应根据原发病调剂食物的营养成分和品种。

(4)采集血标本,协助实验室临床诊断、检查。

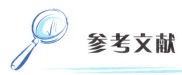

参考文献

[1] 金惠铭,王建枝. 病理生理学[M]. 7版. 北京:人民卫生出版社,2010.
[2] 吴伟康,赵卫星. 病理学[M]. 2版. 北京:人民卫生出版社,2010.
[3] 张建中. 病理学[M]. 北京:高等教育出版社,2010.
[4] 张立克. 病理学[M]. 北京:人民卫生出版社,2007.

(王 强)

第十八章 休克

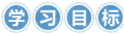

学习目标

掌握
休克发展过程和微循环改变及意义。

熟悉
休克的概念和机体的功能代谢变化。

了解
休克的病因、分类和发生机制。

休克一词源于希腊文,是英语"shock"的译音。其原意为震荡或打击。1731年法国医生 Le Dran 首次将法语 secousseuc 译成英语 shock,并将其应用于医学领域。休克是临床上常见的危重病症,是病人常见的死亡原因之一。19世纪 Warren 对休克病人的临床症状描述为,面色苍白、皮肤湿冷、脉搏细速、尿量减少、血压下降及神志淡漠等。在第一次和第二次世界大战期间,由于大量伤员死于出血性与创伤性休克,人们对休克机制进行了较系统的研究,并认为血管运动中枢麻痹引起外周小血管扩张和血压下降是休克发生、发展的关键,并主张使用缩血管药物治疗,曾挽救了一些病人的生命。但是,有些病人在应用缩血管药物治疗后病情并未逆转,甚至反而恶化,死于急性肾功能衰竭,即所谓的"休克肾"。20世纪60年代以来,大量的实验研究测定了各种休克时器官血流量和血流动力学,提出了休克的微循环学说。目前许多学者从细胞、亚细胞和分子水平对休克发病机制进行了研究,大多数人认为,休克是指机体在严重失血失液、感染、创伤等强烈致病因素作用下,有效循环血量急剧减少、组织血液灌流量严重不足,以致各重要生命器官和细胞功能代谢障碍及结构损害的全身性病理过程。临床上病人表现为烦躁,神志淡漠或昏迷,皮肤苍白或发绀,四肢湿冷,尿量减少或无尿,脉搏细速,脉压变小和(或)血压降低。

第一节 休克的病因与分类

一、休克的病因

各种强烈的致病因子作用于机体均可引起休克,休克的常见病因如下。

1. 失血与失液 大量快速失血可导致失血性休克(hemorrhagic shock)。常见于食管静脉曲张破裂出血、严重创伤失血、胃溃疡出血、宫外孕、产后大出血及 DIC 等。失血性休克的发生取决于失血量和失血的速度,一般地说,成人 15 min 内失血量少于总血量的 10% 时,机体可通过代偿使血压和组织灌流量保持稳定,但若快速失血量超过总血量的 20% 即可引起休克,超过总血量的 50% 往往导致迅速死亡。此外,剧烈呕吐、腹泻、肠梗阻、大量出汗,因体液大量丢失,也可导致机体有效循环血量的锐减而发生失液性休克。

2. 烧伤 大面积烧伤早期可引起烧伤性休克(burn shock)。其发生主要与大量血浆、体液丢失以及剧烈疼痛有关,晚期则可因继发感染而发展为败血症性休克。

3. 创伤 严重创伤常因疼痛和失血而引起创伤性休克(traumatic shock)。

4. 感染 细菌、病毒、霉菌、立克次体等病原微生物的严重感染可引起感染性休克(infective shock)。感染性休克根据其血流动力学特点可分为两种类型,即高动力型和低动力型。前者以心输出量减少、外周阻力增高为主要特点,又称为低排低阻型休克;后者因其心输出量增加、外周阻力降低为主要特点,又称为低排低阻型休克。

5. 心力衰竭 大面积急性心肌梗死、急性心肌炎、心包填塞及严重的心律紊乱(房颤、室颤)和心脏破裂等急性心力衰竭,均可引起心输出量明显减少,有效循环血量和灌流量下降而导致休克,称为心源性休克(cardiogenic shock)。

6. 过敏 具有过敏体质的人注射某些药物(如青霉素)、血清制剂或疫苗后可引起休克,称为过敏性休克(anaphylactic shock)。这种休克本质上属于Ⅰ型变态反应。发生机制与 IgE 及抗原在肥大细胞表面结合,引起组胺和缓激肽大量入血,造成血管床容积扩张,毛细血管通透性增加、机体有效循环血量相对不足有关。

7. 神经刺激 剧烈疼痛、高位脊髓损伤或麻醉可抑制血管运动中枢,使血管舒张、外周阻力降低、回心血量减少、血压下降,导致神经源性休克(neurogenic shock)。

二、休克分类

(一) 按病因分类

休克可由不同致病因子引起,可分为失血性休克、失液性休克、创伤性休克、感染性休克、过敏性休克、神经源性休克和心源性休克。按病因分类,有利于及时认识并清除病因,是目前临床上常用的分类方法。

(二) 按休克发生始动环节分类

尽管休克的原始病因不同,但组织有效灌流量减少是多数休克发生的共同基础。根据泊肃叶定律,在一定条件下,脏器微循环血液灌流量与心功能、血容量成正比,与血管阻力成反比。

实现组织有效灌流的基础:一是需要维持足够的有效血容量;二是需要正常的心泵功能;三是需要正常血管舒缩功能。各种病因一般通过以上三个环节,导致休克的发生。因此我们把血容量减少、血管床容量增加、心泵功能障碍这三个环节称为休克的始动环节。根据引起休克的始动环节不同,一般可将休克分为三类(图 18-1-1)。

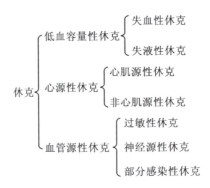

图 18-1-1　按休克发生始动环节分类

1. 低血容量性休克　其始动环节是血容量减少,常见于失血、失液、烧伤等情况,若快速失血量占总血量的 20% 左右,即可发生休克。

2. 心源性休克　其始动环节是心输出量急剧减少,常见的心肌源性原因有急性心肌梗死、严重心肌炎、严重心律失常等;非心肌源性的原因有急性心包填塞、急性肺动脉栓塞等。

3. 血管源性休克　由于外周血管扩张,血管床容量增加,大量血液淤滞在扩张的小血管内,使有效循环血量减少而引起的休克称为血管源性休克,又称分布性休克或低阻力性休克。其始动环节是外周血管容量扩大,常见于过敏性休克、神经源性休克和部分感染性休克。休克时,腹腔器官小血管扩张,血液淤滞在内脏的微血管中,使有效循环血容量减少。

（三）按血流动力学分类

根据休克时外周阻力和心输出量的变化,可将休克分为三种类型。

1. 低排高阻型休克　此类休克的血流动力学特点是心输出量低,而总外周阻力高。主要见于低血容量性休克、心源性休克、创伤性休克和大多数感染性休克。革兰氏阴性细菌感染的病人,休克前血容量明显减少者,易发生低排高阻型休克。这类病人主要表现为四肢湿冷、皮肤苍白、少尿、血压下降等,故又称为"冷休克",此型休克较多见。

2. 高排低阻型休克　此类休克的血流动力学特点是心输出量高,而总外周阻力低。一般认为,革兰氏阳性细菌感染的病人,休克前血容量减少不明显者,易发生高排低阻型休克。这类病人主要表现为四肢温暖、皮肤潮红、尿量不减、血压下降等,故又称"暖休克",此型休克较少见。

3. 低排低阻型休克　此类休克的血流动力学特点是心输出量低,总外周阻力也低,故血压降低明显,是失代偿的表现。

第二节　休克发展过程及其发生机制

引起休克的原因很多,始动环节亦不相同,但各类休克都有一个共同发病环节,即微循环障碍,因此休克是一个以急性微循环障碍为主的综合征。由于休克的种类不同,所以其发展过程也有差异。根据微循环和血流流变学的变化规律,一个典型的休克(如低血容量性休克)发展过程大致可分为以下三期(图 18-2-1)。

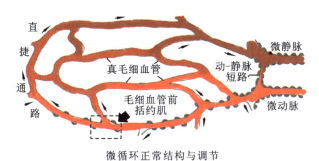

微循环正常结构与调节

缺血性缺氧期微循环变化

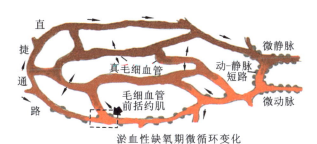

淤血性缺氧期微循环变化

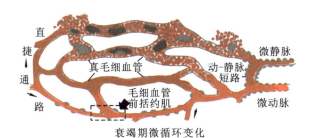

衰竭期微循环变化

图 18-2-1　休克各期微循环变化示意图

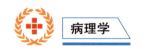

一、休克早期(休克代偿期、微循环缺血性缺氧期)

(一)微循环的改变及机制

休克早期的微循环变化,以缺血为主,故称缺血性缺氧期或微循环痉挛期。此期机体以动员各种代偿机制来保证重要器官的血液灌流,属于休克的代偿阶段。休克的原因,如血容量减少、心输出量降低、内毒素、疼痛等,均可通过不同途径引起交感-肾上腺髓质系统强烈兴奋,大量释放儿茶酚胺,后者可使除心、脑以外器官的毛细血管前阻力增加,大部分血流通过直捷通路和动静脉吻合支流入小静脉,微循环灌流量随之急剧减少,故本期微循环灌流特点是少灌少流、灌少于流。此外,在休克时体内还产生其他体液因子,如交感神经兴奋激活肾素-血管紧张素-醛固酮系统,产生血管紧张素Ⅱ;儿茶酚胺刺激血小板产生血栓素 A_2。血管紧张素Ⅱ和血栓素 A_2 都有强烈的缩血管作用。

(二)微循环改变的代偿意义

休克早期微循环变化,一方面可引起皮肤、腹腔内脏(特别是肾脏)的缺血缺氧,另一方面却具有一定的代偿意义,主要表现在以下两个方面。

1. 血流重新分布有助于心、脑血液供应

不同脏器对儿茶酚胺反应不一可导致血流重新分布:皮肤、腹腔内脏、肾的血管收缩;而心、脑重要生命器官血管张力无明显变化,血流的重新分布保证了心、脑等重要器官的血液供应。

2. 回心血量增加有助于休克早期动脉血压的维持　①外周阻力血管收缩,血管总阻力增高;②容量血管收缩,回心血量增加,起到"自身输血"的作用;③循环血容量增加,毛细血管前阻力收缩,毛细血管内压下降,组织液吸收增加,起到"自身输液"的作用;④心输出量增加,交感神经兴奋,心率加快,心肌收缩力增强,使心输出量增加。

(三)临床表现

由于休克早期交感-肾上腺髓质系统强烈兴奋,体内血液重新分布,能够维持脑的血液供应,病人神志清而烦躁不安。由于此时心脏尚不缺血,病人心率可增加。由于皮肤和内脏微血管收缩,病人面色苍白、四肢湿冷、脉搏细速、尿量减少。此期血压可骤降(如大失血),也可略降,甚至正常(代偿),但脉压明显减小。应该注意的是,微血管收缩虽然有减轻血压下降的代偿作用,但却引起某些内脏器官血液灌流不足,组织缺血、缺氧。组织器官微循环障碍可发生在血压明显下降之前,所以脉压减小比血压下降更具有早期诊断意义。

二、休克期(休克进展期、可逆性失代偿期、淤血性缺氧期)

如果病人在休克初期未能得到及时、适当的治疗,则随着病情发展可进入休克期,此期微循环变化以淤血为主,由于微循环持续缺血和组织缺氧,所以此期也称为淤血性缺氧期。临床出现典型的休克症状,因病情往往恶化,故又称为休克进展期。

(一) 微循环改变及机制

休克期组织缺血、缺氧加重，CO_2和乳酸堆积，引发酸中毒。酸中毒是导致休克期微循环淤滞的主要原因。酸中毒导致血管平滑肌对儿茶酚胺反应性降低；缺氧和酸中毒刺激肥大细胞释放组胺，ATP的分解产物腺苷堆积，这些物质都可引起血管平滑肌舒张和毛细血管扩张。大量血液涌入真毛细血管网，由于毛细血管的后阻力大于前阻力，所以组织内血液灌多而流少（多灌少流），灌大于流，大量血液淤滞在微循环中。缺氧和酸中毒使微血管通透性增高，血浆不断外渗，血容量进一步减少，动脉血压下降。

血液流变学改变在微循环淤血的发生、发展中起着非常重要的作用，由于血流缓慢和血浆外渗，红细胞聚集，白细胞贴壁与嵌塞，这些变化使微循环血流更加缓慢。

(二) 微循环改变对机体的影响

这一时期机体由代偿向失代偿发展，表现为回心血量减少，外周阻力降低，血压下降。

(三) 临床表现

由于微循环淤血，病人皮肤由苍白逐渐转为发绀，可出现花斑；由于血压进行性下降，冠状动脉灌流不足，可使心肌收缩性降低，心音低钝；由于脑缺血，病人的神志由烦躁不安转为淡漠；肾血流量长时间严重不足，可出现少尿甚至无尿；循环血量严重不足使静脉塌陷，可造成静脉穿刺困难。

三、休克晚期（难治期、微循环衰竭期）

(一) 微循环改变及机制

休克期持续较长时间以后即进入休克晚期，这时，缺氧和酸中毒加重，微血管平滑肌麻痹，它对任何血管活性物质均失去反应，微循坏血流停止，不灌不流，所以称为微循环衰竭期（图18-2-2）。临床上又称为难治期或不可逆期。

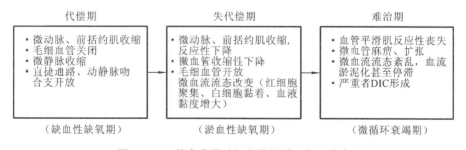

图18-2-2 休克发展过程中的微循环变化特点

休克晚期由于微血流流态紊乱和凝血系统被激活，易导致DIC发生，其机制如下。①微血流流态紊乱：由于血液浓缩，血细胞压积和血液黏度增加，红细胞和血小板聚集，微血流淤泥化形成，血液处于高凝状态，血流停滞。②凝血系统被激活：这是由于持续缺氧、酸中毒和内毒素的作用，导致血管内皮受损，内源性凝血系统被激活；而某些休克原始动因,如创伤、烧伤等,常伴有大量组织破坏并释放组织因子,可导致外源性凝血系统被激活。应当指出的是,休克病人不一定都会发生 DIC,也就是说,DIC 并非是休克晚期必经的过程。

(二) 微循环改变对机体的影响

休克病人一旦发生 DIC,即因休克与 DIC 互为因果而造成恶性循环,使病情恶化,从而将对微循环和各器官功能产生严重影响。这是因为 DIC 引起的出血,可使血容量进一步降低,微血管广泛栓塞,可使回心血量减少,重要器官缺血加重,导致多器官功能衰竭。休克发展到 DIC 和多器官功能衰竭时,将给临床治疗带来极大的困难,所以休克晚期又称难治期或不可逆期。

第三节　休克时机体的代谢和功能变化

一、机体代谢变化及细胞损伤

(一) 机体代谢变化

1. 物质代谢变化　休克时由于微循环严重障碍,组织低灌流、细胞缺氧和线粒体呼吸功能降低,所以 ATP 生成减少。糖有氧氧化受阻,无氧糖酵解亢进,乳酸生成显著增多,病人可表现为一过性的高血糖和糖尿;脂肪和蛋白质分解增加,合成减少。血中游离脂肪酸和酮体增多,血浆氨基酸水平增高,尿氮排泄增多,出现负氮平衡,但部分病人可能出现高代谢状态。

2. 水、电解质、酸碱平衡紊乱　休克时由于 ATP 供应不足,细胞膜上的钠泵(Na^+-K^+-ATP 酶)运转失灵,因而细胞内 Na^+ 增多,而细胞外 K^+ 增多,导致细胞水肿和高钾血症。

(二) 细胞损伤

1. 细胞膜的改变　缺氧、能量不足、酸中毒、溶酶体酶释放及氧自由基等作用都可导致细胞膜损伤。细胞膜损伤后导致离子泵功能障碍,水、Na^+、Ca^{2+} 内流,细胞水肿和跨膜电位下降(图 18-3-1)。

2. 线粒体的改变　休克时线粒体肿胀,致密结构和嵴消失。线粒体损伤后,导致呼吸链障碍、氧化磷酸化障碍及 ATP 生成减少。

3. 溶酶体的改变　休克时缺氧和酸中毒,引起溶酶体酶释放。溶酶体酶主要来自缺血的肠、肝、胰等器官,可引起细胞自溶、心肌抑制因子形成并加重血流动力学障碍。

二、休克时器官功能障碍

(一) 肾功能衰竭

休克早期由于血液重新分布,肾脏是最早和最易受损伤的器官之一,所以休克早期

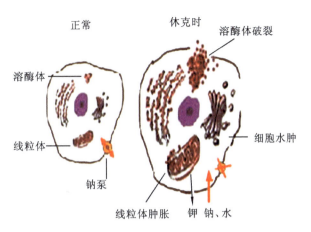

图 18-3-1　休克时细胞损伤示意图

即可发生功能性肾功能衰竭,主要表现为少尿、尿比重高、血尿素氮升高等。功能性肾功能衰竭具有可逆性,一旦肾灌流量及时恢复,肾功能就可迅速恢复。若休克持续发展,严重的肾缺血或肾毒素的作用,可引起急性肾小管坏死,此时即使通过治疗,使肾灌流量恢复正常,也难以使肾功能立刻逆转,甚至病人可因急性肾功能衰竭而死亡。

(二) 呼吸衰竭

严重休克病人可出现动脉血氧分压进行性下降、呼吸困难、难治性缺氧,称为急性呼吸窘迫综合征(ARDS)。形态学上的主要变化是肺水肿、出血、局部肺不张、微血栓形成以及肺泡腔内透明膜形成等,称为休克肺。休克晚期约 1/3 的病人死于急性呼吸衰竭。

(三) 心力衰竭

除了心源性休克伴有原发性心功能障碍以外,其他类型的休克早期,由于血液重新分布,使冠状动脉灌流量能够维持,心泵功能一般不受显著影响。但随着休克的发展,动脉血压下降,酸中毒和高钾血症以及心肌抑制因子的作用,可导致急性心力衰竭的发生。

(四) 脑功能衰竭

休克早期,因血液在体内的重新分布和脑循环的自身调节,保证了脑的血液供应,所以病人神志清醒,除了因应激引起的烦躁不安外,没有明显的脑功能障碍表现。但休克晚期,由于血压下降可引起脑的血液供应不足,加之并发DIC,使脑循环障碍加重,从而可引起脑水肿和颅内压升高,严重者形成脑疝。病人可出现神志淡漠甚至昏迷。脑疝压迫延髓呼吸中枢可导致病人死亡。

(五) 消化道和肝功能衰竭

休克早期由于血液重新分布,胃肠道血流量显著减少。缺血、淤血、酸中毒和DIC可引起肠壁水肿、消化液分泌减少、胃肠运动减弱、黏膜糜烂甚至形成应激性溃疡。此

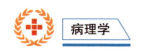

时,肠道细菌大量繁殖,肠道屏障功能减弱,所以大量内毒素甚至细菌入血而加重休克。临床表现为腹痛、消化不良、呕血及黑便等。

肝功能障碍发生率很高,主要表现为黄疸和肝功能不全。内毒素血症会加重肝功能障碍;肝脏解毒功能障碍,反过来又会加重内毒素血症或出现肠源性内毒素血症,引起恶性循环。肝功能障碍还使乳酸代谢受阻,又可加重休克微循环障碍引起的酸中毒,进而加重休克。

(六)多器官功能衰竭

休克晚期常出现两个或两个以上的器官同时或相继发生功能衰竭,称为多器官功能衰竭。各型休克中以感染性休克发生率最高,它是休克病人死亡的重要原因。

第四节 休克的防治和护理原则

休克的防治和护理均应在去除病因的前提下,采取综合措施,以支持生命器官的微循环灌流和防止细胞损伤为目的,以反复测定的临床重要指标为治疗依据。

一、休克病人的临床监护

对于休克病人的处理,重要的是要作出早期诊断,及早发现休克的前期表现,为休克的早期诊治争取有利时机。凡遇大手术、创伤、大出血、严重感染的病人,都应该想到休克发生的可能性。应详细询问病史,动态观察临床表现,并参考实验室检查、血流动力学变化进行综合分析。临床监护主要指标有血压、脉搏、中心静脉压、心输出量、尿量、动脉血气分析、血红蛋白浓度、动脉血乳酸盐含量等,对多器官功能衰竭的病人,应进行免疫功能、神经功能和凝血功能监测。

二、休克的防治原则

1. 提高脏器微循环灌流量 在一定条件下,脏器微循环血液灌流量与血容量、心功能成正比,与血管阻力成反比。所以要提高脏器微循环灌流,必须提高心功能,增加血容量和降低外周血管阻力。

2. 补充血容量 各种休克都存在有效循环血容量绝对或相对不足,正确补液原则是"需多少,补多少"。动态地观察静脉的充盈程度、尿量、血压、脉搏等指标,可作为监测输液量多少的参考指标。有条件时,应动态监测中心静脉压和肺动脉楔入压。一般原则是控制中心静脉压不超过 12 cmH_2O,尿量必须达到 30 mL/h 以上。在补充血容量时,要考虑纠正血流流变学的障碍,参考血细胞压积的变化,决定输血和输液的比例,选择全血、胶体或晶体溶液,使血细胞压积控制在 35%~40%。

3. 合理应用血管活性药物 不同类型的休克,在休克发展过程的不同阶段,应正确选择血管活性药物,以调整血管功能,增加微循环血液灌流。例如:对于过敏性和神经源性休克的病人,可使用缩血管药物;对于其他类型的休克,休克早期可选择扩血管药物,以减少微血管强烈收缩;休克晚期,可选择血管收缩剂,以防止容量血管过度扩张。

4. 改善心功能 可使用直接加强心肌收缩力的药物(如洋地黄制剂等),同时应用降低外周阻力及增加回心血量的措施,如减少心的容量负荷或减轻心的阻力负荷。

5. 纠正酸中毒 及时补碱纠正酸中毒可减轻微循环紊乱和细胞的损伤,并通过减少 H^+ 与 Ca^{2+} 的竞争而增强血管活性药物的疗效,加强心肌收缩力。

6. 改善细胞代谢 除通过改善微循环来防止细胞损伤外,还可应用增加溶酶体膜稳定性(如使用 654-2)、抑制蛋白酶的活性(如抑肽酶)、补充能量 ATP 等方法来保护细胞功能。

7. 防止器官功能衰竭 应预防 DIC 及重要器官功能衰竭,应对不同器官衰竭采用相应治疗措施。如出现休克肺,则应正压给氧,改善呼吸;肾功能衰竭时,尽早利尿和透析,并防止出现多器官功能衰竭。

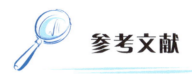

参考文献

[1] 吴继峰.病理学[M].北京:人民卫生出版社,2010.
[2] 张惠铭,王建中,相霞.病理学[M].武汉:华中科技大学出版社,2012.

(许连静)

中英文名词对照

A

acid-base disturbance	酸碱平衡紊乱
actual bicarbonate	实际碳酸氢盐
alveolar emphysema	肺泡性肺气肿
anaphylactic shock	过敏性休克
anion gap	阴离子间隙
AAA	芳香族氨基酸
acute gastritis	急性胃炎
anemic infarct	贫血性梗死
AFP	甲胎蛋白
amniotic fluid embolism	羊水栓塞
abscess	脓肿
alteration	变质
alterative inflammation	变质性炎
accelerated hypertension	急进型高血压
acute infective endocarditis, AIE	急性感染性心内膜炎
alterative and exudative phase	变质渗出期
aneurysm	动脉瘤
angina pectoris, AP	心绞痛
arteriolosclerosis	细动脉硬化
atheromatous plaque	粥样斑块
atherosclerosis, AS	动脉粥样硬化
autopsy	尸体剖检
antidiuretic hormone, ADH	抗利尿激素
atrial natriuretic peptide, ANP	心房肽

B

base excess	碱剩余
bronchopneumonia	支气管肺炎
buffer base	缓冲碱
burn shock	烧伤性休克
BCAA	支链氨基酸

biliary cirrhosis	胆汁性肝硬化
bridging necrosis	桥接坏死
bacteremia	菌血症
bacterial endocarditis	细菌性心内膜炎
benign hypertension	良性高血压
biopsy	活体组织检查
brain death	脑死亡

C

cerebral hemorrhage	脑出血
chronic hypertension	缓进性高血压
concentric hypertrophy	向心性肥大
constrictive pericarditis	缩窄性心包炎
cor villosum	绒毛心
coronary atherosclerosis	冠状动脉粥样硬化症
coronary heart disease, CHD	冠状动脉性心脏病
carcinoma of the lung	肺癌
cardiogenic shock	心源性休克
chronic bronchitis	慢性支气管炎
chronic pulmonary heart disease	慢性肺源性心脏病
compensatory emphysema	代偿性肺气肿
calcification	钙化
carcinoma of stomach	胃癌
carcinoma of esophagus	食管癌
chronic gastritis	慢性胃炎
carcinoma of the large intestine	大肠癌
colorectal cancer	结肠直肠癌
CEA	癌胚抗原
carcinoma of pancreas	胰腺癌
crossed embolism	交叉性栓塞
congestion	淤血
cyanosis	发绀
consumptive coagulopathy	消耗性凝血病
cell pathology	细胞病理学
complete recovery	完全康复
cytokines	细胞因子

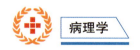

D

duodenal ulcer, DU	十二指肠溃疡
DIC	弥散性血管内凝血
disease	疾病

E

embolism	栓塞
embolus	栓子
exudation	渗出
exudate	渗出液
emigration	游出
exudative inflammation	渗出性炎
embolic abscess	栓塞性脓肿
eccentric hypertrophy	离心性肥大
essential hypertension	特发性高血压
erythema annulare	环形红斑
edema	水肿
elastase	弹性蛋白酶
endocrine	内分泌
etiology	病因学

F

fat embolism	脂肪栓塞
fever	发热
fibrinous inflammation	纤维素性炎
furuncle	疖
fistula	瘘管
foreign body granuloma	异物性肉芽肿
fibrin/fibrinogen degradation products, FgDP/FDP	纤维蛋白(原)降解产物
fatty streak	脂纹
fibrous phase or healed phase	瘢痕期或愈合期
fibrous plaque	纤维斑块

G

gastritis	胃炎
gastric ulcer, GU	胃溃疡
GABA	γ-氨基丁酸
gas embolism	气体栓塞

granulomatous inflammation	肉芽肿性炎
general pathology	普通病理学

H

hemorrhagic shock	失血性休克
hydrops	积水
HAV	甲型肝炎病毒
HBV	乙型肝炎病毒
HCV	丙型肝炎病毒
HDV	丁型肝炎病毒
HEV	戊型肝炎病毒
HGV	庚型肝炎病毒
HBsAg	乙型病毒性肝炎表面抗原
HBsAb	乙型病毒性肝炎表面抗体
HBeAg	乙型病毒性肝炎 e 抗原
HBeAb	乙型病毒性肝炎 e 抗体
HBcAb	乙型病毒性肝炎核心抗体
helicobacter pylori, Hp	幽门螺杆菌
hemorrhagic infarct	出血性梗死
HPV	人乳头状瘤病毒
hepatic encephalopathy, HE	肝性脑病
hyaline thrombus	透明血栓
hyperemia	充血
heart failure cells	心力衰竭细胞
hemorrhage	出血
heart failure	心力衰竭
hyperplastic arteriolosclerosis	增生性小动脉硬化
hypertensive crisis	高血压危象
hypertensive heart disease	高血压性心脏病
health	健康
homeostasis	自稳态
humoral factor	体液因子

I

infective shock	感染性休克
interstitial emphysema	间质性肺气肿
infiltrating type	浸润型
infarct	梗死

inflammation	炎症
infection	感染
inflammatory agent	致炎因子
inflammatory cell infiltration	炎细胞浸润
inflammatory mediator	炎症介质
IL-1	白细胞介素Ⅰ
infective granuloma	感染性肉芽肿
inflammatory polyp	炎性息肉
inflammatory pseudotumor	炎性假瘤
infective endocarditis	感染性心内膜炎
ischemic heart disease, IHD	缺血性心脏病
immunodeficiency disease	免疫缺陷病
incomplete recovery	不完全康复

L

lobar pneumonia	大叶性肺炎
lobular pneumonia	小叶性肺炎
liver cirrhosis	肝硬化

M

metabolic acidosis	代谢性酸中毒
metabolic alkalosis	代谢性碱中毒
mixed acid-base disturbance	混合型酸碱平衡紊乱
mycoplasmal pneumonia	支原体肺炎
massive necrosis	大片坏死
microthrombus	微血栓
mixed thrombus	混合血栓
metastatic abscess	转移性脓肿
malignant hypertension	恶性高血压
microinfarct	微梗死灶
myocardial fibrosis	心肌纤维化
myocardial infarction, MI	心肌梗死
molecular pathology	分子病理学

N

nasopharyngeal carcinoma	鼻咽癌
neurogenic shock	神经源性休克
necrotizing arteriolitis	坏死性细动脉炎

O

orthopnea	端坐呼吸
organ pathology	器官病理学

P

paracicatricial emphysema	瘢痕旁肺气肿
pneumonia	肺炎
pulmonary carnification	肺肉质变
pulmonary emphysema	肺气肿
pulmonary encephalopathy	肺性脑病
peptic ulcer	消化性溃疡
piecemeal necrosis	碎片状坏死
postnecrotic cirrhosis	坏死后性肝硬化
polypoid or fungating type	息肉型或蕈伞型
primary carcinoma of liver	原发性肝癌
pale thrombus	白色血栓
plasma protamin paracoagulation test	血浆鱼精蛋白副凝试验
phagocytosis	吞噬作用
proliferation	增生
PGE	前列腺素 E
pseudomembranous inflammation	假膜性炎
purulent inflammation	化脓性炎
phlegmonous inflammation	蜂窝织炎
pyemia	脓毒败血症
paroxysmal nocturnal dyspnea	夜间阵发性呼吸困难
primary granular atrophy of the kidney	原发性颗粒性固缩肾
primary hypertension	原发性高血压
proliferative phase or granulomatous phase	增生期或肉芽肿期
pathology	病理学
pathogenesis	发病学
pathological process	病理过程
pathological state	病理状态

R

respiratory acidosis	呼吸性酸中毒
respiratory alkalosis	呼吸性碱中毒
respiratory failure	呼吸衰竭
retrograde embolism	逆行性栓塞

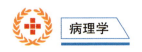

red thrombus	红色血栓
rheumatic endocarditis	风湿性心内膜炎
rheumatic fever	风湿热
rheumatism	风湿病
rheumatic arteritis	风湿性动脉炎
rheumatic arthritis	风湿性关节炎
rheumatic carditis	风湿性心脏炎
rheumatic endocarditis	风湿性心内膜炎
rheumatic myocarditis	风湿性心肌炎
rheumatic pancarditis	风湿性全心炎
rheumatic pericarditis	风湿性心外膜炎

S

senile emphysema	老年性肺气肿
severe acute respiratory syndrome	严重急性呼吸综合征
shock	休克
standard bicarbonate, SB	标准碳酸氢盐
spotty necrosis	点状坏死
soluble fibrin monomer complex, SFMC	可溶性 FM 复合物
stasis	淤滞
serous inflammation	浆液性炎
sinus	窦道
septicemia	败血症
secondary hypertension	继发性高血压
softening of brain	脑软化
subacute bacterial endocarditis, SBE	亚急性细菌性心内膜炎
subacute infective endocarditis, SIE	亚急性感染性心内膜炎
subcutaneous nodule	皮下结节
symptomatic hypertension	症状性高血压
systemic pathology	系统病理学
sign	体征
symptom	症状

T

traumatic shock	创伤性休克
thromboembolism	血栓栓塞
thrombosis	血栓形成
thrombus	血栓

transudate	漏出液
TNF	肿瘤坏死因子
toxemia	毒血症

U

ulcerative type	溃疡型

V

viral pneumonia	病毒性肺炎
viral hepatitis	病毒性肝炎
venous hyperemia	静脉性充血
vicious circle	恶性循环
virtuous circle	良性循环

W

World Health Organization,WHO	世界卫生组织

本书写作过程中使用了部分图片,在此向这些图片的版权所有人表示诚挚的谢意!由于客观原因,我们无法联系到您。请相关版权所有人与出版社联系,出版社将按照国家相关规定和行业标准支付稿酬。

联系电话:13971594703　联系人:居颖